圖說 傷寒論

白石佳正(시라이시 요시마사) 지음
(일본의대 제일병원 동양의학센터)

변성희 · 김상찬 옮김
(대구한의대학교 한의과대학 교수 · 부교수)

전파과학사

저자소개

白石佳正
昭和 4년 11월12일 생
昭和 29년 順天堂의과대학졸업 국립 동경 제일병원(현 厚生省의료센터)에서 인턴연수
昭和 30년 동경 의과 치과대학 의학부 第二외과대학원입학 수료후, 同愛記念병원외과에 10년간 근무
昭和 47년부터 카나가와현 大和시 南林間외과 정형외과원장
침구 · 한방 · 中國整體術 · 外氣功치료를 修得하여 임상에 실천중
일본 임상 기공의료연구회 사무국장
일본의대 제일병원 동양의학센터담당

저서:
實踐中醫學入門 (綠書房)
두통 · 어깨결림 · 자율신경 (綠書房)
마음의 氣功 : 共著(法硏)

역자소개

변성희(卞晟僖)

1988년	대구한의대학교 졸업
1994년	대구한의대학교 한의학박사학위 취득
1994년	대구한의대학교 한의과대학 전임강사
2003~2004	서울대학교 천연물과학연구소 겸임연구원
현)	대구한의대학교 한의과대학 부교수

논문: 〈육미지황탕 및 녹용가미방이 흰쥐 당뇨에 대한 면역조직화학적 연구〉외 다수
역서: 「국역 중의학 관리」(영림사) / 「한방약의 약능과 약리」(전파과학사)외 다수

김상찬(金相贊)

1989년	대구한의대학교 졸업
1997년	대구한의대학교 한의학박사학위 취득
1998년	대구한의대학교 한의과대학 전임강사
2002~2003	서울대학교 약학대학 교류교수
현)	대구한의대학교 한의과대학 부교수

논문: 〈Cytoprotective effects of Glycyrrhizae radix extract and its active component
           liquiritigenin against cadmium-induced toxicity〉(effects on bad translocation
           and cytochrome c-mediated PARP cleavage)외 다수
역서: 「한방약의 약능과 약리」(전파과학사)외 다수

머 리 말

傷寒論은 皇帝內經 素問 靈樞 難經등 대 중국의학을 계승하여 쓰여졌고, 1800년 의 역사가 있습니다. 일본에서는 金元四大學派중에 李東垣, 朱舟溪의 의학이 中國留 學派인 田代三喜등에 의해 도입되어 後世派가 되고 德川의 태평세월을 맞이하여 일 본인의 체력향상에 일치하여 汗吐下의 攻方을 주체로한 傷寒論이 다시 주목을 받아 古方派가 되고 明治의 淺田宗伯, 大正의 中山忠直, 昭和의 湯本求眞으로 계승되어 傷寒論은 현대 일본의 동양의학에 있어서 중요한 기본이 되어 있습니다.

今般淺學을 돌이켜보지 않고 중국에서 700種이상, 일본에서도 365種에 이르는 해설서가 있다고 일컬어지고 있는 傷寒論을 감히 채택한것은 傷寒論을 中醫學이론 에서 보면 종래의 설명보다도 이론적, 구체적으로 이해하기 쉬운 것을 알았기 때문 에 中醫學을 사용하여 傷寒論의 이해를 한층 깊게함과 동시에 中醫學의 이해도 겸하 여 일본의 동양의학의 보다 높은 발전을 원했기때문입니다.

本書의 내용은 잡지 '東洋醫學'(綠書房)의 71호(1987년 4월)에서 88호(1990년 2 월)까지의 만 3년간 15회에 걸쳐서 연재한「圖表를 이용한 中醫學에 의한 傷寒論解 說」을 다시 쓰고 그위에 많은 도표를 추가하였습니다.

연재에 임하여서는 종래의 설명에 납득할 수 없는 條文에 대해서 여러 가지로 문 헌을 섭렵한바, 현대중국에서도 해석이 다른 條文이 여러곳 있고, 한권 한권 같은 내용의 것은 없고 어딘가에 해석의 차이가 있었습니다, 옛날부터 여러 해석법이 있 는 條文에 대해서는 그 주요한 것에 諸家의 學說을 열거하였습니다.

東洋醫學의 세계는 이론적 뒷받침이 적으므로 간혹 理論를 위한 구실이 되는 경 향이 있습니다. 이점에 주의하면서 몇개의 독자적 해석과 많은 도표가 생겨났고 이 리하여 本書는 꼬박 5년의 세월이 걸려서 우선 납득할수 있는 그리고 매우 독특한 내용의 것으로서 완성하였습니다. 많은 선배님들의 저서를 참고로 할수 있게 해주셔 서 대단히 고맙습니다. 선배님들의 고견과 많은 질책 부탁드립니다.

本書 집필의 동기는 어느 韓方研修會에서 傷寒論의 條文을 인용하여 圖解하였더 니 당시의「東洋醫學」의 小村有司편집장께서 관심을 가지시고 연재를 권유하셔서 시작하게 되었고 이번에 다시 기이하게도 같은 분이 本書의 교정을 담당하여주셔서

깊이 감사드립니다. 또한 谷口書店의 여러분께서는 圖表의 구성과 各項의 活字의 배분까지 많은 수고를 해주셨습니다. 여러 가지로 폐를 끼쳐드려서 사과드리며, 이러한 난관을 극복하고 本書를 완성시켜주셔서 진심으로 감사드립니다.

平成4年4月   日本醫大第一病院 東洋醫學센터

白石佳正

凡 例

① 傷寒論의 條文에서의 方劑의 記載가 있는것, 및 方劑와 관련이 깊은 것을 249 條 선택하여 해설하였습니다.

② 條文은 번호순으로 하지않고 方劑와 내용에 의해서 분류 기재하였습니다.

③ 傷寒論의 條文중에는 증상이 나와있어도 適用方劑가 쓰여져 있지 않은 곳이 적잖이 있으므로 그 증상에 적용되는 方劑를 가능한한 傷寒論속에서 골라서 기입하고 해당 方劑가 없는 경우에는 後世의 醫書에 기재되어 있는 方劑에서 골라 기입하였습니다.

④ 原文의 知文읽기는 읽기쉽도록 句讀点을 바꾼곳이 있습니다.

⑤ 中醫學 기초이론을 각 부분에 삽입하였습니다.

⑥ 이론에 도움이 되도록 많은 도표를 사용하였습니다.

  ⓐ 도표의 대부분은 創製한 것이지만 中醫學書에서 일부 수정하여 게재한것도 있습니다.

  ⓑ 腹證은 동양의학, 중의학의 양쪽에서 받아들이고 가능한한 고쳐써서 표현을 통일하도록 하였습니다.

  ⓒ ○○湯證의 비교표는 표제를 ○○湯으로서 「證」자를 생략하였습니다,

  ⓓ 현재 일본에서 사용되고 있는 엑기스제가 있는 모든 方劑와 약간의 유명방제 에 대해서는 특별히 정리표를 만들었습니다. 또한 엑기스제의 合方에 따라서 대용할 수 있는 치료방법을 가능한한 많이 기재하였습니다.

  ⓔ 痰飮證은 복잡한 증상을 띠고 이해가 어려우므로 가능한한 많은 方劑에 대해 서 입체적인 정리도표를 만들었습니다.

⑦ 각 方劑의 구성성분의 方意(생약의 작용)는 번잡함을 피하여 중의학 용어를 그 대로 기재하고 분량은 원문의 양 및 그 현대 환산량과 현재의 중국의 표준적 사용량을 기재하였습니다.

⑧ 각 方劑의 적응증은 일본한방의 사용법을 널리 받아들이고 中醫學의 적응증과 함께 기재하였습니다

●● 차 례 ●●

序 論

傷寒論의 歷史

한방치료의 원전으로 일컬어지는 傷寒論은 傷寒雜病論으로서, 중국 後漢 말기(서기 200년경)에 長沙의 太守였던 張仲景에 의해 쓰여진 것이라 전해지고 있다.

이 傷寒雜病論의 序文에 의하면, 당시는 후한 말기로 세상이 어지럽고, 계속되는 戰亂에 疫病이 유행하여 많은 사람이 죽었다. 張仲景의 친족 중에서도 200여 명이 10년 동안에 2/3가 사망했는데, 그 7할이 상한병(疫病)이 원인이었다. 그래서 仲景이 素問·靈樞·難經 기타 옛 서적을 널리 찾아보아 古代醫學을 계승하고, 또한 자신의 임상경험을 참고하여 본서를 지었다고 기록되어 있다.

그 후 불과 약 50년 내에, 그것이 兵火에 씻겨 흩어지고 없어져 버리게 되었지만, 西晋의 王叔和가 남아있는 것을 모아 편집하여, 傷寒論과 金匱要略으로 구별하여 정리했다. 그러나 이것도 지금은 남아 있지 않지만, 王叔和의 脈經 10권의 1/3 이상에 張仲景의 傷寒雜病論이 수록되어 있기 때문에, 이것이 현존하는 最古의 것으로 되어 있다. 그 후 1065년, 宋의 宮中書庫에서 발견된 사본을 林億 등이 교정 간행하고, 뒤이어 1088년에 보급판을 내었는데, 이를 宋板傷寒論이라 부른다. 그러나 이런 것들도 지금은 남아있지 않다.

이 宋板을 근본으로, 金의 成無己가 素問·靈樞를 이용하여 주석을 더한 注解傷寒論 (1142년; 전체 398條, 이것을 宋本이라고 말한다)과, 1599년 明의 趙開美가 송판을 底本으로 하여 飜刻한 法解傷寒論 (전체 397條, 이것을 明의 趙開美本이라 한다)이 현재 日本에 1부, 中國에 3부 남아 있다.

日本의 大塚敬節씨가 1937년에 소개한 康平傷寒論 (전체 182條)은, 康平 3년 (1061년) 丹波雅忠에 의해 寫本되었는데, 宋의 林億 등이 교정한 傷寒論보다 이전 형태의 것이라 말하고 있다. 이것과 내용이 같은 것으로, 和氣嗣成이 貞和 3년(1346년)에 寫本한 和氣氏古本傷寒論은 이미 醫心方 (984년)에도 올려져 있기 때문에, 중경의 原著에 상당히 가까운 내용이라 생각되고 있다. 長澤元夫씨가 소개하는 康治本

傷寒論(전체 65條)은 唐의 貞元 21년(805년)의 寫本을 康治 2년(1143년) 留學僧인 了純이 써서 베낀 것으로서, 역시 宋의 林億 等보다 오래된 것이다. 이것은 嘉永2년 (1849년)에 戶上重較에 의해 발견되었고, 安政 5년(1858년) 교토에서 출판되었다.

傷寒論의 내용

傷寒論의 내용은 傷寒病의 경과법칙(傳變法則)과 경과에 대응한 치료법을 서술한 매우 독특한 것이다. 그러나 1800년이나 지난 옛날 것이기 때문에, 原著作 이후 사람들의 註文과 追論이 본문 중에 어지럽게 들어가고, 傳寫의 잘못도 있는 것 같다. 이것을 구별하고자 하는 修辭學的 연구 대상으로서는 일단 그대로 두고, 醫療 實用書로서 볼 때 註文과 追論도 후세 사람의 가르침으로 받아들인다면, 그 나름대로 의미가 있는 것이라 생각한다.

전체는 6개의 病相으로 크게 나뉘어 있고, 병이 體表에서부터 차례로 體內 깊숙이, 陽에서 陰으로 진행 악화되는 과정과, 치료의 옳고 그름에 의한 病狀의 변화까지도 세세하게 기술되어 있다. 그 大要를 圖示하면 그림1과 같다.

또한, 病이 이 여섯 중 어느 것에 해당하는가 진단하는 것을 六經辨證이라 한다. 張仲景의 傷寒論은 이 診斷을 중시하고, 證에 따라 치료를 하는 中醫學의 관점에서 본 것이라고 말할 수 있다.

이 여섯 개의 病相을 日本에서는 서양의학을 배우고 온 의사도 이해하기 쉽도록,

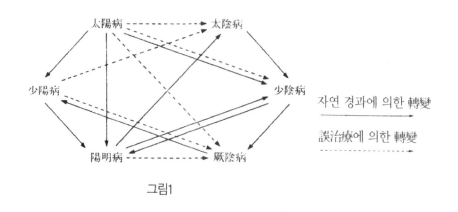

그림1

장티푸스의 경과와 대비시켜 설명하고 있지만, 傷寒論에서는 急性熱性疾患에 대응할 수 있는 내용이 부족하기 때문에, 明의 말기에 熱性病에 대한 연구와 노력이 거듭되어, 淸의 중기 무렵에는 溫病이라는 질환 개념과 치료 시스템이 확립되어, 急性熱性疾患에 대응할 수 있는 處方이 많이 생겨나게 되었다.

傷寒病 초기의 太陽病은 病因이 되는 外邪가 체표로부터 침입한 단계로서, 진행하면 먼저 흉부 증상을 일으키고(太陽病變證), 다음으로 흉협부(少陽病), 그리고 복부(陽明病)로 변화한다. 이것을 체표상에서 구분하여, 그림2처럼 나타내면 이해하기 쉬울 것이다.

傷寒論 전체는

1 辨脈法		34조
2 平脈法		45조
3 傷寒例		34조
4 痓濕暍病		16조

에 이어서

5 太陽病	上	30(30)조
	中	101(97)조
	下	52(51)조
8 陽明病		80(84)조
9 少陽病		9(10)조
10 太陰病		8(8)조
11 少陰病		45(45)조
12 厥陰病		55(56)조
13 霍亂病		10(10)조
14 陰陽易差後勞復病		7(7)조

이 뒤에

15 不可發汗病	32조
16 發汗病	47조

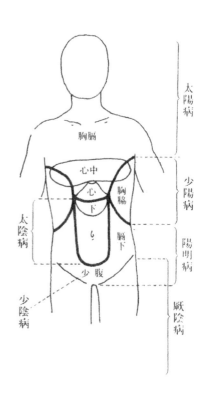

그림2

17 發汗後病	33조
18 不可吐病	4조
19 可吐病	7조
20 不可下病	46조
21 可下病	46조
22 發汗吐下後病	72조

가 계속된다. 이 가운데 주요 부분은 5에서 14까지이다. 이 부분만으로도 조문은 397(398)조, 이 가운데 기재되어 있는 약은 115종 (方劑 112종, 單味藥 3종)이나 된다 (條文 수는 明本, 괄호 안은 宋本에 의한다). 명본과 송본은 同文이지만 조문의 단락 방법이 다르다.

太陽病篇만으로도 主文의 절반 가까이 차지하고 있지만, 많은 부분이 태양병이 여러 가지로 변화한 형도 포함해서 쓴 것이므로, 그 중에는 태양병의 後 단계에 들어가는 질환도 많이 보인다.

本書의 구성

본서에서는 傷寒論에 쓰여 있는 모든 方劑에 관계된 條文을 뽑아서 (합계 249조), 이해하기 쉽도록 여러 곳에 그림과 표를 사용하고, 또한 각 부분에 中醫學의 기초적 해설을 삽입하여 중의학적으로 해설했다. 그 다음에 각 方劑의 구성 성분의 量과 그 方意(생약의 작용) 및 방제의 효용, 그리고 마지막으로 동양의학 및 중의학의 두 분야에 적용되는 질환을 열거했다. 또한 일본 및 중국에서 소개된 腹證圖도 가능한 한 올려놓았다.

本書의 목적

傷寒論을 이미 공부하고 있는 경우는 일본적인 해설의 傷寒論 지식을 기초로 하여, 중의학을 이해하는 것이 가능하고, 처음 傷寒論을 접하는 경우는 張仲景이 素門, 靈樞, 難經 등을 기초로 하여 쓴 傷寒論 본래의 취지를 현대 중의학을 통해 이해할 수 있다고 생각한다. 그리고 나서 일본 한방과 중의학과의 장점을 합치고 단점을 보충하여, 보다 안전하고 유효한, 그리고 넓은 범위의 질환에 이용할 수 있는 제3의 한방의학을 만들어갈 것을 원한다.

本書의 條文 번호는 明의 趙開美本에 의한다.

第1篇 太陽病

§序

상한론에서는 外邪가 體表에서부터 침입하여 발병하는 外感病에 대해 논하고 있다. 그 최초의 단계가 태양병이다.

【太陽】

태양병이라고 하는 것은 風寒의 外邪가 체표에 침입한 단계의 病을 말한다. 중의학에서는 체표는 陽氣가 지배하고 있고, 밖으로부터의 邪의 침입을 막고 있다고 생각한다. 체표는 면적이 넓기 때문에 太라 하고, 표면은 陽, 裏와 奧는 陰이므로 체표를 太陽이라 하고, 태양은 表를 주관한다고 생각한다.

【六淫】

밖에서 침입하는 邪, 즉 外邪를 중의학에서는 6종류로 나누고 있다. 風邪, 寒邪, 暑邪, 濕邪, 燥邪, 火邪 이것을 六淫이라 말하고, 밖에서 들어오는 病의 원인이 되므로 外邪이라고도 한다. 寒邪와 濕邪는 陰邪이고 다른 4개는 陽邪이다. 태양병의 원인은 주로 風邪와 寒邪이다. 風邪와 寒邪는 대부분의 경우 함께 어울려 몸에 침입한다.

【氣】

중의학에서는 인체가 氣 · 血 · 津液으로 구성되어 있다고 생각한다. 그 중에서도 氣는 몸의 생리기능을 총괄하는 의미의 말로서, 元氣 · 宗氣 · 營氣 · 衛氣 4종류로 나누고 있다. 체표를 지키는 陽氣가 衛氣이며, 衛陽이라고도 한다. 脈管 가운데를 흐르고 있는 것이 營氣이고 營陰이라고도 한다. 宗氣는 心氣와 肺氣에 의해 만들어진다.

氣 = 正氣 = 廣義의 陽氣 ≒ 元氣

衛氣 = 狹義의 陽氣

氣의 작용을 5가지로 나누고 있다.

1 推動작용---혈액, 진액을 驅動하는 작용으로서 주로 元氣와 宗氣의 기능이다.

2 溫煦작용---체온의 유지, 臟腑에 에너지를 공급하는 작용으로, 주로 元氣와
　　　　　　宗氣 및 衛氣의 기능이다.

3 防禦작용---체표의 防衛 작용으로, 주로 원기와 위기의 작용이다.

4 固攝작용---혈액, 진액의 流失을 막고 汗, 尿, 精液의 분비를 조절하며
　　　　　　주로 **元氣, 營氣**, 衛氣의 작용이다.

5 氣化작용---精, 血, 津液의 대사작용으로, 氣의 血로의 변화, 진액의 생성과
　　　　　　尿, 汗으로의 배설을 조정하는 작용이다.

【太陽病】

　피부 및 피하에 있는 衛氣는 체표를 견고하게 하고(固攝作用), 病邪의 침입을 막
는다(防禦作用). 風寒의 外邪가 인체를 침입했을 때 먼저 체표에서 衛氣와 外邪가 서
로 싸우고 있는 상태가 태양병이다.

　그림1·1에서 체표 부근을 가리키는 중의학 용어의 사용 방법을 圖示해 보았다.
중의학에서도 아직 완전히 통일되어 있지는 않은 것 같지만, 대개 이와 같이 사용되
고 있다.

제1조

太陽之爲病, 脈浮, 頭項强痛而惡寒

[태양의 병은 脈浮하고, 頭項强痛이 있고, 惡寒한다.]

風寒의 外邪가 체표를 침입하면, 衛氣가 外邪와 싸우기 위해 체표로 올라와 모이
게 되므로 浮脈이 된다. 風寒의 外邪는 太陽膀胱經의 風門에서 들어오는 것이라고도
한다. 그리고 經脈 중에서 가장 얕은 곳을 통과하는 태양경의 經氣의 운행을 막기

때문에 태양경이 분포하고 있는 頭部 · 頸部에 頭項强痛이 나타난다.

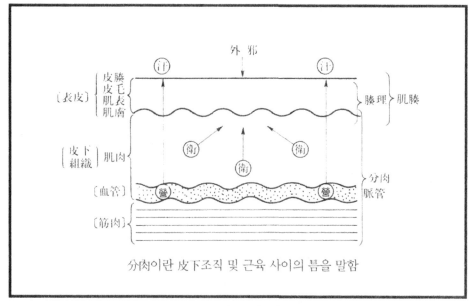

外邪를 체표에서 막기 위하여 동원된 衛氣도 外邪 때문에 속박되므로, 衛氣 본래의 작용인 分肉을 따뜻하게 하고 榮養하는 溫煦作用을 할 수 없게 되므로 惡寒이 나타난다.

§1 中風證 (桂枝湯)

【中風】

제2조

太陽病, 發熱汗出, 惡風, 脈緩者, 名爲中風.

[태양병으로 發熱과 汗出이 있고, 惡風하고, 脈緩인 者를 일컬어 중풍이라 한다.]

중풍이라는 것은 風에 맞았다는 의미로, 주로 風邪의 침입에 의한 病이다. 뇌일혈의 중풍은 아니다. 風邪는 陽邪로서 開泄, 疏泄(열려서 잘 통하다) 작용이 있기 때문에 腠理(汗腺, 毛孔이 있는 부분)를 열기 쉽게 한다. 또한 평소에 몸이 건강하고 陽氣가 盛한 사람은 衛氣도 강하고 腠理를 단단히 닫아 外邪의 침입을 막지만, 몸이 약한 사람은 위기가 약하고 체표의 방어력이 쇠약하기 때문에 腠理가 느슨하게 되어 있어, 風邪는 더욱 침입하기 쉽게 된다.

그렇게 되면 深部의 衛氣가 동원되어 체표에 대량으로 모여, 邪와 격심하게 싸우게 되므로 發熱하게 된다. 衛氣가 약하여 外邪에 지게 되면, 체표를 단단하게 하는 固攝作用을 잃게 되어 腠理가 열리게 되므로, 脈管中을 흐르는 營氣가 땀이 되어 자연히 밖으로 나오게 된다(自汗).

腠理가 열리면 풍한의 外邪를 맞기 쉬워지고, 또한 衛氣의 온후 작용도 약해지므로, 한층 추위를 느끼기 때문에 惡風·惡寒이 나타난다. 惡風이라고 하는 것은 오싹오싹하다가 옷을 많이 껴입거나 이불을 덮으면 그치는 것이다. 惡寒은 추워서 몸을 떨고, 옷을 껴입어도 이불을 덮어도 그치지 않는 것과 구별하여 사용하고 있지만, 둘은 명확하게 나누어지는 것은 아니다[1]

땀이 나오면 脈이 긴장을 잃게 되므로 浮하고 緩한 脈이 된다.

【陽浮陰弱】

제12조

太陽中風, 陽浮而陰弱, 陽浮者熱自發, 陰弱者汗自出, 嗇嗇惡寒, 淅淅惡風, 翕翕發熱, 鼻鳴乾嘔者, 桂枝湯主之.

〔태양중풍은 陽浮하고 陰弱한데, 陽浮는 열이 저절로 發生하고, 陰弱은 땀이 저절로 나오는 것이다. 오싹오싹하면서 惡寒하고, 선뜩선뜩하면서 惡風하고, 화끈화끈하면서 發熱하고, 鼻鳴과 乾嘔가 있는 者는 桂枝湯이 主治한다.〕

몸의 衛陽이 부족하기 때문에 風寒의 外邪가 침입하여 太陽中風證이 된다. 그 때 체표의 衛陽 不足을 보충하기 위해 체내에서 衛陽이 체표로 浮上하고 모여 邪와 싸

---

[1] 오한(惡寒): 외감으로 오는 오한의 특징은 열이 뒤따르고 덥게 해도 없어지지 않으며, 내상으로 올 때는 일반적으로 열이 나지 않고 덥게 하면 경감된다: 譯註(동의학사전)

-4-

우고 發熱한다. 이것이 陽浮이다. 그럼에도 불구하고 衛陽의 부족 때문에 腠理의 固
攝作用이 약해져 있으므로, 營陰이 땀으로 되어 나와버려, 적어지는 것이 陰弱이다.

發熱하는 것은 陽浮에 의한 것이다. 그리고 自汗이 나오기 때문에 陰弱이 되는 것
이다. 陽浮는 發熱의 원인이고, 陰弱은 自汗의 결과이다. 陽浮陰弱에서 前者는 원인
이고 後者는 결과이다. 이것이 조금 이해하기 어려운 부분이다.

이것에 관해서는 다른 설이 있는데, ① 浮沈의 脈狀說에서, 衛氣가 체표에 充盛하
기 때문에 가볍게 눌러 취하면 浮脈이며, 땀이 저절로 나와 營氣를 상하게 하므로 깊
이 눌러 취하면 弛緩柔弱하다. ② 寸尺의 脈狀說에서, 寸脈이 浮하고 尺脈이 弱하다
고 하는 說이다. 그러나 처음의 發熱과 自汗의 관계를 생각해보면, 뒤에 서술할 제
97조의 衛强營弱과도, 또한 제53조의 營衛不和에 대한 계지탕의 調和營衛 작용과도
잘 일치한다.

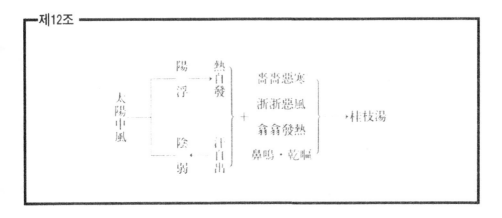

┌─ 제12조 ─────────────────────────────

제13조

太陽病, 頭痛發熱, 汗出惡風者, 桂枝湯主之.

〔태양병으로 頭痛과 發熱이 있고, 汗出하면서 惡風하는 者는 계지탕으로 主治한
다.〕

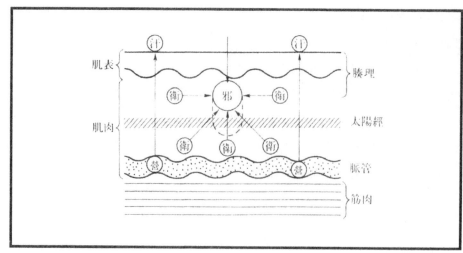

그림1·2 中風證

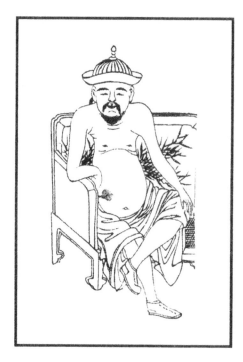

그림1·3 桂枝湯腹證圖

(『腹證奇覽』10쪽 醫道의 日本社 刊行)

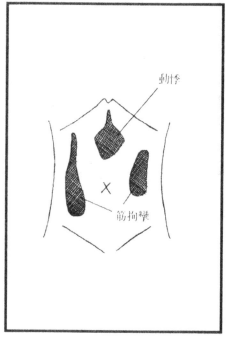

그림1·4 桂枝湯腹證圖

(『傷寒論湯證論治』以下 同一)

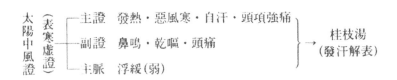

桂枝湯證의 정리

太陽中風證 (表寒虛證)
- 主證 發熱・惡風寒・自汗・頭項强痛
- 副證 鼻鳴・乾嘔・頭痛
- 主脈 浮緩(弱)

→ 桂枝湯 (發汗解表)

① 病理 - 風邪가 肌表에 侵入하고, 腠理가 열려서 營衛失調된 것.
② 主要한 脈과證 - 發熱惡寒, 頭項强痛 혹은 身痛, 汗出로 인하여 脈浮緩 혹은 浮弱

本條에서는 태양병의 계지탕의 사용 범위를 넓히고, 頭項强痛 뿐만 아니라 두통 단독에도 發熱・發汗과 惡風이 있다면 계지탕의 적응이라고 총괄하고 있다.

前條처럼 發熱은 화끈화끈한 것으로 평온하고 가벼운 發熱, 惡風은 선뜩선뜩한 것으로 소름이 끼치는 느낌, 그리고 오싹오싹하면서 몸을 오그리며 추위를 느끼게 하는 惡寒이다. 이상과 같이 태양중풍증은 主證이 發熱, 發汗, 惡風寒, 頭項强痛이다. 主脈은 浮緩하다. 副證은 鼻鳴, 乾嘔, 頭痛이 된다.

가벼운 감기로 입을 닫고 기침할 때에 코를 쿵쿵 울리는 것을 鼻鳴이라고 한다. 乾嘔는 胃에서 치밀어 올라와서 「왝」하고 구토할 것 같은 상태이다. 이 病狀에는 계지탕이 適應이므로 계지탕증이라고도 한다. 이 경우 邪의 위치는 腠理를 지나가는 곳으로, 그림1・2처럼 腠理의 下, 肌肉의 上層 근처라고 생각하면 이해하기 쉬울 것이다. 또 태양경에도 영향이 미치기 때문에, 태양경의 위치는 체표에 가까운 곳에 있다고 생각했다.

【表寒虛證】

제42조

太陽病, 外證未解, 脈浮弱者, 當以汗解, 宜桂枝湯

〔태양병, 外證이 아직 풀리지 않고, 脈이 浮弱한 사람은 마땅히 땀으로 풀어야 하니, 계지탕이 적당하다.〕

태양병의 밖으로 나타난 증상, 즉 發熱·惡寒·發汗이 「外證」이다. 脈浮弱은 浮緩과 같다. 여기에 제13조에 거론한 主證이 있다면, 계지탕으로 發汗시켜서 表證을 치료한다. 땀과 함께 邪를 체외로 몰아내며, 이것을 發汗解表라고 한다. 태양중풍증은 衛陽이 부족하기 때문에 寒邪에 의해 발생한 병증이므로 表寒虛證이라고도 한다.

제44조

太陽病, 外證未解者, 不可下也, 下之爲逆, 欲解外者, 宜桂枝湯

〔태양병의 外證이 아직 풀리지 않은 者는 下法을 쓰면 안 된다. 이것을 瀉下시키는 것을 逆治라고 하므로, 外證을 풀려고 하는 者는 계지탕이 적당하다.〕

제45조

太陽病, 先發汗不解而復下之, 脈浮者不愈, 浮爲在外, 而反下之, 故令不愈, 今脈浮, 故知在外, 當須解外則愈, 宜桂枝湯.

〔태양병에 먼저 發汗을 시켰는데, 풀리지 않아 다시 下法을 썼는데도, 脈이 浮한 者는 낫지 않는다. 脈이 浮하다는 것은 病邪가 밖에 있는 것인데도, 도리어 이것을 瀉下시키므로, 낫지 않는 것인데, 지금 脈이 浮하므로 病邪가 밖에 있음을 알 수 있다. 반드시 밖이 풀리면 곧 낫게 되는 것이 당연하므로 계지탕이 좋다.〕

```
┌─ 제42조 · 제44조 · 제45조 ─────────────────────────┐
│                                                      │
│                    ┌─ 症狀 持續 ┐   ┌─ 發汗法(계지탕)으로 치유한다(42조) ┐      │
│  太    發          │            │ → │                                      │ (45조) │
│  陽 → 汗 →         │            │   │                                      │      │
│  病    法          └─ 脈 浮弱 ──┘   └─ 瀉下法(逆療法)으로는 안 된다(44조) ┘      │
│                                                      │
└──────────────────────────────────────────────────────┘
```

제44조와 제45조에서 發汗을 시켰는데도 表證이 낫지 않을 때는 脈이 浮하기 때문에 下劑를 사용하면 악화되어 버리므로, 계지탕을 사용하는 것이 적절하다고 말하고 있다.

제57조

傷寒發汗已解, 半日許復煩, 脈浮數者, 可更發汗, 宜桂枝湯.

〔傷寒에 發汗을 시켜서 이미 풀렸다가 반나절 가량 지나 다시 煩하고, 脈이 浮하고 數한 者는 다시 發汗 하는 것이 좋고, 계지탕이 적당하다.〕

傷寒은 다음 항목에서 기술하고 있는 表寒實證의 麻黃湯證이다. 따라서 마황탕으로 發汗하여 解表했는데도, 반나절 지나 다시 나타난 煩은 發熱 증상이며, 표증이기 때문에 脈은 浮하고 數하다. 그 원인은 ① 病邪가 아직 남아 있는 경우, ② 재차 風寒의 外邪가 침입한 경우 두 가지를 생각해 볼 수 있다. 어느 경우라도 다시 發汗解表할 필요가 있지만, 먼저 發汗을 시키면 처음보다 체력이 상대적으로 약해져서 表寒虛證이 되어 있으므로, 이번에는 마황탕이 아니라 계지탕을 사용한다.

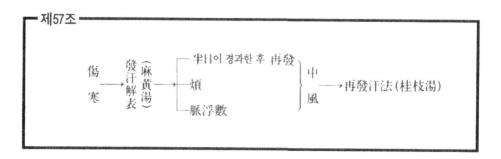

【衛强營弱】

제97조

太陽病, 發熱汗出者, 此爲榮弱衛强, 故使汗出, 欲救邪風者, 宜桂枝湯.

〔태양병에서 發熱이 있고 땀이 나는 者는 榮氣가 弱하고 衛氣가 强한 때문이다. 그러므로 땀이 나게 하여 邪風을 구제하려고 하는 者는 계지탕이 적당하다.〕

衛氣는 生理 상태에서는 分肉部에 있다가, 外邪가 체표에 침입하면 衛氣가 체표에 모여 맹렬하게 外邪와 싸워 체표를 보호하려 하므로 체표부에서는 衛氣의 작용이 강해진다. 이것을 衛强이라고 한다. 그러나 腠理가 열려 營氣가 땀으로 되어 없어져 버리므로 이것을 營弱이라고 한다. 衛强營弱은 제12조의 陽浮陰弱과 같은 의미이다. (條文의 滎이라는 글자를 후세에는 營으로 사용하고 있다.)

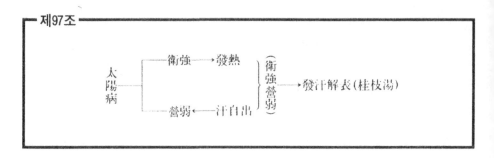

【衛氣不和】

제54조

病人臟無他病, 時發熱自汗出而不愈者, 此衛氣不和也. 先其時發汗則愈, 宜桂枝湯.

〔병자의 臟에 다른 병이 없는데, 가끔 발열이 있고 저절로 땀이 나는데, 낫지 않는 者는, 이것은 衛氣가 不和하기 때문이다. 그럴 때는 먼저 땀을 내면 곧 낫는다. 계지 탕이 적당하다.〕

裏證인 臟에 病이 없기 때문에, 이것은 太陽表證이다. 발열이 가끔 있었다 없었다 할 정도로 가벼운 발열이고, 땀이 서서히 (自汗) 나오는 것은 衛氣不和이고, 상대적 으로 앞 조문과 같은 衛强營弱이기 때문에 계지탕으로 發汗시켜 表邪를 제거한다.

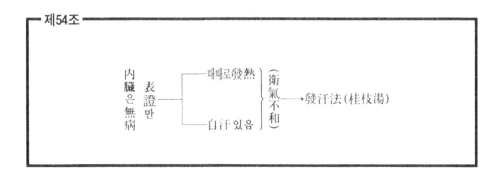

【營衛不和 · 調和營衛】

제53조

病常自汗出者, 此爲榮氣和, 榮氣和者, 外不諧, 以衛氣不共榮氣和諧故爾, 以榮行脈中, 衛行脈外, 復發其汗, 榮衛和則愈, 宜桂枝湯.

〔병이 났을 때 항상 저절로 땀이 나는 경우, 이것은 榮氣和 때문이다. 榮氣和라고 하는 것은 밖이 정비되지 않고, 衛氣가 榮氣와 함께 화해하지 못하는 것으로, 따라서 榮氣는 脈中을 운행하고 衛氣는 脈外를 운행하기 때문에, 재차 땀이 나게 해서 榮衛가 和하면 즉시 병이 낫는데, 계지탕이 적당하다.〕

太陽病뿐만 아니라 체표의 衛氣가 이미 부족한 상태에서는 自汗이 난다. 그러나 처음에는 營氣가 아직 평온한 상태에 있다. 즉 營氣는 조화로운데도 衛氣 不足으로, 衛氣와 榮氣가 조화롭지 않은 상태이므로, 自汗이 나게 되는 것이다. 이것을 衛弱營强이라 한다. 生體의 방위기능이 저하된 상태라고 생각할 수 있다. 이것을 風寒外邪에 의한 外感病에 대하여, 이것은 內傷病이라고 하며, 表證의 증상은 수반하지 않는다.

營氣와 血은 함께 脈管 속에서 흐른다. 이를 營血 · 營陰이라고도 한다. 衛氣는 맥관 밖에서 흐르고 衛陽이라고도 하며, 衛氣는 陽이고 營氣는 陰이다. 衛强營弱과 衛弱營强을 營衛不和라고 한다. 이러한 營衛를 조화시켜 병을 치료하는 것이 계지탕이다. 계지탕에는 調和營衛의 작용이 있다. 이때 음양도 조화로워진다. 이것을 중의학에서는 陰平陽秘라고 한다.

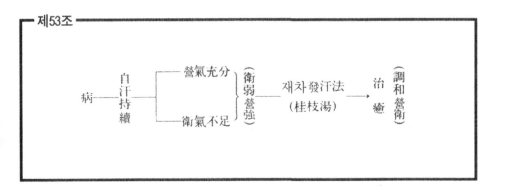

-11-

【氣上衝】

제15조

太陽病, 下之後, 其氣上衝者, 可與桂枝湯, 方用前法. 若不上衝者, 不得與之.

〔태양병에 下法을 쓴 후, 그 氣가 上衝하는 者는 계지탕을 부여한다. 처방은 이전의 방법대로 사용한다. 만약 上衝이 일어나지 않는 者는 처방을 사용할 수 없다.〕

태양병에 잘못하여 下劑를 쓰면 臟腑의 陽氣까지도 상하게 하여, 다른 病證으로 변해 버리는 일이 있다. 그러나 아직 正氣의 손상과 소모가 적다면, 下痢 후에도 衛氣의 여력이 아직 있어서 邪氣와 싸울 힘이 있으면 비정상적인 氣上衝을 일으킨다.

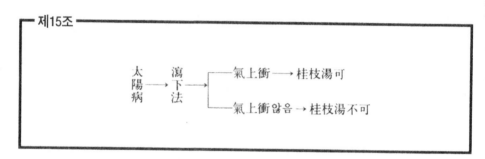

氣上衝에 대해 傷寒論에서는, 구체적인 증상을 아무것도 기록해 놓지 않았으므로, 현대 중의학에서 말하는 몇 가지 사고방식을 예로 들어 보았다.

① 衛氣가 腹의 깊숙한 곳에서 올라와 胸部에서 목으로 치밀어 오르는 느낌. 심해지면 奔豚이 된다.

② 그것이 좀더 위쪽까지 치밀어 오른 것이 鼻鳴, 乾嘔일 것이다. 현대 중의학에서는 肺氣·胃氣는 생리적으로 하강해야 하는 것인데, 이것이 병적으로 되면 肺氣가 上逆하여 기침을 하고, 가벼우면 鼻鳴이 된다. 胃氣가 上逆하여 嘔吐하게 되고, 가벼우면 乾嘔가 된다. 심해지면 정말로 토해 버린다. 이렇게 되면 벌써 태양병은 아니고 태음병이다.

③ 頭項强痛도 그 중의 하나라고 보는 견해도 있다.

④ 衛氣가 몸의 깊숙한 안쪽에서 체표로 상승하는 것을 의미한다고 하는 의견이 있다. 그렇게 되면 發熱·惡寒·脈浮 등의 증상이 나타나게 된다.

따라서 氣上衝에는 桂枝湯證의 모든 증상이 포함되어 있다고 생각해도 좋다. 이렇게 비정상적으로 상충한 氣를 다스리기 위해 계지탕을 투여한다. 반대로 氣上衝 증상이 없는 경우는 계지탕을 사용할 수 없다.

뒤이어 後述할 苓桂尤甘湯, 柴胡桂枝乾薑湯이나 眞武湯의 證에서는, 水氣가 中焦나 下焦에 이상하게 底流한 상태로, 이처럼 이상한 水氣는 역시 上衝하는 경향이 있으므로, 心으로 상충하여 動悸를 일으키고, 머리로 상충하여 현기증 등을 일으키는 경우가 있다. 또 예전부터 발끈 흥분하는 상태를 '피가 오른다' 라고 하는 것처럼, 이상한 血氣는 역시 上衝한다고 생각할 수 있다. 異常 狀態에서는 氣 · 血 · 津液 모두 上衝한다. 이렇게 비정상적으로 上衝하는 氣를 다스리기 위해 계지탕을 사용하고, 또한 氣功術에서는 당연히 氣를 다스리는 단련을 하는 것이다.

【桂枝湯】

다시 條文으로 되돌아가서, '方用前法'은 제12조의 煎服法을 가리킨다. 다음에 제12조의 後半部에 쓰여 있는 계지탕에 대해 서술하겠다.

◎桂枝湯方

		現代換算	現代中國		
桂 枝	三兩	47g	9g	辛溫發汗 祛風散寒	調和營衛
芍 藥	三兩	47g	9g	酸苦微寒 斂陰和營	
生 薑	三兩	47g	6g	辛溫發散 降逆止嘔	調和營衛
大 棗	十二枚	42g	5g	補脾胃	益氣調中
炙甘草	二兩	31g	5g	調和諸藥	

계지탕은 매워서 따뜻하게 하는 작용을 가진 桂枝로 發汗시켜, 침입해 온 邪氣를 땀과 함께 내쫓고 (發汗解表), 작약은 酸味가 있기 때문에 營陰을 수렴하는 작용이 있어서, 發汗過多를 조정하므로, 계지와 작약으로 營衛를 조화시킨다. 생강은 본래 辛溫한 성질이 있어 땀과 함께 邪를 發散시키고, 大棗는 衛氣를 증가시키는 작용이

있으므로, 생강과 大棗로 營衛를 조화시킨다. 감초는 中焦의 氣를 늘리고 동시에 다른 약의 작용을 조정하는 작용도 있다. 以上과 같이 解肌祛風하고, 營衛를 조화롭게 한다.

또한 제12조에는 계지탕 복용시의 주의점에 대해 다음과 같이 쓰여 있다.

이것을 부수어 물 1.4ℓ 를 넣고, 600cc가 될 때까지 천천히 끓여서 가스를 제거하고, 적당한 온도에서 1/3인 200cc를 복용한다. 그리고 약의 작용을 돕기 위해, 뜨거운 죽 200cc 정도를 섭취하고, 몸을 두껍게 덮고 온몸에 약간 땀이 나게 하는 것이 좋다. 흘러내릴 정도로 땀이 너무 많이 나면 오히려 병은 낫지 않는다.

만약 1회 복용하고 병이 나으면 더 이상 약을 먹지 않아도 된다. 만약 땀이 나지 않는다면, 다시 약을 복용하고 前과 같이 한다. 그래도 땀이 나지 않는다면, 시간 간격을 줄여서 半日에 3회 복용하는 것도 좋다. 만약 병이 심해진다면 주의를 기울이면서 한나절에 하루치를 먹어 본다. 그래도 병이 잘 낫지 않는다면 다시 달여서 복용한다. 그래도 땀이 나지 않는다면 2, 3일 계속해서 복용하면 좋다.

이때 과일, 찬 것, 끈적끈적하거나 미끈미끈한 것, 고기, 우동, 술, 자극적인 것, 유제품, 냄새가 강한 것 등을 먹어서는 안 된다.

※ 현대적인 환산은 柯雪帆 교수의 방식을 따른다.

一斤=	16兩	250g	
一兩=	4分	15.625g	1分=3.9g
一分=	6銖	3.9g	1銖=0.65g
一兩=	10錢	1錢=1.56g	
一斗=	10升	2000cc	
一升=	10合	200cc	1合= 20cc

大棗	12枚(個)	42g	桃仁	{ 20個	6g	
				25個	7.6g	
杏仁	{ 1升	107g	枳實	{ 3枚	43.4g	
	70個	24.6g		4枚	57.8g	
括楼	1枚	46g	半夏	{ 14枚	12.5g	
				半升	55.7g	
石膏	鷄子大	40g	附子	{ 大1枚	30g	
				1枚	25g	
梔子	14個	14.6g	烏梅	300個	450g	
厚朴	一尺	30g	竹葉	2把	24g	
虻虫	30個	3.7g	水蛭	30個	78g	
芒硝	一升	170g	香豉	1升	117g	
粳米	6合	103.2g	麻仁	2升	248g	
蜂蜜	7合	176.4g	麥芽	1升	143g	
飴	3升	201g	膠飴	1升	340g	
赤小豆	1升	178.5g	吳茱萸	1升	75g	
葶藶子	半升	66g	五味子	半升	30g	

(王琦 · 傷寒論講解 河南科技   1988 p.418에서)

◎桂枝湯의 適應症

평소 허약한 사람의 發熱, 惡風寒, 自汗, 脈 · 浮緩 등의 감기 초기 증상, 두통, 신경통, 관절통, 원인불명의 微熱, 입덧, 發汗異常, 가벼운 위장병, 출산 후의 설사, 만성 蕁麻疹과 自律神經失調症, 更年期障碍로 땀이 나고, 때때로 發熱을 수반하는 증상 등의 치료에 사용된다.

◎桂枝湯의 禁忌證

(1) 태양병을 처방한 후, 氣가 上衝하지 않는 者 (제15조)

(2) 脈이 浮緊하고 發熱이 있으면서 땀이 나지 않는 者 (제17조※)

(3) 항상 술을 마시는 者 (제18조※)

(4) 계지탕을 복용한 후 구토한 者 (제20조※)

(5) 發汗 후 表證이 이미 없어진 者 (제12조)

※註
제17조
桂枝本爲解肌, 若其人脈浮緊, 發熱汗不出者, 不可與之也. 常須識此勿令誤也.
〔계지는 원래 解肌시킨다. 만약 脈이 浮緊하고 發熱이 있으면서 땀이 나지 않는 者는 계지
탕을 주어서는 안 된다. 항상 이것을 명확히 하여 실수하지 말아야 할 것이다.〕

제18조
若酒客病, 不可與桂枝湯, 得湯則嘔, 以酒客不喜甘故也.
〔만약 酒客이 병이 났을 때는 계지탕을 주어서는 안 되는데, 계지탕을 복용하면 곧 구토하
게 된다. 酒客은 단 것을 좋아하지 않기 때문이다.〕

제20조
凡服桂枝湯吐者, 其後必吐膿血也.
〔무릇 계지탕을 복용하고 토하는 者는 그 후에 반드시 膿血을 토하게 된다.〕

§2 傷寒證 (麻黃湯)

【傷寒】
제3조
太陽病, 或已發熱, 或未發熱, 必惡寒, 體痛, 嘔逆, 脈陰陽俱緊者, 名爲傷寒.
〔태양병으로 어떤 때는 이미 發熱이 있고, 어떤 때는 아직 發熱이 없기도 하지만,
틀림없이 惡寒이 나타나고, 體痛이 있고, 구역질이 나고, 脈의 陰陽이 모두 緊한 者
는 이름하여 傷寒이라 한다.〕

평소 몸이 튼튼한 사람은 衛氣가 충분히 있어 체표의 固攝작용이 강하므로, 腠理
가 비교적 치밀해서 風寒의 外邪가 쉽게 침입할 수 없지만, 그래도 寒邪를 主로 한

-16-

外邪는 강하기 때문에 막을 수 없게 되어 肌表에 침입한다.

이것이 太陽傷寒證으로, 中風證에 비하여 衛氣가 매우 강력하지만, 이 外邪는 더욱 강력하므로 表寒實證이라고도 한다.

태양병은 風寒의 邪에 대해 체표에서 衛氣가 싸우고 있는 상태이기 때문에, 언젠가는 發熱이 나타나게 된다. 外邪의 輕重과 체질의 강약에 따라, ①만약 風寒의 邪가 비교적 가볍고, 또한 衛氣가 충분히 있다면 腠理를 치밀하게 지키고 있는 강력한 衛氣가 즉각 반응하여 일찍부터 邪와 싸울 수 있기 때문에, 비교적 일찍부터 發熱이 나타나게 된다. ②풍한의 邪가 심하다면 그에 대항할 만큼 충분한 衛氣가 체표에 모여, 邪와 싸울 수 있게 될 때까지는 시간이 걸리므로 發熱은 비교적 늦게 나타난다.

따라서 처음부터 대량의 衛氣가 동원되어 外邪로 인해 체표에 구속되어 버리므로, 신체에 대한 溫煦작용을 발휘할 수 없게 되어 惡寒이 나타난다. 이러한 惡寒은 發熱의 有無와 이르고 늦음에 관계없이 강하게 나타난다.

腠理가 닫혀 있으므로 邪氣가 肌肉骨節(筋肉關節) 사이에 갇히게 되어, 각 經脈의 經氣의 흐름에 장애가 일어나기 때문에 體痛이 생긴다. 「不通則痛, 通則不痛」(經氣의 흐름이 나빠지면 아프고, 잘 흐르면 아프지 않다)은 중의학의 원칙이다. 傷寒이란 寒邪에 傷하게 된다는 의미이다.

【表寒實證】

제35조

太陽病, 頭痛發熱, 身疼腰痛, 骨節疼痛, 惡風, 無汗而喘者, 麻黃湯主之.

〔태양병에 頭痛, 發熱이 있고 몸이 욱신거리며 허리가 아프다. 骨節이 쑤시듯이 아프고, 惡風 증상이 있고, 땀은 나지 않고, 喘하는 자는 마황탕으로 主治한다.〕

상한증에서는 腠理가 닫혀 있어 邪(이 경우는 寒邪가 主가 된다)를 방어하고 있지만, 강력한 外邪는 衛氣의 강력한 방위선인 腠理를 강제로 돌파해서 깊이 침입한다(그림1·5). 당연히 깊은 곳에서부터 衛氣가 腠理쪽으로 올라와 모이게 되므로 脈은 浮하며, 여기에서 邪와 싸워서 發熱이 나타나는데, 寒邪가 主가 되는 外邪와 대항하기 때문에, 風邪가 主가 되는 中風證의 경우 이상으로 대량의 衛氣를 필요로 한다.

따라서 發熱도 심하며, 모여든 대량의 衛氣는 치밀하게 腠理에 鬱滯되어, 腠理를 더욱 더 견고하게 지킬 수 있기 때문에 땀이 나오는 길도 닫히게 된다. 땀이 나지 않으므로 脈의 緊張이 심해져서 浮緊하게 된다. 前條에서 脈의 陰陽이 모두 緊하다고 하는 것은 寸脈, 尺脈이 모두 緊하다는 의미이다.

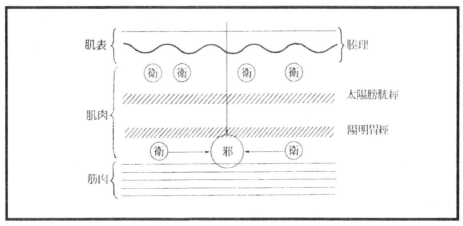

그림1·5 傷寒證

상한증에서는 중풍증보다도 증상이 심해서 惡寒을 느끼게 되지만, 때로는 중풍증에 가까워서 惡風을 느끼는 일도 있다. 상한증에는 마황탕을 사용한다.

표1·1 中風과 傷寒의 비교

		中風	傷寒
症狀	共通	脈浮·頭項强痛 惡風寒·發熱	
	相異	有汗·脈緩	無汗·脈緊
病理		衛失固外 營內不守	衛陽閉遏 營陰鬱滯

【太陽經】

대량의 衛氣가 腠理에 鬱滯해 있으므로 皮下의 衛氣가 부족하게 되어 惡寒이 中風證보다도 강하게 나타난다. 邪氣가 강력하기 때문에 일부는 腠理의 방어선을 돌파하고, 태양경의 經脈에 침입하여 頭痛, 腰痛을 일으킨다. 또한 깊이 들어와서 身痛, 骨節(關節) 疼痛도 나타난다.

【肺】

太陽은 表를 주관하고, 肺도 역시 皮毛를 주관한다. 肺의 작용은 氣·血·津液을 皮毛로 보내어 營養하고, 땀을 조절하고 있다 (肺의 宣發 작용이라고 한다). 체표와 肺는 밀접한 관계가 있고, 침입한 外邪는 肺의 작용에도 영향을 미친다. 外邪로 인해 肺의 肅降作用(肺가 吸氣하여 腎으로 보내고, 水液을 膀胱으로 운반하여 내리고, 또한 소화 흡수된 영양물질을 받아서 全身으로 내보내고, 노폐물을 회수하여 깨끗하게 하는 작용)에 障碍가 생기므로 喘(쌕쌕거린다)을 일으킨다 (그림1·6).

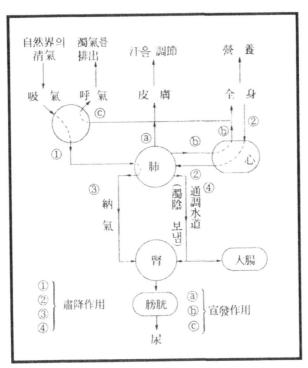

그림1·6 肺의 生理 (『實用中醫學入門』P.49 綠書房 刊行에서)

【陽明經】

양명경은 肌肉을 주관하고 태양경보다 깊이 위치하기 때문에, 肌肉의 深層에 양명경이 흐르고 있다고 가정했다 (그림1·5). 여기까지 강력한 邪의 영향이 미치기 때문에, 陽明胃經을 통해 胃의 작용을 어지럽히고, 胃가 음식물을 腸으로 보내는 胃氣下降작용에 障碍를 주고, 胃氣上逆하여 嘔逆이 생긴다 (제3조).

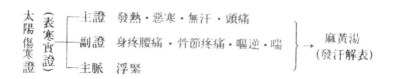

麻黃湯證의 정리

太陽傷寒證（表寒實證）
- 主證　發熱·惡寒·無汗·頭痛
- 副證　身疼腰痛·骨節疼痛·嘔逆·喘
- 主脈　浮緊

→ 麻黃湯（發汗解表）

① 病理—寒邪가 밖으로부터 침입하여, 衛陽이 腠理에 拘束되어, 營陰이 鬱滯된 것.
② 주요한 脈과 證—惡寒, 發熱, 頭痛, 身疼腰痛, 骨節疼痛, 無汗, 脈浮緊.

【表證】

太陽病은 體表의 병이기 때문에 表證이라 하고, 臟腑의 病인 裏證과 구별하고 있지만, 본래 裏證인 喘과 嘔逆이 傷寒證에 있기도 하고, 乾嘔와 鼻鳴이 中風證에 있기도 하다. 이러한 증상들도 表證에 들어가 있는 것을 주의하여 두고 싶다. 이러한 증상들은 체표와 관계가 깊은 肺·胃의 증상으로, 表證에서는 자주 볼 수 있는 증상이지만 表證이 사라지면, 동시에 치유되므로 表證에 정리해 둔 것이라고 생각 된다.

※ 附
제51조
脈浮者, 病在表, 可發汗, 宜麻黃湯.
〔脈이 浮한 者는 병이 表에 있는 것이므로 發汗시킬 수 있는데, 마황탕이 적당하다.〕

제52조
脈浮而數, 可發汗, 宜麻黃湯.
〔脈이 浮하면서 數한 者는 發汗시킬 수 있는데, 마황탕이 적당하다.〕

【衄】

제46조

太陽病, 脈浮緊, 無汗發熱, 身疼痛, 八九日不解, 表證仍在, 此當發其汗. 服藥已微除, 其人發煩 目瞑, 劇者必衄, 衄乃解, 所以然者, 陽氣重故也, 麻黃湯之主

〔태양병에 脈은 浮緊하고, 땀은 나지 않으면서 發熱이 있고, 身疼痛이 있으면서 8~9일이 지나도 풀리지 않고 表證이 아직도 있다면, 이때는 마땅히 땀을 내는 것이 옳다. 약을 다 먹고 증상이 약간 없어졌어도, 그 사람은 發燔하고 눈을 감고 뜨려 하지 않고, 심할 경우에는 반드시 코피가 난다. 코피가 나면 바로 병이 풀리는데, 그와 같은 까닭은 陽氣가 重하기 때문인데, 마황탕으로 主治한다.〕

태양병이 길어져 10일 가까이 되어도, 다른 病證으로 진행하거나 악화되지 않고 表證에 머물러 있는 경우가 있다. 역시 마황탕으로 發汗을 시킨다. 맨 끝에 있는 「黃湯之主」는 「此當發其汗」 뒤에 이어진다. 그러나 눈에 띄게 병이 진행되었으므로, 마황탕으로는 치료가 충분하지 않아, 병이 가볍지만 치료되지 않고 邪가 鬱滯되어 마침내는 熱로 化해(陽氣重)버리고, 正邪交爭이 심해지게 되어 안절부절못하게 되며, 가슴이 답답하고(發煩) 눈이 부시고(目瞑), 더욱더 심해지면 鬱熱하고 열이 상승하여, 血絡(血管)을 상하게 해서 코피가 나온다. 그러면 코피와 함께 邪가 배출되어, 鬱熱도 없어지게 되며 병이 치유된다. 이와 같은 코피를 「紅汗」이라고 한다.

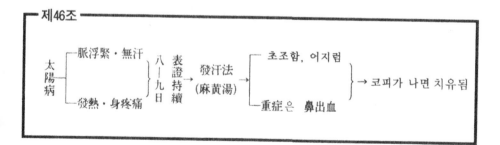

제47조

太陽病, 脈浮緊, 發熱身無汗, 自衄者愈.

〔태양병에 脈이 浮緊하고 發熱이 있으면서 몸에는 땀이 나지 않으나, 저절로 코피

가 나는 者는 치유된다.]

제55조

傷寒脈浮緊, 不發汗, 因致衄者, 麻黃湯主之.

〔傷寒에 脈이 浮緊한데 發汗시키지 않아, 코피가 나오게 된 者는 마황탕으로 主治한
다.]

제47조에서도 코피가 나와 表證이 치유되었다. 제55조는 外邪가 강해 코피가 나
와도 불충분하기 때문에 傷寒證이 아직 남아 있는 경우로, 이것에는 다시 마황탕이
사용된다.

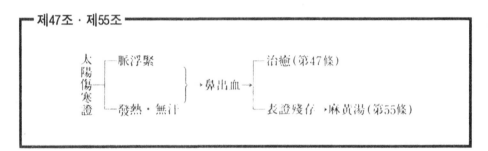

【麻黃湯】

◎麻黃湯方

		現代換算	現代中國	
麻黃	三兩	47g	9~6g	辛溫發汗 宣肺平喘
桂枝	二兩	31g	6g	溫陽解肌 發汗解表
杏仁	七十個	24.6g	6g	止咳平喘
炙甘草	一兩	15.6g	3g	調和諸藥

辛味로 따뜻하게 하는 효능과, 發汗 작용이 강한 마황으로 風寒의 邪를 제거하고,
동시에 肺의 宣發 작용을 촉진하여 喘을 진정시킨다. 桂枝도 마황보다는 약하지만
發汗解表시킨다. 杏仁은 기침을 멈추게 하고 喘을 치료한다. 炙甘草는 계지탕의 炙
甘草와 같은 작용이다. 전체적으로 本方劑는 發汗解表의 峻劑이다.

◎麻黃湯의 適應症

상한증에 마황탕을 투여하면 腠理가 열려 땀이 나고, 腠理의 下層에 拘束되었던 대량의 衛氣도 침입한 邪에 직접 작용하므로 邪를 驅逐하여 병이 낫게 되는 것이다.

마황탕은 發熱, 惡寒, 無汗, 脈·浮緊의 체력이 있는 사람의 감기, 인플루엔자, 기관지염, 폐렴, 장티푸스 등의 열성 질환의 초기, 관절 류머티즘의 초기, 기관지 천식, 야뇨증, 유아의 코 막힘, 수유 곤란, 급성 (假死), 腦卒中 發作, 難産 등에 사용 된다.

◎麻黃湯의 禁忌證

① 陽虛　汗家—땀이 잘 나는 사람 (제90조※)

　　　　胃中冷—胃寒證인 사람 (제91조※)

② 陰虛　咽喉가 건조한 사람 (제85조※)

　　　　淋家—만성 방광요도염 증상이 있는 사람 (제86조※)

　　　　瘡家—만성 화농성 질환을 가진 사람 (제87조※)

③ 血虛　衄家—鼻出血을 되풀이해서 血虛가 되어 있는 사람 (제88조※)

　　　　脈이 微弱한 사람 (제49조※)

　　　　亡血家—만성 출혈성 질환을 가진 사람 (제89조※)

※註

제90조

汗家, 重發汗, 必恍惚心亂, 小便已陰痛, 與禹餘粮丸, 本方闕.

〔汗家는 거듭 發汗시키면 반드시 황홀하여 心亂하고, 소변을 보고 나서 음부에 통증을 느낀다. 禹餘粮丸을 부여하는데, 本方은 빠졌다. 藥方은 분실되었다.〕

제91조

病人有寒復發汗, 胃中冷, 必吐蚘.

〔병자에게 寒氣가 있는데, 또 다시 發汗을 시켜 胃中이 冷하게 되면 반드시 蚘(蚘蟲)를 토한다.〕

제85조

咽喉乾燥者, 不可發汗.

〔咽喉가 건조한 사람은 發汗을 시키면 안 된다.〕

제86조

淋家, 不可發汗, 發汗必便血.

〔淋家는 發汗시키면 안 되는데, 땀이 나게 되면 반드시 便血이 나타난다.〕

제87조

瘡家雖身疼痛, 不可發汗, 汗出則痙.

〔瘡家는 身疼痛이 있다 하더라도 發汗을 시키지 않아야 하는데, 땀이 나게 되면 즉시 경련한다.〕

太陽病證의 정리와 비교

	中 風	傷 寒
病理	外感風寒表寒證(太陽病)	
	虛 證	實 證
症狀	惡風寒 · 發熱 · 脈浮 · 頭項强痛	
	有汗 · 脈緩	無汗 · 脈緊
治則	解表散寒	
	調和營衛	宣肺平喘
方劑	桂枝湯(發汗力이 약함)	麻黃湯(發汗力이 강함)
成分	桂枝 · 炙甘草	
	芍藥 · 生薑 · 大棗	麻黃 · 杏仁

제88조

衄家不可發汗, 汗出必額上陷, 脈急緊, 直視不能眴, 不得眠.

〔衄家는 發汗시키면 안 되는데, 땀이 나면 반드시 額上이 움푹 들어가고, 脈이 急緊해지며, 눈을 똑바로 뜬 채 깜박거릴 수 없고, 잠을 자지 못한다.〕

제49조

脈浮數者, 法當汗出而愈. 若下之, 身重心悸者, 不可發汗, 當自汗出乃解. 所以然者, 尺中脈微, 此裏虛. 須表裏實, 津液自和, 便自汗出愈.

〔脈이 浮하고 數한 者는 마땅히 땀이 나게 하여 治癒해야 한다. 만약 이것을 瀉下시켜 몸이 무겁고 心悸하는 者는 發汗시킬 수 없으며, 당연히 저절로 땀이 나와 풀리게 해야 한다. 그런 까닭은 尺中脈이 微하기 때문인데, 이것은 裏虛하다는 것이다. 表裏가 實해져서 津液이 자연히 和하기를 기다리면 곧 저절로 땀이 나서 치유된다.〕

제89조

亡血家不可發汗, 發汗則寒慄而振.

〔亡血家는 發汗시킬 수 없는데, 發汗시키면 곧 寒慄하여 떨린다.〕

§3 葛根湯證

【項背强几几】

제31조

太陽病, 項背强几几, 無汗惡風者, 葛根湯主之.

〔태양병에 項背가 뻣뻣하고 묵직하며, 땀이 없고 惡風하는 자는 갈근탕으로 主治한다.〕

이 證에서는 腠理의 방위선이 마황탕증보다 다소 약하고, 계지탕증보다도 강하기 때문에 風寒의 邪가 체표에서 침입하면, 체표의 방위선을 돌파하여 태양경까지 깊이 들어와 주로 태양경을 침범하므로, 태양의 經氣의 흐름을 방해하고, 筋脈이 좋아지지 않게 되어버려, 項背部의 뻣뻣해짐이 강하게 나타난다. 주로 태양경을 침범하기 때문에, 邪는 계지탕증보다도 깊이 그러나 마황탕증보다도 얕은 태양경맥의 위치에 있다고 생각했다. (그림1·7)

葛根湯證의 정리

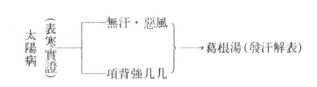

① 病理──太陽病으로 표증이 있고, 근맥이 좋아지지 않는 상태

② 主證──太陽病으로 項背가 심히 굳어지고, 發汗 않고, 脈浮緊한 것

이것은 계지탕증보다도 衛氣가 강하기 때문에, 邪의 침입을 허락해도 腠理가 닫혀버리게 되어 땀이 나오지 않는 傷寒實證으로, 이것에는 갈근탕이 사용된다.

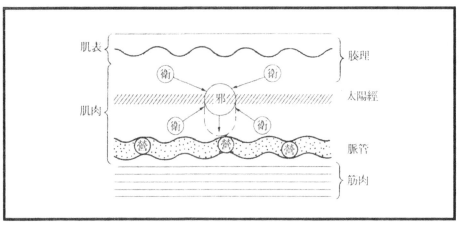

그림1·7 갈근탕증

【葛根湯】

갈근탕은 계지탕에 마황과 갈근을 첨가한 것으로, 계지가 들어 있는 점에서 추측해 보면, 땀이 나오는 정도는 아니지만 腠理의 치밀함이 조금 약하고, 또 계지탕증의 경우보다도 邪가 강한 實證이므로, 깊은 곳까지 침입할 것이다 (그림1·7).

◎葛根湯方

		現代換算	現代中國	
葛 根	四兩	62.5g	9g	濡潤筋脈 · 解表祛邪
麻 黃	三兩	47g	6g	發汗祛邪
桂 枝	二兩	31g	6g	
芍 藥	二兩	31g	6g	斂陰和營
生 薑	三兩	47g	6g	
大 棗	十二枚	42g	5g	益中焦 · 助胃氣
炙甘草	二兩	31g	5g	

桂枝湯

갈근은 筋脈에 영양을 주어, 뻣뻣함을 없애고 계지탕으로 營衛를 조화시키고, 마황과 함께 發汗祛邪한다. 전체적으로 表實證에 대해 땀이 너무 나는 것을 방지하면서 發汗解表, 舒經脈한다.

◎葛根湯의 適應症

갈근탕은 傷寒에서 傷寒中風의 中間證까지의 감기에 폭넓게 사용되는 외에 열성질환의 초기, 眼鼻耳齒 기타 頭眼面의 염증 (결막염, 각막염, 트라코마, 누낭염, 축농증, 이하선염, 중이염, 외이염, 面疔, 鼻咽頭炎)의 초기, 상기도염, 폐렴, 유선염, 림프선염, 파상풍(初期), 麻疹, 수두, 빨갛게 붓고 가려움이 강한 蕁麻疹, 습진(急性, 慢性), 감기성 설사, 赤痢, 咬筋痙攣, 삼차신경통, 상반신 신경통, 편두통, 만성두통, 치통, 오십견, 어깨결림, 頸腕症, 류머티즘, 腰背痛, 고혈압증, 근무력증, 야뇨증 등에 사용된다.

표1·2 갈근탕과 마황탕의 감별표

	葛根湯	麻黃湯
主治	太陽病, 項背强几几, 無汗, 惡風(寒)	太陽病, 頭痛, 發熱, 身疼腰痛, 骨節疼痛, 惡寒, 無汗, 喘
鑑別	項背强几几 · 無喘	有喘 · 無項背强几几
治則	發汗解表 · 舒經脈	發汗解表 · 宣肺平喘
成分	麻黃 · 桂枝 · 炙甘草	
	葛根 · 芍藥 · 生薑 · 大棗	杏仁

§4 風寒表虛兼證

(1) 桂枝加葛根湯

제14조

太陽病, 項背强几几, 反汗出惡風者, 桂枝加葛根湯主之.

〔태양병, 項背가 뻣뻣하고 묵직한데, 도리어 땀이 나고 惡風하는 者는 桂枝加葛根湯으로 主治한다.〕

표1·3

成分 方劑	葛根 (兩)	麻黃 (兩)	桂枝 (兩)	芍藥 (兩)	生薑 (兩)	大棗 (枚)	炙甘草 (兩)
桂枝湯			3	3	3	12	2
桂枝加葛根湯	4		3	3	3	12	2
葛根湯	4	3	2	2	3	12	2

風寒의 邪가 체표에서 침입하고, 체표 衛氣의 방위선을 돌파하여 태양경맥까지

들어가 경맥의 흐름을 방해하면 項背部의 뻣뻣함이 강하게 나타난다.

이 경우, 腠理의 방위선은 갈근탕증보다도 약하고 계지탕증에 가깝기 때문에 腠理를 단단하게 하는 衛氣의 부족으로, 邪가 침입한 후에도 腠理를 닫을 수 없어 發汗을 하게 되는 衛强營弱이 된다. 또 腠理가 계속 열린 상태이므로 바람 맞는 것을 싫어하고 惡風을 호소한다.

이것은 계지탕증과 갈근탕증의 중간 상태이므로, 계지탕에 갈근을 첨가한 桂枝加葛根湯을 사용한다.

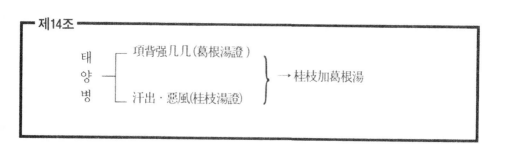

제14조

태양병 ┌ 項背强几几(葛根湯證)
      └ 汗出·惡風(桂枝湯證) } → 桂枝加葛根湯

◎桂枝加葛根湯方

		現代換算	現代中國	
桂枝湯				解肌祛風·調和營衛
葛 根	四兩	62.5g	9g	濡潤經脈·解肌發表

계지가갈근탕은 계지탕으로 解肌, 祛風, 調和營衛하고, 갈근으로 다시 태양경맥을 濡養시키는 것에 의해 解肌, 發表하고, 태양경맥의 邪를 흩어지게 한다.

◎桂枝加葛根湯의 適應症

계지가갈근탕은 虛證의 발열성질환의 초기로서, 自汗, 脈·浮弱, 舌質·淡, 舌苔·薄白으로, 項肩背部가 결리는 것에 사용한다.

표1·4 葛根湯과 桂枝加葛根湯의 비교

		葛根湯	桂枝加葛根湯
病理	共通點	太陽病으로 邪가 太陽經까지 들어와 經脈의 흐름을 저해하고, 筋脈의 營養이 방해를 받아 項背強 几 几가 된다.	
	相異點	腠理가 닫혀 寒邪가 體表에 拘束되어 衛陽이 鬱滯함	腠理가 열려 風寒邪가 침입하고, 衛陽의 固攝작용이 저하됨
症狀의 鑑別點		脈浮緊·無汗	脈浮緩·有汗
成分	共通	桂枝湯·葛根	
	相異	麻黃	없음

(2) 桂枝加厚朴杏仁湯

제19조

喘家, 作桂枝湯, 加厚朴杏子佳.

〔평소 숨이 찬 사람에게는 계지탕을 만들고, 厚朴·杏子를 첨가하는 것이 좋다.〕

제43조

太陽病, 下之微喘者, 表未解故也, 桂枝加厚朴杏子湯主之.

〔太陽病에 瀉下시켜 미미하게 숨찬 사람은 表가 아직 풀리지 않은 까닭이다. 桂枝加厚朴杏子湯으로 主治한다.〕

前者는 喘家(만성적으로 기침을 하고 있는 사람, 喘息이 있는 사람)가 發熱·惡風·自汗·頭痛·脈浮緩의 外感病을 앓은 경우와, 외감병의 風寒의 邪가 肺에 영향을 주어, 肺失宣降하여 喘이 첨가된 경우로, 後者는 태양병을 誤下하여 病狀이 변화한 경우이다.

誤下해도 正氣가 아직 왕성하다면, 正邪는 表에서 싸우고, 邪는 內陷(체내에 깊이 들어감)할 수 없게 되어 病은 계속 表에 있다. 肺는 皮毛를 主하고, 皮毛의 邪가 肺氣의 흐름을 방해하므로 肺의 宣發, 肅降 障碍를 일으켜, 肺氣가 上逆하게 되어 기침이 나온다.

그러나 아직 미미한 喘證이라면, 계지탕으로 肺氣上逆을 치료하고, 痰을 없애주는 후박과 宣肺降氣시키는 杏仁을 첨가한 桂枝加厚朴杏仁湯을 사용한다.

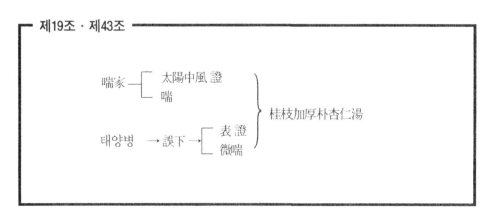

제19조 · 제43조

```
喘家 ─┌ 太陽中風 證
       └ 喘                    ┐
                               ├ 桂枝加厚朴杏仁湯
태양병 → 誤下 →┌ 表證         │
               └ 微喘          ┘
```

◎桂枝加厚朴杏仁湯方

		現代換算	現代中國	
桂枝湯				解肌祛風 · 調和營衛
厚 朴	二兩	31.3g	6g	下氣消痰
杏 仁	五十枚	17.6g	6g	宣肺降氣

이상으로 解肌祛風 · 降逆平喘한다.

◎桂枝加厚朴杏仁湯의 適應症

本方은 허약한 사람으로, 잠을 자면 기침이 나오는 만성기관지염과 천식성 기관지염에 사용한다. 이 경우 舌質 · 淡, 舌苔 · 薄白으로 脈이 浮緩하다.

§5 太陽病輕證

(1) 桂枝麻黃各半湯
제23조

太陽病, 得之八九日, 如瘧狀, 發熱惡寒, 熱多寒少, 其人不嘔, 淸便欲自可, 一日二三度發, 脈微緩者, 爲欲愈也. 脈微而惡寒者, 此陰陽俱虛, 不可更發汗, 更下更吐也. 面色反有熱色者, 未欲解也, 以其不能得小汗出, 身必痒, 宜桂枝麻黃各半湯.

[태양병을 얻은 지 8~9일이 되었는데, 학질의 상태와 같이 發熱惡寒하며, ① 熱이 많고 寒이 적은 사람은 구토를 하지 않고, 대변에 이상이 없으며, 하루에 2~3번 發한다. ② 脈이 약간 緩한 자는 나으려고 하는 것이다. ③ 脈이 微하여 惡寒하는 자는, 이것은 음양이 모두 虛하여 도무지 發汗하지 않고, 嘔吐하지 않으며, 조금도 瀉下하지 아니한다. ④ 面色이 도리어 熱色이 있는 자는 아직 풀리는 것이 아니다. 약간의 땀도 얻을 수 없으면서 몸이 가려우면 桂枝麻黃各半湯을 처방하는 것이 좋다.]

【瘧樣症狀①】

태양병이 8~9일이나 되었는데도 아직 他經에 전이되지 않고 태양병에 머물러 있는 것은 침입한 風寒의 外邪와 正氣가 균형이 잡혀 있어서, 正氣가 강하지 않고 外邪도 심하지 않은 상태이므로, 正氣와 外邪가 서로 밀고 당겨서 發熱·惡寒을 반복한다.

다음의 소양병에서는 發熱과 惡寒이 번갈아 나타나므로 寒熱往來라고 하지만, ① 여기는 아직 태양병으로 發熱惡寒이 함께 동시에 나타나고, 그것이 간헐적으로 하루에 2~3번씩 나타난다. 邪氣에 대하여 正氣쪽이 강하면, 衛氣가 동원되어 邪氣와 왕성하게 싸우기 때문에 發熱이 강하게 나타난다. 正氣보다도 邪氣 쪽이 강하면, 衛氣가 邪氣에 속박되어 衛陽不足이 되므로 惡寒이 강하게 나타난다.

그리고 '熱多寒少'의 寒이라고 하는 것은 惡寒을 가리키며, 여기에서는 正氣가 강하므로 발열이 많고, 邪氣가 가볍기 때문에 惡寒이 적은 것이다. 양명병과 같은 강한 發熱은 아니다. 태양병으로 邪가 약한 상태이다.

이 發熱惡寒이 간헐적으로 반복되는 병을 瘧 이라고 한다. 말라리아가 그 典型이다. 이것이 하루에 2~3번 반복되는 것이므로, 이것은 말라리아는 아니다. 따라서 「瘧과 같다」라고 말하고 있다.

또 소양병의 寒熱往來는 발작이 不定期的으로, 正邪의 투쟁이 表보다도 약간 깊이 들어간 半表半裏에서 행해지는 상태로서 嘔氣를 동반하고 있지만, 本條는 「不嘔」에 의해 소양병이 아니라는 것을 알 수 있다. 「淸便自可」는 大便이 정상인 경우로서, 변비인 陽明病은 아니라는 것을 알 수 있다.

따라서 本條의 發熱惡寒은 태양병으로, 소양병보다도 훨씬 얕은 곳에서 일어나고 있고, 中風·傷寒中間證의 약간 傷寒인 상태를 나타내고 땀은 나지 않는다.

② 만약 脈이 조금 느리다면 정상에 가까운 사소한 中風證이므로 머지않아 치유될 상태이다.

③ 脈微로서 惡寒이 있는 자는 陰陽俱虛로서, 表裏兩虛인 경우이고, 脈微는 裏虛, 惡寒은 表虛, 다음에 쓰여 있는 面色熱色보다도 여기에서는 面色蒼白일 것이다. 따라서 제62조의 桂枝加芍藥生薑各1兩人蔘3兩新加湯이 좋다고 생각한다.

④ 이하는 ①에 계속되는 문장으로, 腠理가 닫히고 衛氣가 鬱滯되어 있으므로, 땀이 나지 않고, 만약 좀더 陽氣가 鬱滯되면 發熱만 있고 惡寒은 없는 양명병이 되지만, 본증은 그것보다 가볍고, 아직 태양병으로 邪氣가 체표에 있고, 邪氣 때문에 陽氣의 흐름이 방해를 받아 陽氣가 體表에 鬱滯되므로, 안색이 붉게 되고 땀이 나오지 않아 피부가 건조하고 가렵다.

發熱惡寒의 발작은 腠理가 닫힌 太陽傷寒表實證으로 無汗이지만, 여기에서는 中風·傷寒中間證으로서 邪가 강하지 않기 때문에 마황탕으로는 發汗이 과다하게 되어 正氣를 상하게 한다. 계지탕으로는 힘이 부족하여 효과가 없기 때문에, 두 가지 湯을 같은 양 만큼 합한 桂麻各半湯으로 조금 땀을 나게 하여 치료한다.

桂麻各半湯은 계지탕과 마황탕의 각 1/3을 합방한 것이다.

-33-

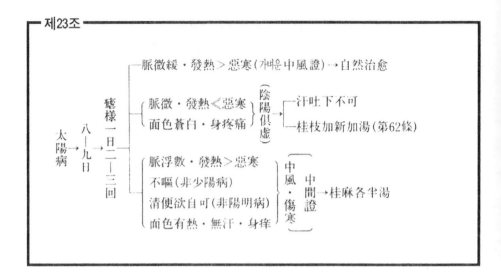

제23조

```
                  ┌ 脈微緩・發熱＞惡寒(가벼운 中風證)→自然治愈
                  │
       ┌ 痙      │ ┌ 脈微・發熱＜惡寒 ┐陰      ┌ 汗吐下不可
       │ 樣      ┤ │                   ┤陽俱   │
太     │ 一      │ └ 面色蒼白・身疼痛 ┘虛     └ 桂枝加新加湯(第62條)
陽 → 八├ 日      │
病   九│ 二      │
     日│ │      │ ┌ 脈浮數・發熱＞惡寒      ┐中     ┌ 中
       └ 三      │ │                        │風      │ 間┐
         回      └ │ 不嘔(非少陽病)          ┤ ・    ┤ 證├→桂麻各半湯
                   │ 清便欲自可(非陽明病)    │傷     │    │
                   └ 面色有熱・無汗・身痒    ┘寒     └
```

◎桂麻各半湯方

		現代換算	現代中國
桂 枝	一兩十六銖	26g	5g
芍 藥	一兩	15.6g	5g
生 薑	一兩	15.6g	5g
炙甘草	一兩	15.6g	5g
麻 黃	一兩	15.6g	5g
大 棗	四枚	14g	7g
杏 仁	二十四枚	8.4g	5g

◎桂麻各半湯의 適應症

脈・浮不數, 舌苔・薄不燥의 허약한 자의 감기로, 열감이 있어도 등이 오싹오싹
하고 얼굴이 화끈거리는 것과, 산후의 發熱. 습진, 두드러기(蕁麻疹)의 초기로서 열
감과 가려움이 강한 것이다. 야간에 노인의 강한 피부 가려움(搔痒症) 등에 사용된
다.

(2) 桂枝二麻黃一湯

제25조

服桂枝湯, 大汗出, 脈洪大者, 與桂枝湯, 如前法. 若形如瘧, 一日再發者, 汗出必解, 宜桂枝二麻黃一湯.

〔계지탕을 복용한 뒤 땀이 많이 나고, 脈이 洪大한 자는 계지탕을 주며, 前法과 같다. 만약 형상이 학질과 같고 하루에 再發하는 者는 땀이 나면 반드시 풀린다. 桂枝二麻黃一湯이 적당하다.〕

【大發汗】

여기에서 계지탕과 같은 순한 약을 복용하고 땀이 많이 나는 경우에 대해 고찰해 보겠다.

① 본래 심한 虛證에 잘못하여 계지탕을 사용한 경우가 있다 (제29조).

② 계지탕의 사용법이 적절하지 못한 경우

  ⓐ 계지탕의 양이 너무 많은 경우

  ⓑ 계지탕을 복용한 후 너무 따뜻하게 한 경우

  ⓒ 發汗하면 곧 계지탕의 복용을 중지해야 함에도 불구하고 계속 복용한 경우

③ 처음부터 이미 實證인 陽明症이 되어 있어 계지탕을 사용해도 효과가 없고, 계속해서 많은 땀이 나는 경우 (제26조 ※)

※ 附

제26조

服桂枝湯, 大汗出後, 大煩渴不解, 脈洪大者, 白虎加人蔘湯主之.

〔계지탕을 복용하고 크게 땀이 나온 후에, 크게 煩渴하여 풀리지 않으면서, 脈이 洪大한 者는 白虎加人蔘湯으로 主治한다.〕

表邪가 강하게 陽明에까지 침입하여 발열한 양명병으로, 溫病의 氣分證이다. 이것에는 계지탕을 사용해도 당연히 힘이 부족하여 효과가 없으므로, 여전히 많은 땀이 계속하여 나고 熱과 口渴로 안절부절 못한다. (本條는 白虎加人蔘湯의 항에서 다시 기술한다.)

제25조의 전반부는 제26조에 가까운 상태라고 생각된다.

【洪大脈】

脈洪大에 관해서는 李時珍의 瀕湖脈學에 두 가지 경우가 거론되어 있다.

① 陽氣에 여유가 있고 內熱이 충실한 陽明病實證으로, 浮沈 모두 洪인 「充實한 洪大脈」. 이것이 제26조의 洪大脈이다.

② 陽盛陰虛, 虛陽外越의 虛證으로, 대량의 發汗 때문에 陰液이 부족하게 된 內陰虛, 外陽盛으로, 脈浮洪, 沈無力의 「虛한 洪大脈」이다. 이것은 제21조의 桂枝加附子湯證이다.

【風池 · 風府】

다음으로 제25조의 「如前法」과 관계가 있는 제24조에 대해 고찰해 보겠다.

제24조

太陽病, 初服桂枝湯, 反煩不解者, 先刺風池, 風府, 却與桂枝湯則愈.

〔태양병으로 처음에 계지탕을 복용했는데, 오히려 煩하고 풀리지 않는 자는 먼저 風池, 風府를 刺하고 다시 계지탕을 부여하면 곧 치유된다.〕

煩은 熱證으로, 이것은 陽氣의 鬱滯에 의한 것이다. 제26조보다도 輕症으로, 태양병이지만 裏證에 가까운 熱證으로, 溫病의 衛分證이다. 表邪가 강하고 正氣도 왕성한 것으로, 正邪가 격렬하게 싸우고 있으므로 發熱한다. 강한 邪가 경락의 흐름을 저해하고, 陽氣의 鬱滯에 의한 煩躁가 나타난다. 당연히 계지탕의 發汗解表의 힘으로는 역부족이다. 太陽膀胱經에 가까운 風池와 風府의 穴에 瀉法의 刺針을 행하고, 경락의 熱邪를 邪하여 表邪를 약하게 하고나서, 남아있는 邪를 계지탕을 사용하여 치료한다. 현대 중의학에서는 최초부터 銀翹散을 사용한다.

제25조의 전반부는 제26조에 가깝기 때문에 계지탕을 복용해도 땀이 많이 나고 脈이 洪大하고 發熱, 煩燥도 있다. 그러나 제26조와 달리 아직 태양병이므로 치료법의 「前法과 같이」는 제24조의 방법으로, 즉 강한 감기에 대하여 먼저 風池 · 風府의 穴에 刺針하고 경락의 陽氣의 흐름을 개선하여, 陽氣의 鬱滯에 의한 열을 제거하고 나서 남아있는 表虛證에 계지탕을 부여하면 치유된다.

「前法과 같이」를 옛날에는 제12조의 방법으로 해석했는데, 이상과 같이 제24조의 방법으로 생각하면, 의견이 분분한 本條의 前半에 대해 지금까지의 해석보다도 더 조리가 있다고 생각한다. 이렇게 생각하면 發熱惡寒·熱多寒少發作의 太陽病經證이 제23조, 제25조, 제27조로 하나씩 건너뛰어 나열되어 있는 의미를 알 수 있다. 이들 조문은 이 사이에 있는 제24조, 제26조와 깊은 관계가 있다. 양명증이 제26조에 돌연히 나오는 이유도 이것으로 이해할 수 있다.

【瘧樣症狀②】

제25조의 후반은 계지탕을 복용했는데도 藥力이 부족하여 땀이 나지 않고, 邪가 아직 체표에 조금 남아 있는 상태이다. 正邪가 서로 싸워서 發熱惡寒이 있지만, 반응이 약하고 지속적인 發熱惡寒이 아니며, 熱이 많고 寒이 적은 발작이 간헐적으로 나타나는 학질과 같은 증상이 하루에 두 번 반복되는 상태로서, 제23조의 하루에 2~3번보다도 輕症이다. 또한 얼굴이 붉어지거나 가려운 경우도 없다.

그래서, 제23조보다도 마황탕의 양을 적게 한 桂枝二麻黃一湯으로, 땀이 조금만 나면 치유된다.

桂二麻一湯은 계지탕 5/12에 마황탕 2.5/12를 합한 것이다.

제24조 · 제25조 · 제26조

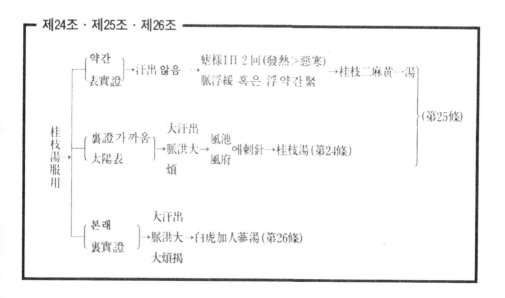

◎桂二麻一湯方

		現代換算	現代中國
桂 枝	一兩十七銖	26.7g	6g
芍 藥	一兩 六銖	19.5g	6g
麻 黃	十六銖	10.4g	4g
生 薑	一兩 六銖	19.5g	6g
杏 仁	十六個	5.6g	4g
炙甘草	一兩 二銖	17g	5g
大 棗	五枚	17.5g	7g

桂二麻一湯은 臨床에서는 그다지 사용되지 않고 桂麻各半湯이 사용된다. 여기까지의 관계를 그림으로 나타내어 보았다 (그림1·8).

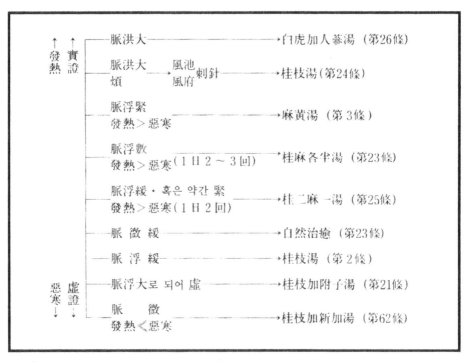

그림1·8 實證·虛證, 發熱·惡寒의 비교

(3)桂枝二越婢一湯

제27조

太陽病, 發熱惡寒, 熱多寒少, 脈微弱者, 此無陽也. 不可發汗, 宜桂枝二越婢一湯.

〔태양병으로 發熱惡寒하고, 熱은 많고 寒은 적으며, 脈이 微弱한 자는 陽이 없는 것이다. 發汗하는 것이 옳지 않고, 桂枝二越婢一湯이 적합하다.〕

【內熱】

本條에서는 「桂枝二越婢一湯」을 「熱多寒少」의 다음에 넣어서 읽으면 이해할 수 있다. 제 23조와 같이 正邪關爭하고 發熱惡寒하는 태양병이 더욱더 오래 끌 때, 원래 陽氣가 왕성한 사람은 腠理가 닫히고 熱의 발산이 방해 받아 차츰 內熱이 발생하므로, 大靑龍湯證과 같은 外寒內熱證을 형성하게 된다. 이때의 熱多寒少는 양명병에 보다 가까운 熱多寒少이다. 증상은 心煩·口渴 등의 內熱의 裏證과, 發熱·惡寒의 太陽病輕症이 있는 外寒內熱(表寒裏熱)의 輕症이다. 이것에는 桂枝二越婢一湯을 사용한다. 大靑龍湯證은 外寒內熱의 重症이다.

후반부는 發汗過多에 의해 無陽, 즉 陽虛의 소음병이 되어버린 것으로, 四逆湯의 적응증이므로 發汗시켜서는 안된다.

桂枝二越婢一湯은 계지탕 1/4에 월비탕 1/8을 합한 것이다.

제27조

太陽病 → 長期化 →

癔樣症狀(發熱＞惡寒)
口渴·煩躁·脈浮緊 } 外寒內熱의 輕症 → 桂枝二越婢一湯

脈微
無陽 } (少陰病) → 四逆湯

◎越婢湯方(金匱要略)

		現代換算	現代中國	
麻 黃	六兩	94g	9g	辛溫發汗祛風寒
石 膏	半斤=八兩	125g	18g	辛寒淸裏熱
生 薑	三兩	47g	9g	辛溫宣散
大 棗	十五枚	52.5g	5g	緩和藥性
生甘草	三兩	47g	6g	淸熱解毒

◎桂枝二越婢一湯方

		現代換算	現代中國
桂 枝	十八銖	11.7g	6g
芍 藥	十八銖	11.7g	6g
炙甘草	十八銖	11.7g	6g
生 薑	一兩二銖	17g	10g
大 棗	四枚	14g	7g
麻 黃	十八銖	11.7g	6g
石 膏	二十四銖	15.6g	25g

◎桂枝二越婢一湯의 適應症

脈·浮緊, 舌質·紅의 일반 감기, 유행성 감기, 상기도감염증, 급성 신염, 만성 신염의 급성 발작 등에 사용한다. 엑기스제로서는 桂枝湯과 越婢加朮湯을 합방하여 사용한다.

桂枝二越婢一湯은 또한 附子와 茯苓을 첨가하여 관절 류머티즘에 자주 이용된다. 엑기스제라면 桂枝加朮附湯에 越婢加朮附湯의 합방으로 사용한다.

표1·5 桂枝各半湯證·桂二麻一湯證·桂二婢一湯證의 비교

	桂麻各半湯證	桂二麻一湯證	桂二婢一湯證
症狀	發熱惡寒, 熱多寒少 하루에 2, 3번 반복하고, 無汗, 面赤, 몸이 가려움·脈浮數	發熱惡寒, 熱多寒少 하루에 2번 반복하고, 無汗·頭痛·脈浮緩 혹은 浮하고 조금 緊	發熱惡寒, 熱多寒少 口渴·煩躁·頭痛· 無汗·脈浮緊
病理	表邪는 가볍지만, 병이 오래되어, 邪가 肌 表에 鬱滯되어, 밖으로 나가지 않고 있는 상태	계지탕 치료 후, 邪氣가 적어졌지만, 계 속 肌表에 갇혀 있는 상 태	表邪는 가볍고 얕지만, 鬱熱이 점점 강해지는 상태
治療	辛溫한 輕劑로 조금 發汗시킨다.	辛溫한 輕劑로 微微하게 發汗시킨다.	微微하게 發汗을 시킴과 동시에 裏熱을 맑게 한 다.

§6 傷寒兼水飮咳喘證 (小靑龍湯)

【水飮】

제40조

傷寒表不解, 心下有水氣, 乾嘔, 發熱而咳, 或渴, 或利, 或噎, 或小便不利, 小腹滿, 或喘者, 小靑龍湯主之.

〔상한에 表가 풀리지 않고, 心下에 水氣가 있어 乾嘔하고, 發熱이 있으면서 기침을 하고, 혹은 목이 마르고, 혹은 설사하기도 하고, 혹은 목이 메이고, 혹은 小便이 不利하고, 小腹이 그득하고, 혹은 喘하는 사람은 소청룡탕으로 主治한다.〕

평소부터 뚱뚱하거나 습한 곳에 오래 살거나 하여 水飮이 쌓여 있는 사람에게는, 風寒의 邪가 침입하여 傷寒證이 되면 衛氣가 抗邪에 동원되어 깊은 곳의 衛氣가 부족하게 되므로, 쌓여 있는 水飮이 冷해져 有害한 寒水(寒飮·寒痰 등이라고도 함)가 되어 心下에 쌓여 傷寒證과 內飮證의 증상이 나타나게 된다(外寒內飮證).

內飮證의 증상으로, 우선 심하부에서 胃氣의 하강작용을 방해하여, 胃氣上逆하고 乾嘔를 일으킨다. 肺氣의 흐름을 정체시키면, 肺의 肅降 작용을 저해하여 기침이 나온다. 心下의 水邪 때문에 津液의 상승이 방해를 받아서, 진액이 입에 도달하지 못하므로, 水飮이 체내에 있는데도 불구하고 입이 마르게 된다. 이러한 口渴은 寒證이므로, 따뜻한 것을 마시고 싶어하지만 많이는 마실 수 없다. 水邪가 腸으로 가면 설사를 하게 되고, 위쪽을 막으면 氣의 흐름을 저해하여 咽頭가 막힌 느낌이 있고, 음식물이 목구멍을 통과할 수 없다(噎).

下焦에 쌓이면 방광의 氣化작용(水分代謝作用)에 障碍를 주어 尿量이 감소하고, 하복부에 膨滿感이 나타난다. 기침은 濕性으로 거품 모양의 喀痰이 쌓여 쌕쌕거리고, 裏部의 寒飮 때문에 四肢가 冷해진다. 이것이 소청룡탕의 適應證이다.

【重證】
제41조

傷寒, 心下有水氣, 咳而微喘, 發熱不渴, 服湯已渴者, 此寒去欲解也. 小靑龍湯主之.

〔상한에, 心下에 水氣가 있어 기침을 하고, 약간 숨이 차고, 發熱이 있으면서 목이 마르지는 않은데 湯을 복용하고 나서 목이 마른 者는, 이것은 寒이 제거되어 풀리려 하는 것인데, 소청룡탕으로 主治한다.〕

여기에서는 前條보다도 병세가 진행되어, 心下의 水飮이 主가 되며, 表證이 약간 남아있는 병증에 대하여 기술하고 있다. 傷寒表實證의 發熱과 心下의 水邪로 인한 咳와 喘이 있고, 水飮이 많기 때문에 前條에 있는 口渴은 없어진다.

소청룡탕을 복용하여 약효가 나타나게 되면 寒邪가 감소하고, 동시에 입과 몸 전체의 水氣도 적어지지만, 心下의 水邪는 아직 완전히는 없어지지 않으므로, 津液의 상승을 방해하는 장벽이 아직 남아있기 때문에 일시적으로 재차 口渴이 나타난다. 병이 완전히 나으면 진액이 온몸을 잘 순환하게 되므로, 口渴은 자연히 없어지게 되는 것이다.

小靑龍湯의 정리 (外寒內飮證) (1)

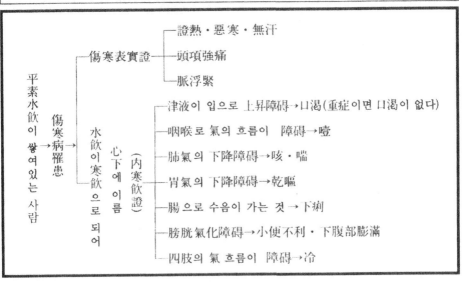

平素水飮이 쌓여있는 사람 → 傷寒病罹患 →

傷寒表實證
- 證熱·惡寒·無汗
- 頭項強痛
- 脈浮緊

水飮이 寒飮으로 되어 心下에 이름 (內寒飮證)
- 津液이 입으로 上昇障碍→口渴(重症이면 口渴이 없다)
- 咽喉로 氣의 흐름이 障碍→噎
- 肺氣의 下降障碍→咳·喘
- 胃氣의 下降障碍→乾嘔
- 腸으로 수음이 가는 것→下痢
- 膀胱氣化障碍→小便不利·下腹部膨滿
- 四肢의 氣 흐름이 障碍→冷

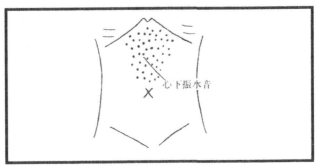

心下振水音

그림1·9 小靑龍湯 腹證圖

◎小靑龍湯方

		現代換算	現代中國		
麻 黃	三兩	47g	6g	利水平喘	發汗解表
桂 枝	三兩	47g	6g	溫通散寒	
芍 藥	三兩	47g	9g	酸苦劍陰和營	
細 辛	三兩	47g	3g	溫肺化飮	
乾 薑	三兩	47g	3g		
半 夏	半升	55.7g	9g	燥濕化痰	
五味子	半升	31g	6g	斂肺止咳	
炙甘草	三兩	47g	3g	調和諸藥 · 和中	

마황, 계지의 辛溫發散에 의해 解表시킨다. 작약으로 마황과 계지의 지나친 辛散함을 억제하고, 細辛, 乾薑으로 溫肺하고, 半夏로 燥濕하고, 이상의 3味로 肺脾의 작용을 개선하여 水飮을 제거한다. 오미자는 마황과 함께 止咳하고, 작약과 함께 發散藥에 의한 正氣의 소모를 방지한다. 자감초로 中焦 脾胃의 작용을 조정하고, 다른 약의 작용도 조정한다. 이상에 의해 止咳平喘化痰의 外散風寒, 內化水飮의 表裏雙解의 방제이다.

◎小靑龍湯의 適應症

소청룡탕은 濕性의 咳에 마황탕보다 훨씬 효과가 크고, 舌質 · 淡, 舌苔 · 薄白潤滑, 脈 · 浮緊하고, 콧물과 재채기가 잦은 감기 초기와 천식성 기관지염, 喘鳴이 심한 기관지천식, 알레르기성 비염, 만성늑막염, 肺氣腫, 습진, 水痘, 腎炎, 네프로제(Nephrose), 관절염, 淚囊炎, 唾液分泌過多症, 胃酸過多症 등에 사용된다.

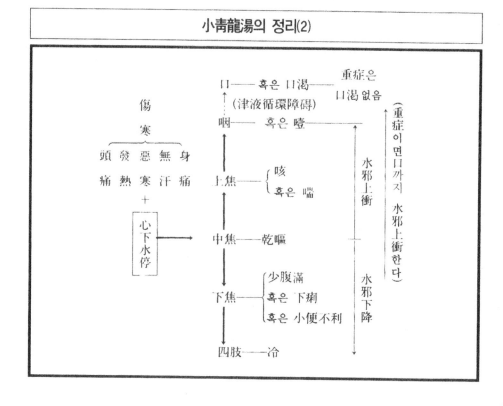

小靑龍湯의 정리(2)

§7 傷寒兼內熱煩躁證 (大靑龍湯)

【內熱】

제38조

太陽中風, 脈浮緊, 發熱惡寒, 身疼痛, 不汗出而煩躁者, 大靑龍湯主之…….

〔太陽中風에 脈이 浮緊하고, 發熱과 惡寒이 있고, 신체가 疼痛하고, 땀이 나지 않고, 煩躁한 사람은 대청룡탕으로 主治한다.〕

太陽中風이라고 말하고 있지만 以下의 脈浮緊, 發熱惡寒, 身痛無汗은 전형적인 傷寒證이다. 여기서 太陽中風이라는 것은 「太陽經이 風을 맞았다」라는 의미일 것이다. 煩躁라고 하는 것은 입이 마르고 안절부절못하는 상태로, 內(裏)熱이 있기 때문이다 (外寒內熱證). 내열이 발생하는 원인에 대해서는 여러 가지로 고찰되고 있다. ① 평소 元氣가 좋은 사람으로 腠理가 확실하게 닫혀서 熱 발산이 방해를 받는 경우. ② 腠理가 닫혀서 衛陽이 鬱滯되므로 오래되면 차츰 內熱이 발생하는 경우. ③ 邪가 강력하기 때문에 腠理의 방위선을 돌파하여 안으로 들어가 오래 머물러 있게 되면 熱로 변화해버리는 경우 등이다.

평소부터 대사항진 경향이 있는 元氣가 좋은 사람이 심한 감기에 걸려 腠理가 꽉 닫혀 열의 발산이 방해받아 鬱熱 상태가 된 증상에는 대청룡탕이 적합하다. 本證은 태양병이지만 양명병에 더 가까운 傷寒證이다.

【輕症】

제39조

傷寒, 脈浮緩, 身不疼, 但重, 乍有輕時, 無少陰證者, 大靑龍湯發之.

〔傷寒에 脈이 浮緩하고, 몸은 아프지 않고 단지 무거운데, 갑자기 가벼워질 때가 있고, 少陰證이 없는 자는 대청룡탕으로 主治한다.〕

前條보다도 外邪가 가벼우므로, 傷寒證이라도 脈은 浮緩하고, 통증보다는 가벼운 重感 정도이거나, 또 가벼워지기도 하면서 증상이 변화하기 쉽다 하더라도 發熱, 惡

寒, 煩躁, 無汗 등의 대청룡탕에 필수 증상이 있다면, 本方으로 강하게 發汗시키면
좋지만, 本證과 비슷한데도 四肢沈重하고, 때로는 가볍고 때로는 무거운 것은 소음
병 (제316조)의 경우가 있기 때문에 잘 감별하지 않으면 안 된다고 말하고 있다.

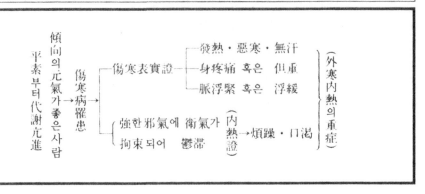

표1·6 大靑龍湯證과 他證과의 비교

	傷寒證	大靑龍湯證	陽明病	少陰病
發 熱	+	+	+	-
惡風寒	+	+	-	+
汗	-	-	+	+
裏(內)熱	-	+	+	-
煩 躁	-	+	+	+

표1·7 大靑龍湯과 桂枝二越婢—湯의 비교

	大 靑 龍 湯	桂枝二越婢 -湯
主 治	外寒內熱의 重症	外寒內熱의 輕症
症 狀	外感風寒 · 內有鬱熱 · 表裏俱實의 證이 重함	表寒內熱이 심하지 않고 無汗 또는 땀이 모두 나와 버리지 않고 表裏俱實의 證이 가벼움
方 劑	杏仁이 있고 芍藥이 없다 表裏雙解의 重劑	杏仁이 없고 芍藥이 있다 表裏雙解의 輕劑
엑기스劑 (extract劑)	麻黃湯＋越婢加朮湯	桂枝湯＋越婢加朮湯

표1·8 大·小靑龍湯의 비교

	大 靑 龍 湯	小 靑 龍 湯
病 理	太陽表寒·裏鬱熱	太陽表寒·裏水飮
症 狀	發熱·惡寒·頭痛·身痛·無汗· 口渴·煩躁·咳·大喘 小便不利	發熱·惡寒·乾嘔·身痛· 無汗·不渴·咳·微喘 小便不利
舌脈象	舌質·紅 舌苔·白 或 白黃 脈·浮緊 或 浮緩	舌苔·薄白 或은 滑 脈·弦緊 或은 浮緊
治 則	發散表寒 淸解內熱 (發汗力이 비교적 强함)	發散表寒 溫化裏水 (發汗力이 비교적 弱함)
成 分	마황·계지·자감초	
	석고·생강·대조·행인	건강·세신·반하·작약·오미자

◎大靑龍湯方

		現代換算	現代中國	
麻 黃	六兩	93.8g	9g	辛溫祛風寒 ⎫ 內外鬱熱透解
石 膏	鷄卵大	40g	30g	淸裏熱生津 ⎭
桂 枝	二兩	31.3g	6g ⎫ 辛溫發汗. 散風寒
生 薑	三兩	47g	3g ⎭
大 棗	十枚	35g	3g ⎫ 和中
炙甘草	二兩	31.3g	6g ⎭
杏 仁	四十枚	14g	6g	苦降開泄肺氣

　　마황으로 發熱을 잡고, 마황·계지로 辛溫解表시킨다. 계지탕에서 작약을 제거하고, 發汗을 강하게 하고, 석고로 內熱을 제거하고, 陰液 收斂작용의 부족을 청열작용이 강한 석고의 生津 작용에 의해 진액의 소모를 보충하고, 행인으로 上逆한 肺氣를 내린다. 이상에 의해 發汗解表, 淸熱除煩하는 본 방제는 外感風寒, 內有鬱熱의 表裏俱實證에 사용하는 表裏雙解의 發汗峻劑이다.

◎大靑龍湯의 適應症

대청룡탕은 체격이 좋은 원기 왕성한 젊은이가 유행성 감기, 급성 기관지염, 폐렴 등에 걸린 초기에 舌質·紅, 舌苔·微黃, 脈·浮緊하고, 發熱이 있으면서 안절부절 못할 정도로 목이 건조한 상태일 때 이용할 수 있다. 이 외에, 따뜻해지면 나오는 담마진, 피부소양증, 열이 있는 급성 관절염 등에 사용된다. 엑기스제로는 마황탕과 월비가출탕을 합해 사용한다.

§8 太陽病腑證 (1)

太陽의 邪가 太陽經을 경유하여 膀胱으로 들어가고, 水와 결합하여 太陽蓄水證이 된다.

太陽蓄水證 (五苓散)

제71조

太陽病, 發汗後, 大汗出, 胃中乾, 煩燥不得眠, 欲得飮水者, 少少與飮之, 令胃氣和則愈. 若脈浮, 小便不利, 微熱消渴者, 五苓散主之.

〔태양병을 發汗시킨 뒤에 많은 땀이 나서 胃中이 건조해지고, 煩躁하여 잠을 잘 수 없고, 물을 마시려고 하는 者는 물을 조금 주어 마시게 하여 胃氣를 조화되게 하면 곧 치유 된다. 만약 脈이 浮하고 소변이 不利하며 微熱, 消渴이 있는 者는 오령산으로 主治한다.〕

태양병은 發汗을 시켜서 치료하는 것이지만,

① 땀을 지나치게 배출하면 津液을 소모시켜 胃가 건조해지고, 물을 마시고 싶어 안절부절못하며 잘 수 없게 된다. 심해지면 胃熱이 강해져 陽明證이 되어 버린다. 이때 表證이 치료되면 脈은 浮가 아니고 소변도 보통으로 나오고, 다음의 ④에서 거론하는 下腹部의 膨滿感도 없는 단순한 水不足이므로, 조금씩 물을 마시면 치유된다. (제246

조에도 같은 문장이 있음)

② 그러나 表證이 치유되어도 아직 胃弱이 남아 있으므로, 물을 지나치게 마시면 胃에 水가 쌓여 胃陽虛가 되고, 다시 心陽虛도 되어 心下悸를 일으킨다. → 茯苓甘草湯證

③ 發汗이 부족하면 表證이 남고, 脈은 浮 혹은 浮數한 채로 있고, 熱도 조금 남는다. 이 때는 계지탕을 부여하면 좋지만, 학질과 같은 증상이 있다면 太陽病輕症이다.

【蓄水症】

④ 여기에서는 다시 태양병의 外邪 일부가 태양경의 經脈으로 전해지고, 太陽의 腑즉 膀胱으로 들어가 버렸기 때문에, 방광의 氣化작용(水分代謝機能)을 방해하여 尿의 배출이 적어지고(小便不利), 진액이 몸을 순환할 수 없게 되므로, 水分이 위로 올라가지 못하여, 입이 건조해져 물을 마시고 싶어 하지만, 마셔도 갈증은 치유되지 않는다(消渴). 이것을 邪와 水가 下焦에서 결합한 太陽蓄水證이라 한다. 하복부의 蓄水이므로 소청룡탕증처럼 하복부가 팽만(少腹滿)하다. 口渴이 물을 마셔도 없어지지 않으므로 안절부절 못하기도(煩躁) 한다. 표증이 남아 있으므로 脈이 浮 혹은 浮數하고 약간의 熱도 있다. 이것이 五苓散의 適應證이다.

太陽蓄水證과 뒤에 나오는 太陽蓄血證을 정리하여, 太陽腑證이라 한다. 이에 대해 中風證, 傷寒證은 太陽經證이다.

제72조

發汗已, 脈浮數, 煩渴者, 五苓散主之.

〔發汗시키고 나서 脈·浮數하고 煩渴이 있는 사람은 오령산으로 主治한다.〕

外感表證을 發汗시키고 나서 더욱 脈이 浮數한 것은, 표증의 殘存을 나타내며, 煩渴은 胃中乾과 같다. 따라서 이것은 五苓散證이다.

제74조

中風發熱, 六七日不解而煩, 有表裏證, 渴欲飮水, 水入則吐者, 名曰水逆, 五苓散主之.

〔中風에 發熱이 나타나, 6~7일이 되어도 풀리지 않고 煩하며, 表裏證이 있고, 갈증이 있으면서 물을 마시고 싶어하고, 물이 들어가면 곧 토하는 者는 이름하여 水逆이라 한다. 오령산으로 主治한다.〕

【水逆證】

더욱 重證이 되면, 水氣가 胃를 침범하여 胃의 음식물을 아래로 보내는 和降(胃氣下降)작용을 방해할 뿐만 아니라, 胃氣上逆하여 물을 마셔도 곧 토하고, 받아들일 수 없게 된다(水逆證). 嘔吐 후에도 갈증이 계속되어 물을 마시고 싶어 한다. 이 경우에도 表證(發熱·惡寒·頭痛 등)이 남아 있고, 煩渴과 小便不利의 蓄水證(裏證)도 있다. 水逆證은 蓄水證의 重證으로, 이들은 모두가 오령산의 適應症이다.

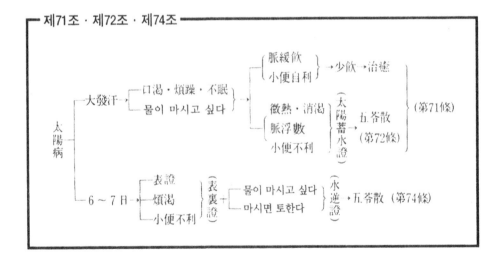

제246조

太陽病, 寸緩關浮尺弱, 其人發熱汗出復惡寒, 不嘔, 但心下痞者, 此以醫下之也. 如其不下者, 病人不惡寒而渴者, 此轉屬陽明也. 小便數者, 大便必鞕, 不更衣十日, 無所苦也. 渴欲飮水, 少少與之. 但以法救之. 渴者, 宜五苓散.

〔태양병에 寸部의 脈은 緩하고, 關部의 脈은 浮하고, 尺部의 脈은 弱하고, 그 사람이 發熱이 있으면서 땀이 나고 다시 惡寒을 느끼고, 嘔하지는 않고, 心下痞 만 있는 者는, 이것은 의사가 瀉下시켰기 때문이다. 만약 瀉下시키지 않았는데 환자가 惡寒은 느끼지 않으면서 갈증을 느낀다면, 이것은 陽明에 轉屬한다. 小便을 자주 보는 者는 大便이 반드시 딱딱하고, 화장실에 가지 않는 날 수가 열흘이나 되어도 고통스러워하는 일이 없다. 갈증을 느껴 물을 마시려고 하면, 물을 조금 준다. 다만 法으로서 그것을 구제한다. 갈증을 느끼는 者는 오령산이 적합하다.〕

脈이 浮하면서 緩弱한 것은 太陽中風證의 脈이다. 發熱·惡寒·汗出도 中風證이다. 心下痞 는 表證을 誤下하여 表邪內陷한 것이지만, 不嘔로 少陽·陽明이 아니라는 것을 알 수 있다. 表證도 남아 있기 때문에 先解表에 계지탕, 後治痞 에 半夏瀉心湯을 사용한다.

만약 誤下시키지 않았는데도 不惡寒·口渴이 나타나면, 發汗 등에 의해 陽明經證이 되어 버린 것으로 白虎加人蔘湯의 적응증이다.

만약 소변을 자주 본다면 胃熱 때문에 진액이 방광에 偏在한 것으로, 胃腸은 건조하고 大便이 딱딱해져 있다. 옛날 사람들은 화장실에 들어가기 전에는 옷을 갈아입었으므로, 「不更衣」라고 하는 것은 「大便이 없다」라는 것이다. 10일이나 大便이 없어도 腹滿·硬痛이 없고 괴로워하지 않는 것은 脾約證이므로 마자인환을 사용한다. (만약 不大便에 腹滿·硬痛·潮熱·譫語가 있으면 대승기탕증이다.)

胃가 건조하여 물을 마시고 싶어 하지만, 아직 가볍다면 스스로 물을 조금 마시면 치유된다. (제71조와 같다)

더욱 심해져 水氣가 內停하고, 방광의 氣化에 장애를 일으켜 小便不利가 된 때에는 口渴도 있어, 오령산을 사용하지 않으면 치유되지 않는다.

이처럼 각각의 證에 따라 치료하면 병을 고칠 수 있다.

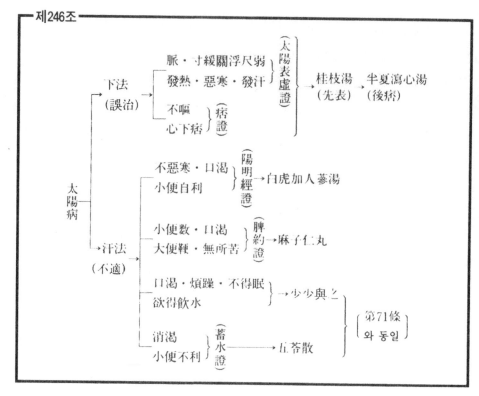

제77조

發汗後, 水藥不得入口爲逆, 若更發汗, 必吐下不止.

〔發汗 후 水藥이 입에 들어가지 못하는 것을 逆이라고 하고, 만약 다시 發汗하면 반드시 吐下가 그치지 않는다.〕

태양병을 發汗시킨 후에 湯藥을 곧 토해버려 들어가지 않는 것은 水逆證으로, 오령산의 適應이다. 만약 다시 發汗시키면 嘔吐와 설사 모두 멎지 않게 된다. 이것은 제385조에 있는 霍亂으로, 中焦의 陽氣가 虛衰한 脾陽虛證이므로 理中湯類를 사용한다.

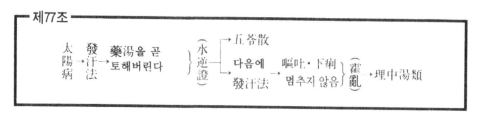

五苓散證의 정리

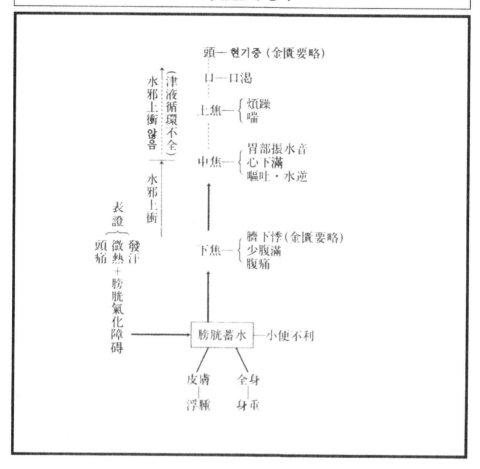

이 외에 오령산의 條文은,

제73조가 厥陰病의 茯苓甘草湯證에

제145조가 痰飮證의 文蛤散證에

제161조가 太陰病의 痞證에

제385조가 太陰病의 理中丸證에도 있다.

◎五苓散方

		現代換算	現代中國	
豬苓	十八銖	11.7g	9g	⎫ 清熱利水滲濕
澤瀉	一兩六銖	19.5g	9g	⎭
白朮	十八銖	11.7g	6g	燥濕健脾
茯苓	十八銖	11.7g	9g	滲濕健脾
桂枝	半兩	7.8g	3g	⎧ 通陽化氣行水
				⎩ 解肌發表

이상으로 利水滲濕 · 溫陽化氣한다.

燥濕의 백출, 滲濕의 복령, 淸熱利水의 저령, 택사 등 여러 종류의 利水藥과, 막힌 陽氣를 통하게 해서 解表시키는 桂枝에 의해 濕을 運化시키고, 熱을 소변으로 내보내 解熱하고 表證을 제거하는 表裏 同治의 方劑이다.

◎五苓散의 適應症

오령산은 목이 말라 물을 자주 마시고 싶어 하는데, 마셔도 尿量이 적고, 脈 · 浮數, 舌苔 · 白滑하며, 發熱이 있을 때도 있고, 發汗 경향이 있는 두통, 편두통, 영 · 유아의 감기로 水逆症狀을 나타내는 것, 영 · 유아의 급성 위장염에 의한 水性下痢, 영 · 유아의 腸管通過 障碍, 오래된 만성 위염의 惡心嘔吐 (腹壁은 軟無力하고 振水音이 있는 것), 숙취, 더위 먹음, 일사병, 위하수, 멀미, 당뇨병, 황달, 담석증, 간염,

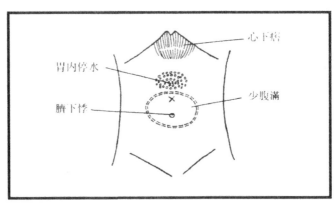

그림1 · 10 五苓散 腹證圖 (「中醫與 漢方醫 腹診」에서 − 이하 同一−)

-54-

虛實間의 급성 신염, 네프로제(口渴은 강하지 않아도 좋음)의 부종, 심장성 부종, 현기증, 간경변의 부종(柴胡劑와 合方), 尿毒症, 신우염, 방광염, 음낭수종, 삼차신경통, 메니에르 증후군, 癲癇(流涎이 있는 것), 淚囊炎, 결막염, 羞明 등에 사용한다.

표1 · 9 五苓散과 小靑龍湯의 비교

	小靑龍湯	五苓散
病理	太陽表寒 裏水飮 (心下寒飮)	경미한 表證 또는 無表證 膀胱氣化障碍 (膀胱蓄水)
症狀	發熱 · 惡寒 無汗 不渴 · 噎 咳 · 喘 身痛 少腹滿 小便不利 下痢 · 乾嘔	發熱 때때로 有汗 口渴 · 煩躁 현기증 · 喘 臍下悸 少腹滿 小便不利 下痢 · 嘔吐
舌脈象	舌質 正常 舌苔 白滑 脈 弦緊 또는 浮緊	舌質 正常 舌苔 白滑 脈 浮數
治則	溫化裏水 兼解表	溫陽利水 兼解表

第2篇 陽明病

§序

태양병의 방제는 아직 여러 가지가 있지만, 뒤에 기술하므로 양명병으로 들어간다. 일본의 상한론에서는 양명병 앞에 소양병이 먼저 오는 것이지만, 양명병을 이해해 놓는 편이 소양병을 이해하기 쉽다고 생각하므로, 상한론 본래의 순서로 양명병에 대해 먼저 기술한다.

앞에 언급한 것처럼, 太陽中風證에는 鼻鳴 · 乾嘔가 있고, 太陽傷寒證에 喘과 嘔逆의 증상이 있으며, 태양병은 태양경만이 아니라 양명경에도 영향을 미치고 있다고 생각된다. 계지탕 중에서 생강 · 대조 · 감초는 어느 것이나 胃腸의 기능을 좋게 하는 작용을 갖고 있다. 그리고 양명병의 경과에도 陽明經은 매우 깊은 관계가 있다.

【陽明病】

病邪가 체표에 가까이 있는 태양병에서 더욱 깊이 침입하면 양명경으로 전해져, 表에서 裏로 들어가는 양명병이 된다. 양명에는 手陽明 大腸과 足陽明 胃가 있다. 양명병에서 邪가 아직 양명경에 있는 것이 陽明經證이고, 양명의 腑(胃 · 腸)에까지 邪가 침입한 것이 陽明腑證이다. 또 胃와 脾는 모두 中焦에 있고, 足陽明胃經과 足太陰脾經은 表裏관계에 있으며, 胃와 脾는 중의학에서는 그림2 · 1처럼 소화흡수에 중요한 臟腑로 되어 있다.

脾는 燥한 경향이 있어 濕을 싫어하고, 胃는 濕한 경향이 있어 燥를 싫어한다. 胃는 음식물을 아래로 내리는 下降作用을 갖고, 脾는 흡수한 영양물(水穀의 精微)을 肺로 운반하는 상승작용을 하고 있으므로, 胃氣가 上逆하면 구토를 일으키고, 脾의 상승작용이 방해받으면 설사가 된다.

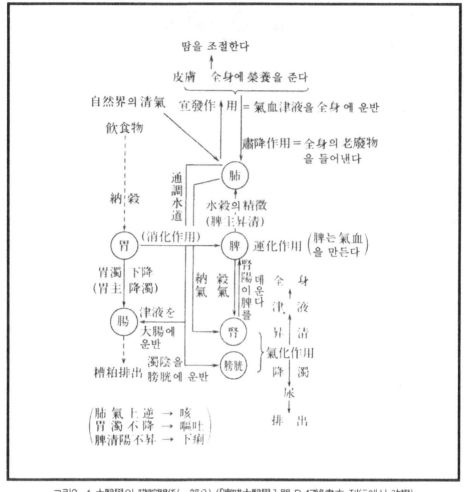

땀을 조절한다

皮膚 全身에 榮養을 준다

自然界의 淸氣   宣發作用 = 氣血津液을 全身에 운반

飮食物   肅降作用 = 全身의 老廢物
                                   을 들어낸다

                    肺

            通調   水穀의 精微
      納 穀 水道   (脾主升淸)

      胃 (消化作用)   脾 運化作用 (脾는 氣血)
                                    (을 만든다)
      胃濁 下降   納 穀   腎
      (胃主 降濁) 氣 氣   陽이 데운다 全 身
                         脾를   津 液
      腸 津液을   升 淸
          大腸에   腎
          운반   氣化作用
          濁陰을   膀胱   降 濁
      槽粕排出 膀胱에 운반   尿

      (肺 氣上逆 → 咳)   排 出
      (胃 濁不降 → 嘔吐)
      (脾淸陽不升 → 下痢)

그림2·1 中醫學의 臟腑關係(一部分) (「實踐中醫學入門」P.47綠書方 刊行에서 改變)

§1 陽明病經證

제187조

問曰 : 陽明病外證言何? 答曰 : 身熱, 汗自出, 不惡寒, 反惡熱也.

〔물어 말하기를 : 양명병의 外證은 무엇을 말하는가? 답하여 말하기를 : 몸에서는 열이 나고, 땀이 저절로 나고, 惡寒이 없고 오히려 惡熱한다.〕

陽明은 陽氣가 왕성한 곳이므로 病邪가 양명을 침입하면 熱邪로 변화(化熱)하고, 正邪의 투쟁이 격렬하게 일어나기 때문에 강하게 發熱한다 (身熱·身大熱·惡熱 등 이라고도 말하고 있다). 表의 太陽에 대해 양명은 裏(신체의 깊은 곳)이므로 이것을 裏熱이라고도 말한다. 熱이 끊임없이 津液을 증발시키기 때문에 땀이 자꾸자꾸 나온 다. 表證은 이미 없으므로 惡寒은 없다. 이것이 양명병의 밖으로 나타나는 症狀(外證)이다.

發汗 때문에 津液이 소모되므로 심한 口渴도 나타난다. 심한 싸움에 正氣가 奮起하고 氣血이 脈管 안에 충만하여 흐르므로 脈은 實하고 洪大하게 된다. 이것이 양명 경증이다. 正邪의 싸움이 격렬한 상태로서 溫病의 氣分證에 해당한다.

(1)白虎湯
제181조
傷寒, 脈浮滑, 此以表有熱, 裏有寒, 白虎湯主之.
〔상한으로 脈이 浮滑한 것은 表에 熱이 있고, 裏에 寒이 있는 것으로서, 백호탕으로 主治한다.〕

이 傷寒은 太陽傷寒證은 아니고 넓은 의미의 상한으로, 外感病 일반을 말하고 있다. 脈 浮滑의 浮는 表의 熱盛, 滑은 裏에 熱이 극한 상태로, 즉 表裏俱熱로 태양병이 化熱하고 양명으로 변해버린 脈이다. 따라서 表有熱이지만 다음의 裏有寒에 대해서 는 역대 醫家의 논쟁이 많기 때문에, 여기에 5가지 주요 說을 소개한다.

① 寒이라는 글자를 邪로 바꾸어 넣는다는 說.

「王三陽이 말하기를, 經文의 寒이라는 글자를 邪라는 글자로 해야 하고, 이 邪에 는 또 한 熱도 있다」는 설을 인용하여, 寒에서는 백호탕의 증후는 아니라고 말하고 있다 (醫宗金鑑).

② 寒은 발병의 원인을 설명하고 있으므로, 熱이 本病의 진짜 證이다.

상한의 熱은 원래 寒이 원인이 되고 있기 때문에 熱의 裏에 寒이 있다. 즉 열이 생긴 이유를 설명하고 있다 (方有執).

또 상한의 (寒)邪가 이미 裏에 들어 있는 것을 설명하고 있다 (張錫純).

③ 表裏를 서로 바꾸어 넣는다는 說.

「裏有熱, 表有寒」의 잘못된 표기이다 (林億).

궐음병편에 「脈滑로서 厥하는 자는 裏에 熱이 있어 白虎湯으로 主治한다」(제
350조)고 말하고 있으므로, 本條에서는 表裏의 글자가 잘못 들어가 있다 (程
郊倩).

④ 白虎는 白通의 오류

金匱 玉函經에 「傷寒 脈浮滑로서 表熱裏寒한 者는 白通湯으로 主治한다」라고
쓰여 있고, 本條는 원래 백통탕으로 되어 있었다 (千金翼方).

⑤ 表裏俱熱 즉 表에는 熱이 있고, 裏에도 熱이 있다는 설.

脈浮는 表의 陽, 滑은 裏의 陽이기 때문에, 熱結在裏로 表까지 熱이 전해진 것
이다 (柯韻伯).

이 중에서 현재는 가장 마지막 의견을 일반적으로 받아들이고 있다.

제181조

傷
寒 ────→脈浮滑 ⎛ 表裏俱熱 ⎞ ────→白虎湯
              ⎝ 熱結在裏 ⎠

제350조

傷寒, 脈滑而厥者, 裏有熱, 白虎湯主之.

〔상한으로 脈이 滑하면서 厥하는 자는, 裏에 熱이 있는 것으로 백호탕으로 主治한
다.〕

厥이라고 하는 것은 四肢厥冷으로, 厥에는 寒厥과 熱厥이 있다. 여기에서는 脈滑
이므로 裏熱이 왕성한 상태로, 熱厥이다. 裏熱이 강하면 氣血이 鼓舞되어서 脈管 속
을 마치 쟁반 위를 구르는 옥처럼 빠르게 흐르기 때문에, 脈은 저항이 없고 만지면
滑脈이다. 熱邪가 깊이 裏에 들어가 버렸으므로, 陽氣가 四肢에 도달하지 못하여, 몸
은 뜨겁지만 手足을 만져보면 차가운 상태가 熱厥이다. 이 외에 胸腹灼熱, 口渴, 小

便黃, 舌苔黃燥 등의 裏熱證의 증상이 수반된다. 백호탕을 사용하여 淸解裏熱시키면, 陽氣가 저절로 四肢에 통하게 되어 厥冷도 치유된다.

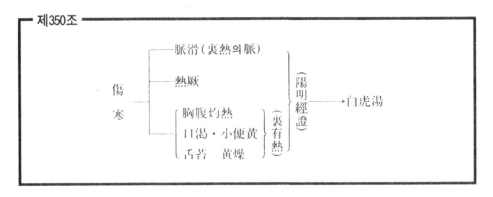

제350조

제226조

陽明病, 脈浮而緊, 咽燥口苦, 腹滿而喘, 發熱汗出,不惡寒反惡熱, 身重.……(이하는 梔子豉湯의 項에 있다)…… 若渴欲飮水, 口乾舌燥者, 白虎加人蔘湯主之.

〔양명병으로, 脈이 浮하면서 緊하고, 목구멍이 마르며 입이 쓰고, 배가 그득하고 숨이 차며, 發熱하고 땀이 나는 것으로, 惡寒하지 않고 도리어 惡熱하며 몸이 무겁다.……

만약 갈증이 나서 물을 마시고자 하고, 입이 마르며 혀가 건조해지는 者는 白虎加人蔘湯으로 主治한다.〕

本條의 전반부는 陽明經證으로 백호탕의 적응이다.

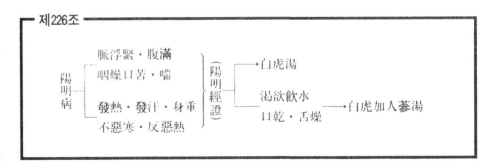

제226조

제175조

傷寒脈浮, 發熱無汗, 其表不解, 不可與白虎湯. 渴欲飮水, 無表證者, 白虎加人蔘湯主之.

〔상한으로 脈이 浮하고 發熱하며, 땀은 없고 그 表가 풀리지 않는 것은 백호탕을 주어서는 안 된다. 갈증이 나서 물을 마시고자 하고, 表證이 없는 者는 白虎加人蔘湯으로 主治한다.〕

여기에는 표증과 양명경증의 구별을 강조하고 있다. 이것을 다음에 그림으로 나타낸다.

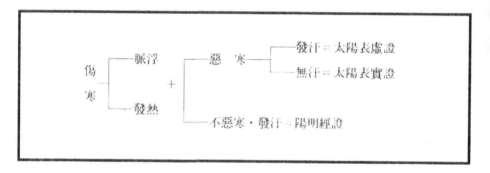

여기에 제226조에서 보충하여 圖示하면,

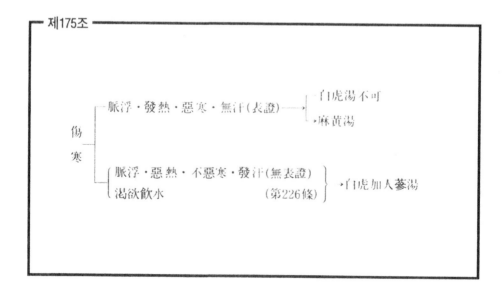

◎白虎湯方

		現代換算	現代中國	
石 膏	一斤	250g	30~60g	} 淸熱除煩養陰
知 母	六兩	94g	9g	
炙甘草	二兩	31g	6g	} 保胃和中
粳 米	六合	103g	15g	

主藥인 석고로 肺胃의 氣分의 熱을 밖으로 내보내고, 知母로 淸熱의 힘을 증강시키고, 함께 陰液을 길러 除煩하여, 전체적으로 淸熱生津, 透表驅邪한다.

◎白虎湯의 適應症

담마진, 습진으로, 가려움이 심하고, 불을 쬐면 안절부절못하고, 脈에는 힘이 있고, 發汗하고, 口渴이 있는 것, 齒痛으로 종창이 심하고 열을 갖고 있는 것, 일사병, 당뇨병, 흥분성의 정신병, 뒤에 소개하는 承氣湯證만큼 發熱이 심하지 않은 유행성 감기, 폐렴, 열성 전염병 등에 사용된다.

白虎湯證의 정리

①熱邪가 裏의 陽明氣分으로 왕성한 것 (제181조)
　　大熱, 大汗, 大渴(三大主證) 舌質 紅絳
　　不惡寒 · 脈洪大 또는 滑數 舌苔 黃燥
②熱邪가 三陽으로 왕성한 것(三陽合病) (제224조, 제226조)
　　腹滿 · 身重, 轉側困難, 咽燥口苦 · 喘 · 口不仁(입맛이 없다),
　　面垢(검고 광택이 없는 안색), 譫語, 遺尿.
③熱邪가 깊어져서 陽氣의 흐름이 막힌다 (제350조).
　　四肢厥冷(熱厥)

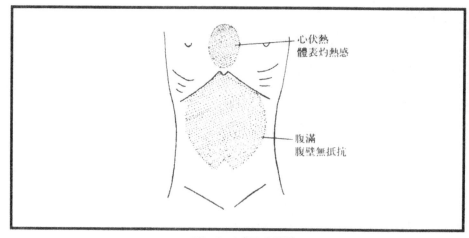

그림2·2 白虎湯 腹證圖

(2)白虎加人蔘湯

제26조

服桂枝湯, 大汗出後, 大煩渴不解, 脈洪大者, 白虎加人蔘湯主之.

〔계지탕을 복용하고, 땀이 많이 난 후, 크게 煩渴하는 것이 풀리지 않고, 脈이 洪大한 자는 백호탕으로 主治한다.〕

前述했듯이 제26조는 원래 外邪가 강한 實證으로서, 계지탕의 복용에 관계없이 양명에 병사가 침입하여 심하게 땀이 나오는 데에 이른 것으로 생각된다. 裏熱이 강하고, 그것이 체표에 미쳐 表裏가 모두 熱하고, 즉 전신에 高熱이 있게 되지만, 表證의 熱은 아니다. 熱이 끊임없이 津液을 증발시키므로 땀도 많이 나온다. 그 때문에 津液이 소모되어 부족하게 되므로, 口渴이 강하고, 혀가 건조하고, 물을 마시고 싶어 하면서 안절부절못하게 된다. 病邪와의 격렬한 싸움에서 正氣가 奮氣되고, 氣血이 脈管內에 충실하게 흐르므로, 脈은 洪大하지만, 津液이 부족하기 때문에 白虎湯證보다도 조금 無力하다.

체내에서는 正氣가 邪와 싸울 힘이 아직 충분히 있기 때문에, 胃의 약함이 여기에서는 없고, 물을 충분히 받아들이는 힘이 있기 때문에, 자꾸 마실 수 있지만, 尿量도 많기 때문에 津液이 회복되지 않아 갈증이 치유되지 않는다. 이 津液 부족을 회복시키기 위해서는 益氣養陰시키는 힘이 강한 인삼을 白虎湯에 첨가할 필요가 있다.

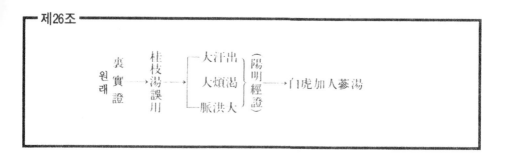

제174조

傷寒無大熱, 口燥渴, 心煩, 背微惡寒者, 白虎加人蔘湯主之.

〔상한으로 大熱은 없고, 입이 건조하며 갈증이 나고, 心煩하고, 등에 약간 惡寒을 느끼는 자는 白虎加人蔘湯으로 主治한다.〕

상한은 表證이다. 따라서 여기서는 表에 大熱이 없다는 뜻이다. 口燥渴은 양명경 중의 증상으로, 燥熱이 왕성하고 津液을 태워서 입이 건조하고 갈증이 있는 상태이 므로 裏大熱이다. 身熱이 心神(精神)을 어지럽혀 煩이 된다. 백호탕증보다도 裏熱이 심하므로 땀이 너무 많이 나오고(大汗), 津液과 함께 衛氣도 소모시켜 氣陰兩傷하고, 마침내 풍한을 이기지 못해 惡寒을 발생시키지만, 裏大熱한 가운데 惡寒이므로 가볍 고 전신에 미치지 않는 背微惡寒에 그친다. 다음의 제173조에서는 가끔 惡風이라고 도 말하고 있다. 이것에 대해 태양병의 惡寒은 전신의 惡寒으로, 병 초기부터 강하 고, 發熱이 심하지 않기 때문에 心煩은 없다. 本條는 양명경증으로서 津液의 소모가 심하므로 白虎加人蔘湯을 사용한다.

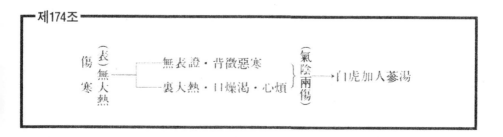

제173조

傷寒, 若吐若下後, 七八日不解, 熱結在裏, 表裏俱熱, 時時惡風, 大渴, 舌上乾燥而煩, 欲飮水數升者, 白虎加人蔘湯主之.

〔상한일 때 만약 토하거나 瀉下시킨 후, 7~8일이 지나도 풀리지 않고 熱結이 裏에 있어 表裏가 모두 熱하고, 때때로 惡風하며, 크게 갈증을 느끼고, 혀 위가 건조하면서 煩하고 물을 많이 마시고자 하는 자는 백호가인삼탕으로 主治한다.〕

本條는 상한증으로 發汗시켜야 함에도 불구하고 誤用된 吐下法으로 正氣를 상하게 했으므로, 寒邪가 裏의 양명에 들어가서 熱邪로 변화해버린 경우이다. 本證도 陽明燥熱이 왕성하므로 氣津兩傷이 된 虛實挾雜의 證이다. 邪가 체표에 있으면 태양경맥을 경유하여 방광에 들어가 물과 결합하여 太陽蓄水證의 五苓散證이 되어 汗出, 口渴, 煩躁하며, 물을 마시고 싶어 하지만 本證은 邪가 강하므로 단숨에 陽明裏證이 되어버린 것이다. 서로 다른 점은, 前者는 小便不利이지만 後者는 배뇨장해가 없고,

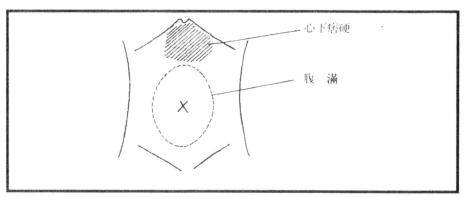

그림2 · 3 白虎加人蔘湯 腹證圖

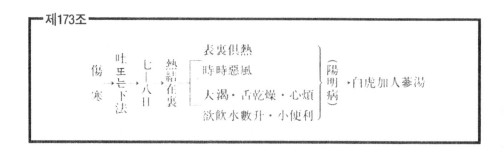

大熱 때문에 津液의 상실이 심하므로 오령산증보다도, 그리고 백호탕증보다도 口渴이 심하여 물을 많이 마시고 싶어 한다 (표2·1).

◎白虎加人蔘湯方

	現代換算	現代中國	
白虎湯			清熱養陰
人 蔘　　三兩	47g	6g	益氣生津

이상에 의해 清熱益氣生津한다.

◎白虎加人蔘湯의 適應症

대량으로 發汗하여 口渴이 심하고, 몸이 달아오르며 脈에 힘이 있는 신체통, 더위먹음, 일사병, 열사병, 유행성감기, 폐렴, 뇌염, 장티푸스, 담마진, 습진, 피부소양증, 대상포진, 건선, 구내염, 딸꾹질, 야뇨증, 녹내장, 당뇨병 초기, 신염, 요독증, 바세도우병 등에 사용된다.

표2·1 白虎加人蔘湯과 五苓散의 비교

白虎加人蔘湯	五苓散
身大熱 (裏熱)	表 熱
大汗出	汗 出
大煩渴不解	口 渴
心 煩	煩 燥
欲飲水數升	欲得飲水·嘔吐
小便自利	小便不利
脈 洪大하고 약간 無力 또는 浮滑	脈 浮數
舌苔 乾燥	舌苔 白滑
太陽表證 없음	太陽表證 있음

白虎加人蔘湯證의 정리	
主　證	副　證
大　熱 (表裏俱熱) 大　汗 大　渴 脈洪大 (약간 無力) 欲飮水數升	心　煩 때때로 惡風 背微惡寒

(제26조 · 제173조 · 제174조 · 제175조 · 제226조)

표2 · 2 白虎湯과 白虎加人蔘湯의 비교

	白虎湯	白虎加人蔘湯
病 理	陽明燥熱　　無表證 裏實熱證	陽明燥熱　⎫ 虛實挾雜症 氣津兩傷　⎭
症 狀	大　熱 大　汗 大　渴 熱　厥 不惡寒	大　熱 大　汗 大煩渴 欲飮水數升 背微惡寒
脈 舌 象	脈 洪大 或 滑數 舌質 紅 舌苔 黃燥	脈 洪大 약간 無力 或 浮滑 舌質 紅 舌苔 乾燥白 或 黃
治 則	清熱生津	
	透表驅邪	益氣養陰

§2 陽明病腑證

제223조

傷寒四五日, 脈沈而喘滿, 沈爲在裏, 而反發其汗, 津液越出, 大便爲難, 表虛裏實 久則譫語.

〔傷寒病 四五日에 脈이 沈하고 喘이 그득하다. 沈은 병이 裏에 있는 것인데, 도리어 병자의 땀을 내게 하면, 津液이 넘쳐 나오게 되고 대변보기가 어려워진다. 表는 虛하고 裏는 實하여 오래되면 곧 譫語 한다.〕

外感病이 4~5일 경과했을 때, 脈沈은 裏證이다. 따라서 喘滿의 滿은 表證의 胸滿 (제22조)이 아니고, 태양병이 더욱 진행하여 熱邪가 깊이 胃腸에 들어온 裏熱의 腹滿으로 陽明腑證이다. 이것을 태양병이라고 착각하여 發汗시킨 경우, 津液을 더욱 많이 소모시켜 버리므로, 燥熱이 보다 더 심해져 胃腸에까지도 들어가서, 燥熱과 糟粕(大便)이 결합하여 便이 건조해지고 딱딱해져 나오지 않게 되어 버리는데, 이것을 表虛(正氣를 잃어버림), 裏實(大便硬)이라고 한다. 이것은 陽明腑(實)證이 進行惡化된 것으로, 더욱 오래되면 熱과 脫水 때문에 의식이 혼탁해져 헛소리도 나온다.

┌ 제223조 ─────────────────────────────────────
│
│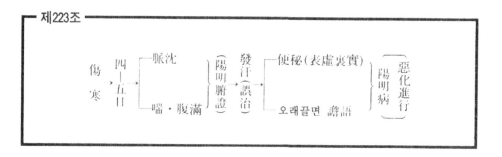
│
└──

제184조

問曰 : 病有太陽陽明, 有正陽陽明, 有少陽陽明, 何謂也?

答曰 : 太陽陽明者, 脾約是也, 正陽陽明者, 胃家實是也, 少陽陽明者, 發汗利小便已, 胃中燥煩實, 大便難是也.

〔질문하여 말하기를 : 병에 太陽陽明이 있고, 正陽陽明이 있고, 少陽陽明이 있다. 무슨 뜻인가?

대답하여 말하기를 : 태양양명은 脾約이다. 正陽陽明은 胃家實이다. 少陽陽明은 發汗하고, 利小便이 끝나고 나서, 胃中이 건조해지고, 煩하고, 實하고, 대변보기가 어려워지는 것이다.〕

양명병 형성의 원인에는 3가지가 있다 (그림2 · 4).

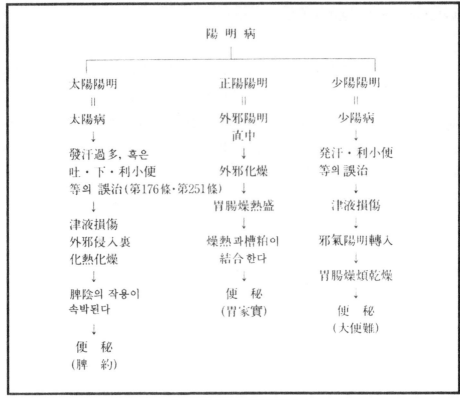

그림2 · 4 陽明病의 成因 (제184조)

제185조

陽明之爲病, 胃家實是也.

〔陽明의 病이 되는 것은 胃家實에 의한 것이다.〕

本條는 양명병을 총괄한 핵심이다.

양명병은 胃家實에 의해 형성되어 있다. 靈樞에 「大腸 · 小腸 모두 胃에 속한다」고 쓰여 있고, 胃家라고 하는 것은 胃와 腸을 포함한다. 實이라고 하는 것은 邪氣가 왕성한 實證이다. 病邪가 깊게 陽明에 들어가 胃腸의 燥熱이 왕성하게 된 裏熱實證으로, 胃家實은 陽明經證과 陽明腑證을 포함한다는 견해도 있다.

陽明病證의 정리 (제185조)

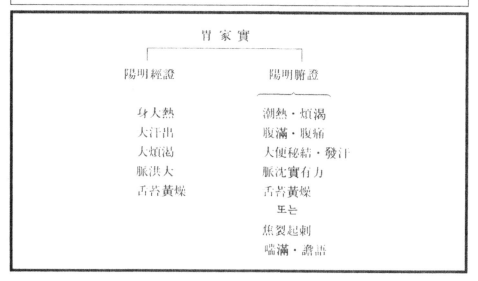

胃 家 實

陽明經證   陽明腑證

身大熱   潮熱 · 煩渴
大汗出   腹滿 · 腹痛
大煩渴   大便秘結 · 發汗
脈洪大   脈沈實有力
舌苔黃燥   舌苔黃燥
               또는
               焦裂起刺
               喘滿 · 譫語

(1) 燥實證 (調胃承氣湯)

제250조

太陽病三日, 發汗不解, 蒸蒸發熱者, 屬胃也, 調胃承氣湯主之.

〔태양병 三日에 發汗시켜도 풀리지 않고, 후끈거리면서 발열하는 者는 胃에 속한다. 調胃承氣湯으로 치료한다.〕

태양병을 發汗시켜도 낫지 않으면, 病邪는 裏로 傳入하여 裏熱이 왕성해져 후끈후끈(왕성하게) 발열하고, 熱 때문에 진액이 發散되어 온몸에 땀이 나게 된다. 이것은 양명병이다. 여기서는 양명병인데도 胃腸에 燥熱이 아직 강하게 결합되어 있지 않으므로, 腹滿은 있어도 腹痛은 아직 없으며, 변비는 있어도 便이 아직 굳지 않은 상태이므로 調胃承氣湯을 사용한다.

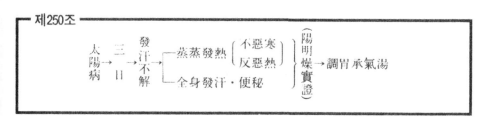

제250조

太陽病 → 三日 → 發汗不解 → 蒸蒸發熱 〔不惡寒 / 反惡熱〕 / 全身發汗 · 便秘 → (陽明燥實證) → 調胃承氣湯

제251조

傷寒吐後, 腹脹滿者, 與調胃承氣湯.

〔傷寒에 토한 후 腹脹滿이 있는 者는 조위승기탕을 부여한다.〕

상한병에 吐法을 행하여 津液을 상하게 하고, 化燥하여 裏熱의 實證이 되어버렸으므로, 腹脹腹滿하고, 변비가 있기 때문에 發熱이 없어도 調胃承氣湯을 부여하면 치유된다.

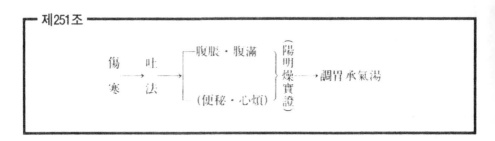

제212조

陽明病, 不吐不下, 心煩者, 可與調胃承氣湯.

〔양명병에 토하지 않고, 下하지 않고, 心煩이 있는 者는 조위승기탕을 부여해야 한다.〕

不惡寒, 反惡熱, 腹滿便秘의 陽明病이 더욱 진행되어, 吐下하지 않았는데도 胃腸의 熱邪가 胸으로 올라와 心煩이 나타나는 것도 調胃承氣湯의 적응증이다.

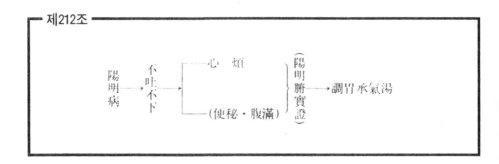

◎調胃承氣湯方

		現代換算	現代中國	
大黃	四兩	62.5g	12g	苦寒淸熱瀉下
芒硝	半斤	125g	12g	鹹寒瀉熱潤燥軟堅
甘草	二兩	31.5g	9g	緩急和中

대황의 苦味는 下行시키는 힘이 강해서 寒性과 함께 胃腸의 燥熱을 瀉熱通便시킨다. 망초는 鹹味와 寒의 성질로 단단한 것 (여기에서는 大便)을 연하게 하는 작용이 있다. 감초는 대황 · 망초의 강한 작용을 완화시킨다. 以上에 의해 軟堅潤燥, 緩下熱結, 和中調胃한다.

◎調胃承氣湯의 適應症

조위승기탕은 燥熱한 邪가 胃腸에 들어와 머물러 있는 상태로, 앞에 기술한 陽明腑證이 가볍게 있고, 변비는 있어도 아직 대변이 심하게 굳지 않았고, 腹滿, 腹痛도 심하지 않지만, 약간 초조해 하고, 중얼중얼 말하는 (鬱鬱微煩 제127조) 경우도 있는 상태에 사용한다. 그 때는 舌質 · 紅, 舌苔 · 黃, 脈 · 滑沈하고, 변비, 腹滿이 있으며, 發汗 · 口渴 · 舌乾燥, 식욕부진 등을 수반하는 유행성 감기, 폐렴, 식중독, 亞急性腸炎, 自家中毒, 급성 열성병, 치통, 인후통, 반복되는 구내염, 신결석, 당뇨병, 딸꾹질, 습진, 蕁麻疹 등에 사용한다. 實證의 상습성 변비에도 사용한다.

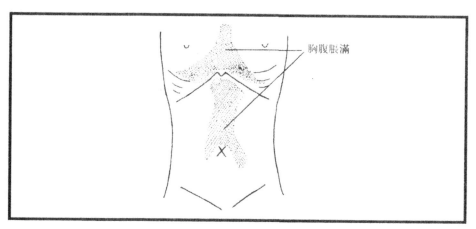

그림2 · 5 調胃承氣湯 腹證圖

(2) 痞滿證(小承氣湯)

제218조

陽明病, 其人多汗, 以津液外出, 胃中燥, 大便必鞭, 鞭則譫語, 小承氣湯主之.
若一服譫語止者, 更莫復服.

〔양명병에 그 환자가 땀을 많이 흘리게 되면 진액이 밖으로 나와 胃中이 燥해지기
때문에 대변이 반드시 굳어지는데, 굳어지면 헛소리를 한다. 소승기탕으로 主治한
다. 만약 한 번 복용하고서 헛소리가 그친다면 다시 또 복용하지 말라.〕

양명병에서는 땀이 많이 나오므로 진액이 소실되며, 위장이 건조하여 대변이 단
단하게 되면, 腹滿·腹痞(痞滿)이 심해지고 (心下痞實), 또한 변비가 있으면서 열
이 내려가지 않으므로, 왕성한 燥熱이 위로 올라와 心의 藏神作用 (정신활동은 心에
의한다 라고 되어 있음)을 어지럽혀 헛소리를 하게 된다. 小承氣湯으로 瀉熱通便시
키면 헛소리는 그치게 되고 진액도 회복된다. 1회 복용으로 통변이 되면 헛소리도 그
치게 되므로, 2회 복용하면 안 된다고 말하고 있다. 과잉 사용에 의해 正氣가 상하게
되는 것을 피하기 위해서이다.

```
┌─ 제218조 ─────────────────────────────────────────┐
│                                                    │
│  陽  多  津   ┌ 胃中燥 (痞滿)  ┐（陽        ┌─ 通 便  ┐        │
│  明→ →汗→液  ─ 大便必鞭      ├ 明  →小承氣湯→          ├복용을 멈춤 │
│  病     外   └ 譫   語      ┘ 痞        └─ 譫語止  ┘        │
│         出               滿                         │
│                          證）                        │
└────────────────────────────────────────────────────┘
```

제219조

陽明病, 譫語, 發潮熱, 脈滑而疾者, 小承氣湯主之. ……
〔양명병에, 헛소리를 하고, 潮熱이 나고, 脈이 滑하면서 疾한 者는 소승기탕으로
主治한다. ……〕
양명병으로 헛소리, 潮熱이 있고, 裏熱이 왕성하여도, 脈이 滑하고 疾(數보다도

빠름)한 것은, 대변이 단단해도 아직 심하지 않은 상태이므로, 소승기탕을 사용할 수 있다.

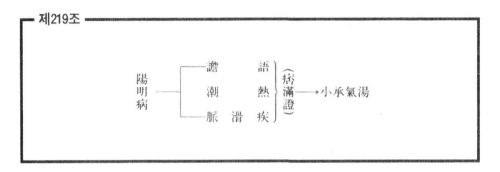

제373조

下痢, 譫語者, 有燥屎也. 宜小承氣湯.

[설사를 하고 헛소리를 하는 者는 燥屎가 있다. 소승기탕이 적합하다.]

여기의 헛소리도 陽明腑證이지만, 양명부증은 변비가 되는데, 여기에서는 下痢라고 쓰여 있고, 한편에서는 燥屎(건조하여 단단한 便)라고 쓰여 있다. 이것은 「熱結傍流」의 證으로, 腸內에 實邪(熱邪와 糟粕이 결합하여 마르고 단단하게 된 便)이 가득 차 있고, 동시에 모여 있는 燥熱이 진액을 腸管 안으로 짜내어, 단단한 便의 가장자리로부터 진액이 새어 나오므로, 묽은 便水에 쌓인 단단한 便塊가 배설되는 것을 여기에서는 下痢라 말하고 있는 것이다. 이것이 熱結傍流이다. 양은 적어도 臭氣가 이상하게 강한 설사이다.

熱結傍流의 證은 대단히 진액을 소모시키기 쉬워 燥熱이 점점 심해져 버리므로, 病狀이 심해지기 전에 소승기탕으로 攻下시켜야 한다.

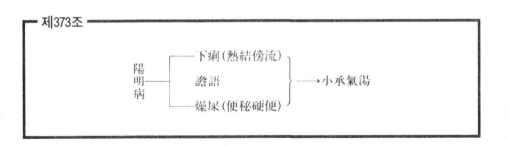

◎小承氣湯方

		現代換算	現代中國	
大 黃	四兩	62.5g	12g	攻下實熱
厚 朴	二兩	31.3g	9g	行氣除滯
枳 實	三枚	43.4g	6g	破結消痞

대황으로 瀉熱通便시키고, 대변이 막혀 氣滯가 생기고 腹滿, 腹痞도 있으므로, 후박으로 腹滿을 없애고, 枳實로 腹痞를 제거하여 瀉熱通便, 破滯除滿하는 방제이다.

◎小承氣湯의 適應症

소승기탕은 陽明腑證이 진행되어, 燥熱의 邪가 糟粕과 결합하여 便이 단단해지므로 변비가 있고, 腹滿·腹痞에 腹痛도 더해지고, 心煩, 譫語(헛소리)도 나타나는 상태에 사용한다. 적응 질환은 舌質·紅, 舌苔·老黃, 脈·滑疾하고, 힘이 있고, 腹滿이 강하며 壓痛, 拒按이 있는 습관성 변비, 변비와 복만, 裏急後重, 파킨슨병, 가벼운 정신이상 등에 사용한다.

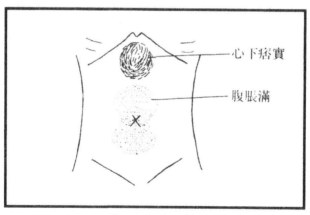

心下痞實

腹脹滿

그림2·6 小承氣湯腹證圖

(3) 痞滿燥實證(大承氣湯)

제213조

陽明病, 脈遲, 雖汗出, 不惡寒者, 其身必重, 短氣, 腹滿而喘, 有潮熱者, 此外欲解,
可攻裏也, 手足濈然汗出者, 此大便已鞭也, 大承氣湯主之. 若汗多, 微發熱惡寒者,
外未解也, 其熱不潮, 未可與承氣湯. 若腹大滿不通者, 可與小承氣湯, 微和胃氣, 勿令
大泄下.

〔양명병에 脈이 遲하고, 땀이 나더라도 惡寒하지 않는 者는 그 몸이 반드시 무겁
고, 短氣하고, 腹滿하며 숨이 차고, 潮熱이 있는 者는, 이것은 외증이 풀리려 하는 것
이다. 裏를 공격할 수 있고, 손발에 축축하게 땀이 나는 者는 대변이 이미 굳은 것이
므로, 대승기탕으로 主治한다. 만약 땀이 많이 나고 약간 發熱惡寒하는 者는 외증이
아직 풀리지 않은 것이다. 그 열이 潮熱이 아니라면 아직 승기탕을 부여할 수 없다.
만약 복부가 大滿하여 通하지 않는 者는 소승기탕을 주어서, 약간 胃氣를 和해야 하
며, 크게 泄下시키지 말아야 한다.〕

脈遲는 實熱이 裏에 있어 腸管을 막고, 그 때문에 氣血의 흐름도 막혀 있는 脈으
로, 반드시 힘이 있다. 땀은 나지만 이미 표증이 없어졌으므로 惡寒은 없고, 日哺潮
熱(제212조)이 있다. 日哺 라는 것은 陽明大腸의 酉의 시각인 오후 5시~7시와, 陽明
胃의 戌의 시각인 오후 7시~9시로, 이 시간이 되면 열이 높아지는 發作이다. 또 氣
血의 흐름이 나빠져 몸이 무겁고 나른한 느낌이 들게 하며, 더욱이 腹滿, 腹痛, 短氣
(헐떡임), 喘(喘鳴을 수반한 호흡 촉박)을 일으키고, 손발에는 끊임없이 땀이 서서히
濈然 난다. 病狀이 악화되어 燥熱로 인한 진액의 손상이 심해지기 때문에, 몸의 수
분이 감소하게 되어 많은 땀은 나오지 않게 된다. 이것은 陽明腑實證이 완성되어 대
변이 완전히 굳어버린 證으로, 대승기탕을 사용해야 한다.

만약 發汗이 많아도 가벼운 發熱惡寒이 있다면, 표증이 남아 있어서 潮熱도 없기
때문에 승기탕을 사용해서는 안 된다. 만약 표증이 없어지고 腹滿이 강하고, 대변이
나오지 않아도 潮熱이 없으면 소승기탕에 의해 下하여 胃實을 치료하면 되므로, 강
력한 대승기탕은 안 된다고, 소승기탕과의 차이를 기술하고 있다.

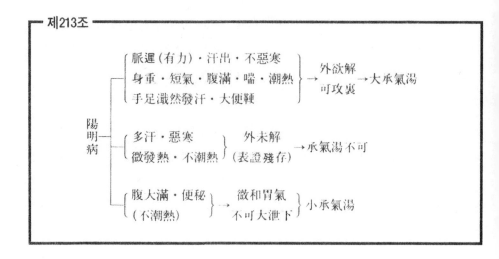

제213조

陽明病
- 脈遲(有力)·汗出·不惡寒 / 身重·短氣·腹滿·喘·潮熱 / 手足濈然發汗·大便鞕 } → 外欲解 可攻裏 → 大承氣湯
- 多汗·惡寒 / 微發熱·不潮熱 } 外未解 (表證殘存) → 承氣湯不可
- 腹大滿·便秘 / (不潮熱) } → 微和胃氣 不可大泄下 } 小承氣湯

이 외에도 여러 가지 大承氣湯證의 증후가 상한론에서는 기술되어 있으므로, 다음에 조문번호와 함께 열거하여 기록한다.

제225조 手足漿漿汗出 (微汗이 끊임없이 나는 것)

제254조 目中不了了睛不和 (눈이 흐려져서 확실하게 보이지 않는다)

제241조 煩燥發作, 臍周圍痛

제243조 · 제256조 腹滿痛

제257조 腹滿不減, 減不足言 (腹滿하여 조금도 가벼워지지 않는다)

제321조 心下心痛, 熱結傍流

제244조 大便乍難乍易 (배변 곤란이 있지만, 때로는 熱結傍流하여 便이 배출된다), 喘冒, 不能臥者(喘鳴이 있고 의식이 혼탁하며, 가만히 있지 못한다)

제240조 心煩懊憹 (초조해 하고 가슴이 답답하다)

제217조 獨語如見鬼狀 (무언가에 씐 것처럼 혼잣말을 한다), 發則不識人 (의식이 몽롱해져서 사람을 알아볼 수 없다), 循衣摸床 (손으로 옷, 이불을 만지작거린다), 惕而不安 (불안하여 무서워한다), 微喘直視 (숨이 차서 쌕쌕거리고, 눈을 움직이지 않고 멍하니 있다)

제222조 言語必亂

등등 마침내 정신증상까지도 나타난다. 이것은 이미 溫病의 營分證이다.

◎大承氣湯方

		現代換算	現代中國	
大黃	四兩	62.5g	12g	淸熱蕩實
厚朴	半斤	125.0g	15g	行氣導滯
枳實	五枚	72.3g	10g	破結消痞
芒硝	三合	51.0g	12g	鹹寒軟堅潤燥

소승기탕의 후박과 지실의 양을 늘리고, 鹹寒, 軟堅의 망초를 첨가하여 峻下熱結, 蕩除燥結한다.

◎大承氣湯의 적응증

대승기탕은 痞(心下痞硬), 滿(腹滿), 燥(燥屎), 實(腑實)의 4가지를 갖추고, 腹力이 充實하며 脈에도 힘이 있는 舌質・紅乾燥, 舌苔・黃燥芒刺 혹은 黑褐色乾燥裂의 상태에 사용되고, 적응질환은 급성 열성 질환, 유행성 감기, 폐렴, 뇌염 등으로, 潮熱, 헛소리, 복부팽만, 변비, 脈・沈遲有力하고 意識障害를 초래할 정도의 重症인 상태이다. 高血壓症, 소아 경련, 식중독, 尿閉, 月經閉止, 두통, 치통, 口渴, 얼굴이 화끈 달아오름, 어깨 결림, 관절통, 요통, 치질, 습진, 蕁麻疹, 정신이상, 躁病, 鬱病에 사용된다.

표2・3 삼승기탕의 중의학 이론으로 본 비교

	調胃承氣湯	小承氣湯	大承氣湯
大便燥結	±~-	+	++
腹部痞滿	±	+	++
陽明腑實	-	+	++
潮 熱	-	±	+

承氣湯證의 정리

	調胃承氣湯	小承氣湯	大承氣湯
熱	蒸蒸發熱	微有潮熱	日晡潮熱
汗	自 汗	多 汗	持續微汗
腹 滿	輕 度	有·心下痞滿	腹滿痛·心下痞鞕
腹 痛	無	輕度 (拒按)	臍周圍痛
大 便	便 秘	大 便 硬 (熱結傍流)	大便燥結
煩	鬱鬱微煩	煩 躁	心煩懊憹
譫 語	輕 度	有	有 (意識障害)
脈	滑 數	滑 疾	沈遲 實大
舌	舌質 紅 舌苔 黃燥	舌質 紅 舌苔 黃厚	舌質 紅乾燥 舌苔 老黃 혹은 焦黃起刺

표2·4 承氣湯·麻子仁丸의 成分量 비교·환산표 (柯雪帆)

方劑 \ 成分	大黃	厚朴	枳實	芒硝	甘草	麻仁	杏仁	芍藥
大承氣湯	4兩 62.5g	半斤 125g	5枚 72.3g	3合 51g				
小承氣湯	4兩 62.5g	2兩 31.3g	3枚 43.4g					
調胃承氣湯	4兩 62.5g			半斤 125g	2兩 31.3g			
麻子仁丸	1斤 250g	1尺 30g	半斤 12.5g			2升 248g	1升 107g	半斤 125g

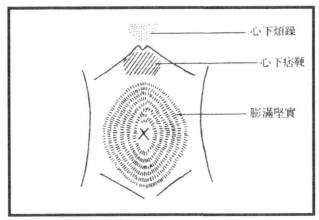

心下煩躁
心下痞鞕
膨滿堅實

그림2·7 大承氣湯 腹證圖

§3 脾約證 (麻子仁丸 外)

【脾約便秘】

제249조

趺陽脈浮而澁, 浮則胃氣强, 澁則小便數, 浮澁相搏, 大便則鞕, 其脾爲約, 麻子仁丸主之.

〔趺陽의 脈이 浮하면서 澁한데, 浮한 것은 즉 胃氣가 강한 것이고, 澁한 것은 즉 소변이 잦은 것인데, 浮澁이 서로 결합하면 대변은 즉시 굳고, 그것은 脾約이 되므로 마자인환으로 主治한다.〕

脾의 작용으로 胃에 진액을 돌게 하여 전신에 영양을 주고 있다고 중의학에서는 생각하고 있다. 진액이 잘 돌아가면 胃는 마르지 않는다. 趺陽脈은 足背동맥으로, 胃經이 지나고 있어서 胃氣의 강함을 나타낸다. 이 脈의 浮는 胃氣가 강한 胃熱을 나타내고 있다.

또한 胃는 脾보다도 강하므로, 脾의 작용은 胃에 의해 제약받고 있다. 이것이 脾約이다. 胃熱이 있으면 脾의 작용이 약해져 脾가 진액을 잘 돌게 하지 못하므로, 趺陽의 脈도 막혀 澁하게 된다. 이 상태를 胃强脾弱이라 한다.

이렇게 되면 진액은 방광에 편중되어 버리므로 소변이 잦아진다(頻尿). 그 결과 진액이 소실되어(熱盛傷津), 몸의 진액이 부족하고, 胃腸이 마르고, 대변이 건조하고 딱딱해져 변비가 된다. 이것이 脾約便秘證이다.

그러나 양명증의 腹滿, 硬痛, 潮熱, 譫語 등은 없다. 따라서 이것을 陽明經證, 陽明腑實證과 구별하여 脾約證이라 하고 있다 (제184조 참조). 이 치료에는 麻子仁丸을 사용하여 潤腸通便한다.

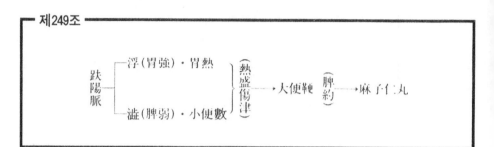

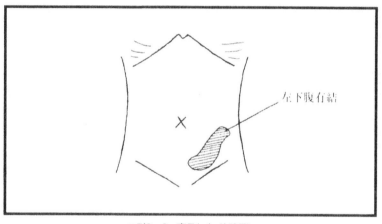

그림2·8　麻子仁丸 腹證圖

◎麻子仁丸方

		現代換算	現代中國	
麻子仁	二升	248g	15g	潤腸通便
杏 仁	一升	107g	9g	降氣潤腸
芍 藥	半斤	125g	9g	養陰和血
大 黃	一斤	250g	6g	
厚 朴	一尺	30g	3g	小承氣湯
枳 實	半斤	125g	6g	

이상을 白蜂蜜로 반죽하여 환약으로 해서 사용한다. 마자인과 행인의 씨앗으로
는 腸을 촉촉하게 하여 便을 내보내고, 白芍은 養陰하고 潤腸도 한다. 대황, 후박, 지
실의 소승기탕으로 瀉熱通便, 破滯除滿하고, 또 꿀로도 潤腸시켜 이상으로 養陰潤腸
緩下한다.

◎麻子仁丸의 適應症
本方은 舌質 · 紅, 舌苔 · 少, 脈 · 細澁으로, 口渴을 수반하는 陰虛證의 습관성 변
비, 노인의 이완성 변비, 산후 · 수술 후의 변비, 변비에 수반하는 痔核, 萎縮腎 등에
의한 尿意頻數, 夜間尿 등에 사용한다.

【津液內竭】
제235조

陽明病, 自汗出, 若發汗, 小便自利者, 此爲津液內竭, 雖鞕 不可攻之, 當須自欲大
便, 宜蜜煎導而通之, 若土瓜根及大猪膽汁, 皆可爲導.

〔양명병으로 땀이 저절로 나는데, 만약 發汗하고 소변이 잘 나오는 者는 진액이
안에서 고갈된 것으로서, 비록 대변이 단단하여도 攻下시키는 것은 옳지 못하고, 마
땅히 스스로 대변을 보고자 해야 한다. 蜜煎導로 통하게 하는 것이 마땅하고, 혹은
土瓜根 및 大猪膽汁 모두 대변을 이끌어내는데 옳다.〕

양명병에서 땀이 나오거나, 일부러 發汗을 시키거나 해서 진액을 소모시켜버리
면, 몸의 진액이 심하게 부족(津液內竭)하게 된다. 진액의 방광으로의 偏在가 있으
면, 진액이 적어져도 소변은 정상적으로 나오게 된다(自利). 그러나 여기에서는 前條
보다도 진액 부족이 심하기 때문에 前條와 같이 小便이 잦은 것은 아니다.
그리고 胃腸이 건조하여 대변도 딱딱해지지만, 燥熱이 강한 陽明腑實證은 아니므
로, 공연히 攻下해서는 안 된다. 그렇게 하면 便意를 빈번하게 느끼게 되는데, 便은
나올 것 같지만 좀처럼 나오지 않게 된다.
「津液內竭」은 진액 부족에 의한 前條의 「脾約證」보다도 몸이 쇠약하고 진액이 또
한 고갈되어버려 대변이 더욱 단단해진 상태이므로, 麻子仁丸으로는 좀처럼 효과가

나지 않는다. 이 때는 蜜煎導와 土瓜根, 大猪膽汁 등으로 편안하게 나오게 한다.

蜜煎導는 蜂蜜을 고아서 엿과 같은 상태로 하여, 길이 2寸으로 손가락 굵기 정도의 좌약으로 만들어 항문에 삽입하는데, 蜂蜜의 윤활작용을 이용한다.

土瓜根의 사용법은 지금 전해지고 있지 않지만, 肘後備急方에서는 즙을 짜서 항문에 竹管 등을 사용하여 불어 넣는다고 쓰여 있다.

猪膽汁은 큰 돼지의 담낭 1개의 담즙을 채취하여, 소량의 酢를 가하여 항문에 주입한다. 어느 것이든 苦降淸熱 작용이 있다.

제235조

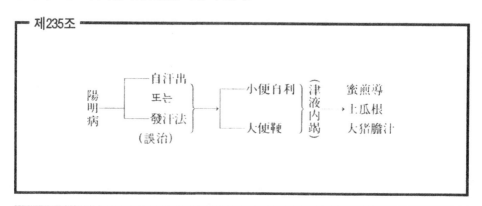

麻子仁丸證의 정리와 비교

	麻子仁丸	承氣湯	潤導法
病因	燥熱의 邪가 津液을 傷耗하고 脾의 運化作用을 拘束하여 大便秘結 (脾約)	熱과 燥屎(硬便)이 互結하여 腑氣가 통하지 않게 되어 大便秘結 (胃家實)	津液이 소모되어 대변이 단단해지는 秘結 (津液內竭)
症狀	대변이 10일이나 나오지 않는데도 괴롭지 않음	변비가 심해서 腹脹滿痛 혹은 熱結傍流 혹은 대변이 나오기도 하고 나오지 않기도 함	대변을 보고 싶어도 좀처럼 나오지 않음
治則	滋燥潤腸 緩通大便	攻下	淸熱潤燥 利竅通便
方劑	麻子仁丸	承氣湯類	土瓜根 蜜煎導 大猪膽汁

§4 太陽·陽明病

(1)陽明兼表證 (桂枝湯)

제236조

陽明病, 脈遲, 汗出多, 微惡寒者, 表未解也, 可發汗, 宜桂枝湯.

〔양명병으로 脈이 느리고, 땀이 나오는 것이 많고, 약간 惡寒하는 자는 表가 아직 풀리지 않은 것이다. 發汗시키는 것이 옳고, 계지탕이 적합하다.〕

太陽表虛證은,

脈浮緩, 發熱, 惡寒, 發汗

陽明經證은,

脈洪數, 壯熱, 不惡寒, 多汗

이다. 이 脈遲는 脈緩과 같기 때문에 여기에서는 양명병이라도 아직 太陽表虛證이 양명증으로 막 전해진 상태로서, 태양병을 主로 하고 있는 상태이다. 汗出多이지만 表證이 주증상이므로 계지탕으로 發汗시키면 낫는다.

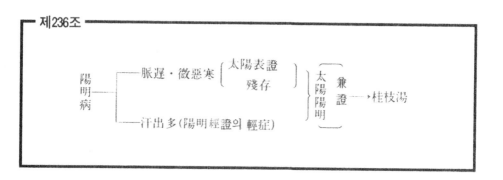

제56조

傷寒不大便六七日, 頭痛有熱者, 與承氣湯, 其小便淸者, 知不在裏, 仍在表也, 當須發汗. 若頭痛者必衄, 宜桂枝湯.

〔상한으로 대변을 못 본 지 6~7일이 되고, 두통이 있고 열이 있는 者는 승기탕을 부여한다. 소변이 淸한 者는 裏에 있는 것이 아니라 곧 表에 있다는 것을 알 수 있다.

마땅히 땀을 내야 한다. 만약 두통이 있는 者는 반드시 코피가 나는데, 계지탕이 적합하다.]

이것도 太陽陽明, 表裏同病으로, 양명병이 강하면 裏熱 때문에 小便赤濁하고, 이때는 승기탕을 사용하지만, 태양병이 主가 된다면 小便淸透로, 계지탕을 사용하여 發汗시킨다. 만약 표사가 울체되어 머리로 올라가버리면 頭痛이 되고, 血絡을 상하게 하여 코피가 나온다 (제46조).

제56조

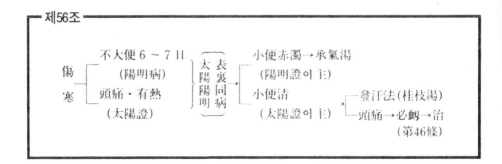

제242조

病人煩熱, 汗出則解, 又如瘧狀, 日哺所發熱者, 屬陽明也. 脈實者, 宜下之, 脈虛者, 宜發汗. 下之與大承氣湯, 發汗宜桂枝湯.

[병자가 煩熱하고 땀이 나오면 즉시 풀리는데, 또한 학질의 양상과 같고, 해질 무렵 發熱하는 자는 양명에 속하는 것이다. 脈이 實한 자는 瀉下시키는 것이 마땅하고, 脈이 虛한 자는 發汗시키는 것이 마땅하다. 瀉下시키기 위해서는 大承氣湯을 부여한다. 發汗시키는 데에는 桂枝湯이 적합하다.]

煩熱에는 表證과 裏證이 있는데, 發汗하여 치유되는 것은 表證의 煩熱이다. 만약 發汗시켜도 낫지 않고, 해질녘부터 밤까지(日哺所) 학질처럼 發熱하는 것은 潮熱로, 양명병으로 轉變해버릴 가능성이 있다. 이때의 脈이 沈實有力하다면 확실히 양명병으로, 大承氣湯을 사용한다. 脈이 浮하면서 虛하다면 양명병이라도 아직 太陽表證이 남아있어, 表證 쪽이 주요 병상이므로 계지탕으로 發汗시킨다. 表裏의 구별은 脈과 證을 합하여 辨證하는 것이 중요하다.

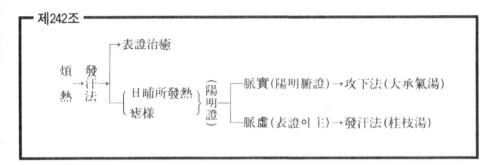

제242조

煩 發
→汗→ 法
熱 法

→表證治癒

日晡所發熱
瘧樣

(陽明證)

脈實(陽明腑證) →攻下法(大承氣湯)

脈虛(表證이 主) →發汗法(桂枝湯)

(2) 太陽陽明合病(麻黃湯 · 葛根湯 等)

제36조

太陽與陽明合病, 喘而胸滿者, 不可下, 宜麻黃湯.

〔태양과 양명의 合病으로, 喘證이 있으면서 가슴이 그득한 자는 瀉下시키면 안 된다. 마황탕이 적합하다.〕

合病이라고 하는 것은 동시에 두 가지 病症이 발병하는 것이다. 喘은 체표의 풍한의 邪 때문에 皮毛가 닫히고, 皮毛와 관계가 깊은 肺의 氣의 흐름이 방해받는 것으로, 태양병이며 無汗이다. 이 胸滿은 제22조처럼 아직 태양병의 증상이다. 양명병이라면 腹滿이 된다. 따라서 下劑를 사용하면 안 된다. 太陽陽明合病이라고 말하고 있지만, 여기에서는 아직 太陽病表實證을 主로 하고 있으므로, 마황탕을 사용하면 나머지 증상도 치유된다.

제237조

陽明病, 脈浮, 無汗而喘者, 發汗則愈, 宜麻黃湯.

〔양명병으로 脈은 浮하고 땀은 없으면서 喘하는 자는 發汗시키면 즉시 치유되는데 마황탕이 적합하다.〕

脈浮, 無汗은 太陽表實證이다. 따라서 喘이 있고, 發熱, 惡寒도 있을 것이다. 태양양명의 합병이지만, 前條와 마찬가지로 역시 태양표실증을 主로 하고 있기 때문에 마황탕을 사용한다.

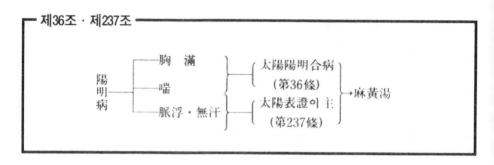

제32조

太陽與陽明合病, 必自下利, 葛根湯主之.

〔태양과 양명과의 合病은 반드시 저절로 설사한다. 갈근탕으로 主治한다.〕

本條에 있어서는 현대 중의학에서도 몇 가지 사고방식이 있다.

風寒의 邪가 表에 진입해서 태양병의 증상이 있고, 강력한 邪의 일부가 더 한층 양명에 內陷化熱하여,

① 熱이 大腸에 전해져 대장의 작용을 어지럽혀 下痢를 일으킨다.

② 化熱한 熱 때문에 위장의 氣 흐름이 방해를 받아 脾의 淸陽不昇으로 下痢를 일으킨다.

이 때 病邪는 아직 表에 치우쳐 있으므로, 脈은 浮緊하기 때문에 갈근탕을 사용하면,

① 갈근에는 진액을 끌어올리는 작용이 있으므로, 肺의 通調水道작용에 의해 大腸으로 운반되는 진액이 끌어올려져 설사를 그치게 한다.

② 갈근에는 正氣를 끌어올리는 작용이 있기 때문에, 脾胃의 陽氣를 상승시켜 下痢를 그치게 한다. 또 양명까지 침입한 邪氣를 밖으로 끌어내어 發汗·解表하여 치유한다.

③ 表邪는 양명까지는 들어가지 않지만, 邪가 강력하기 때문에 위장의 작용에 영향을 미쳐 下痢를 일으키므로, 갈근탕으로 解表시키면, 裏(의 작용이) 스스로 (調)和되어 下痢를 그치게 한다는 사고방식도 있다.

①②처럼 진액과 陽氣를 상승시키는 것에 의해 下痢를 치료하는 작용을 중의학에서는「逆流挽舟」라는 말로 나타내고 있다. 脾胃論으로 유명한 李東垣은 갈근을 양명의 主藥이라고 말하고 있는데, 당시는 그렇게 생각하고 있었을 것이다.

갈근탕은 이 條文처럼 급성위장염과 감기성 下痢의 초기에도 脈이 浮緊하면 사용할 수 있다.

제33조

太陽與陽明合病, 不下痢, 但嘔者, 葛根加半夏湯主之.

〔태양과 양명과의 合病, 下痢를 하지 않고 단지 嘔만 하는 자는 갈근가반하탕으로 主治한다.〕

태양의 外邪가 양명에 진입하여, 胃氣上逆하고 嘔氣 · 嘔吐를 일으키지만, 脾氣는 아직 하강하지 않아 下痢를 일으키지 않는다. 제32조보다도 病邪가 얕고, 邪가 아직 腸까지 깊이 들어가지 않은 상태이다. 淸의 柯韻伯은 太陽少陽合病과 유사하다고 말하고 있다.

이때는 發汗解表하는 갈근탕의 생강을 減量하고, 降逆止嘔하는 반하를 加한 갈근가반하탕을 사용한다.

◎葛根加半夏湯方

		現代換算	現代中國	
葛 根	四兩	62.5g	9g	⎫
麻 黃	三兩	47.0g	6g	⎪
芍 藥	二兩	31.3g	6g	⎪
桂 枝	二兩	31.3g	6g	⎬ 葛根湯
炙甘草	二兩	31.3g	5g	⎪
大 棗	十二枚	42.0g	5g	⎪
生 薑	二兩	31.3g	6g	⎭
半 夏	半升	55.7g	6g	降逆止嘔

이상으로 發汗解表 兼 降逆止嘔한다.

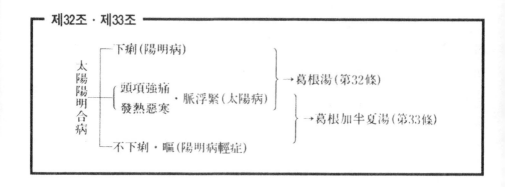

제32조 · 제33조

太陽陽明合病
├─ 下痢(陽明病)
├─ {頭項強痛 / 發熱惡寒} · 脈浮緊(太陽病)
└─ 不下痢 · 嘔(陽明病輕症)

→ 葛根湯(第32條)
→ 葛根加半夏湯(第33條)

(3) 協熱下痢症(1) (葛根黃芩黃連湯)
제34조

太陽病, 桂枝證, 醫反下之, 利遂不止, 脈促者, 表未解也, 喘而汗出者, 葛根黃芩黃連湯主之.

〔태양병으로 桂枝의 證인데, 의사가 도리어 瀉下시켜 下痢가 그치지 않고, 脈이 促急한 자는 表가 아직 풀리지 않은 것이다. 喘하면서 땀이 나는 자는 갈근황금황련탕으로 主治한다.〕

태양중풍증을 잘못 瀉下시켜 表邪가 胃腸에 內陷하면, 양명증의 下痢가 되어버리지만, 이때 脈促한 것은 正氣가 왕성하게 邪에 저항하고, 邪를 밖으로 내보내려 하고 있지만 아직 쫓아내지는 못하고 表邪가 남아 있는 상태이다. 그러나 이 喘은 表證의 喘이 아니고, 表邪가 胸中에 깊이 內陷化熱한 것으로, 肺의 熱 때문에 땀도 나온다.

이 下痢는 이미 陽明裏熱證이 된 熱利, 表熱證도 있지만, 裏에 치우쳐 있는 表熱證+熱利의 ˝實證의 「協熱下利」」로 舌質紅, 舌苔黃, 脈滑數이다. 下痢는 악취가 있고 裏急後重하며, 항문작열감과 口渴을 수반하여 갈근황금황련탕으로 內外同治한다.

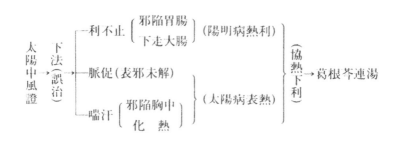

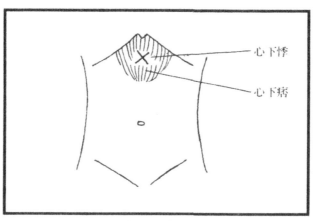

그림2 · 9 葛根黃芩黃連湯 腹證圖

◎葛根芩連湯方

		現代換算	現代中國		
葛 根	半斤	125g	9g	解肌清熱	昇氣津止理
黃 芩	三兩	47g	9g	清熱解毒	燥濕止理
黃 連	三兩	47g	6g		
炙甘草	二兩	31.3g	3g	和中緩急	

갈근은 淸熱解表와 함께 正氣 · 津液을 끌어올리고, 淸熱作用이 강한 황금 · 황련
과 함께 下痢를 그치게 한다. 자감초는 中焦 胃腸의 拘攣 · 疼痛을 완화시키고, 以上
으로 昇陽解肌, 淸熱止利한다.

◎葛根苓連湯의 適應症

本方은 高熱, 기침을 동반한 감기성 下痢증과 발열을 수반하는 급성 대장염, 기관지염 초기, 성홍열, 중이염, 축농증, 慢性 齒痛, 삼차신경통, 견배통, 담마진, 야뇨증, 고혈압, 유즙 부족 등에 사용한다. 엑기스劑로는 갈근탕+황련해독탕으로 代用할 수 있다

葛根湯과 葛根苓連湯證의 정리와 비교		
	葛根湯	葛根苓連湯
病因	太陽表邪 內迫大腸	表邪傳裏 裏熱氣逆
病理	太陽陽明合病의 下痢 太陽表實證이 主	實證의 協熱下痢(陽明病) 裏熱이 主 + 表熱
症狀	發熱惡寒 · 身痛 · 無汗 · 項背强 几几	頭痛發熱 · 喘 · 口渴 · 汗出
	水樣便 혹은 가벼운 粘液便 가벼운 裏急後重	粘液便 혹은 粘血便 항문작열감 · 裏急後重 현저
	舌質 淡, 舌苔 白薄, 脈 浮緊	舌質 紅, 舌苔 黃, 脈 滑數
治療	解表가 主, 升氣津止利	淸熱이 主, 表裏雙解

第3篇 少陽病

陽明病(제2편) 중에는 아직 남아 있는 方劑가 몇 개나 있지만, 상한론의 六經辨證 전체를 파악하기 위해서는 먼저 진행시키는 편이 좋다고 생각하므로 소양병에 넣었다. 도중에 생략한 방제에 대해서는 추후에 곧 언급하겠다.

§序

태양병은 邪가 체표에 있으므로 表證이라 하고, 양명병은 邪가 깊고 胃腸에 있으므로 裏證이라 한다. 태양병의 外邪는 風邪와 寒邪로, 그 중 中風證은 風邪 > 寒邪이고, 傷寒證은 寒邪 > 風邪이다. 깊이 침입하는 外邪는 강력하므로, 風邪보다도 寒邪가 主가 된다. 이것이 깊이 침입하여 裏로 들어가면 寒은 熱로, 다시 燥熱로 변화한다. 이것이 양명병이다.

【少陽】
少陽은 太陽으로부터 나와 陽明에 들어가므로, 表裏 사이에 있어 중심적인 위치에 있다. 呂氏春秋에 「流水不腐, 戶樞不朽」라는 말이 있다. 흐르는 물은 썩지 않고, 문짝(문의 회전축)도 항상 움직이고 있어서 벌레가 먹지 않으므로, 흐르는 물과 마찬가지로 썩지 않는다고 하는 뜻이다. 樞라고 하는 것은 회전축을 의미하므로 중요한 부분을 樞라고 말하고 있다. 따라서 少陽을 「樞」라고 지칭한다. 少陽은 相火를 담당하고, 表裏 사이의 인체의 중심적인 위치에 있어, 表裏內外의 氣를 잘 통하게(疏通) 조절하고, 인체를 따뜻하게 하는 생리기능을 유지하는 인체의 中樞가 되는 중요한 작용을 담당하고 있다. 少陽의 이런 중요한 기능을 「樞機」라고 한다.

【半表半裏】
邪가 少陽에 침입하면 이 樞機의 작용이 방해를 받아 「樞機不利」를 일으킨다. 소양의 邪는 태양병보다 깊고, 양명병보다 얕은 태양과 양명의 중간에 있다. 소양병은 邪가 表에서 裏로 들어가 寒에서 熱로 변화하는 도중의 과정으로, 表를 떠났지만 아직 裏에 들어가 熱로 변화하기 전의 중간 단계이다. 이런 半表半裏의 위치(病位)에서 正邪가 싸우는 것이 소양병이다. 따라서 소양병을 半表半裏證이라고도 하고 있다. 그러나 張仲景의 상한론에는 이런 半表半裏라는 말은 사용되지 않고 있다.

【少陽病】

少陽의 經脈은 膽經과 三焦經이므로, 少陽의 腑도 膽과 三焦이다. 膽과 三焦는 표리관계인 肝·心包와 밀접하게 서로 관련되어 있으므로 病理도 유사하다. 膽은 위장의 소화기능을 돕고, 三焦는 온몸의 진액의 흐름을 조절한다. 邪가 소양에 들어가면, 肝膽의 氣의 흐름(疏泄)이 방해를 받아 肝膽의 火가 鬱滯하여 솟아 오르고, 三焦의 진액의 흐름도 막혀 소양병이 발생한다.

邪는 태양에서 소양으로 들어가지만, 다른 病位에서 少陽으로 전해져 들어가는 것도 있다. 이것을 傳變·傳入 혹은 轉屬이라고 한다.

§1 少陽病提綱

제264조

少陽之爲病, 口苦, 咽乾, 目眩也.
[소양병은 입이 쓰고, 목구멍이 마르고, 눈이 어지럽다.]

邪가 半表半裏에 들어가면 소양병이 발생한다. 膽은 少陽의 腑이므로 膽氣의 흐름이 막히고, 膽火가 鬱滯하여 솟아오르고, 몸의 위쪽을 훈증하므로 입이 쓰게 된다. 또 입안의 진액을 傷灼하므로 입이 마르고 물을 마시고 싶어 한다.

少陽經脈은 눈초리에서 일어나고, 膽과 표리관계인 肝은 눈에 開竅(五感 중에서 눈과 肝은 밀접한 관계가 있음)하므로, 타오른 邪熱은 눈으로 올라와 눈이 어질어질해지고 머리가 멍해진다.

이들 증상은 소양병의 중요한 증후이므로, 少陽病提綱(總綱 · 에센스)이라 하고 있다. 太陽病의 提綱은 「脈浮, 頭項强痛而惡寒」으로 脈證과 頭項部의 증상을 나타내고 있다. 陽明病의 提綱은 「胃家實是也」로 病機(병의 發生機序)가 胃腸에 있는 것을 나타내고, 소양병에서는 自覺症狀도 태양병과 양명병의 중간 부위에 있는 것을 나타내고 있다.

§2 少陽病主證 (小柴胡湯)

상한론 중에서 소시호탕의 條文은 14조나 있다. 가장 많은 계지탕 21조의 다음이 대승기탕 19조이고, 소시호탕은 3번째이다. 다음에 주요한 조문만을 채택하여 언급했다.

제98조

傷寒五六日中風, 往來寒熱, 胸脇苦滿, 默默不欲飲食, 心煩喜嘔. 或胸中煩而不嘔, 或渴或腹中痛, 或脇下痞鞭, 或心下悸, 小便不利, 或不渴, 身有微熱, 或咳者, 小柴胡湯主之.

[상한 五六日, 中風으로 한열이 교대로 발작하고, 흉협고만이 있고, 말을 하지 않으며, 음식을 먹으려 하지 않고, 心煩과 喜嘔가 나타나고, 혹은 胸中이 煩하나 嘔하지 않고, 혹은 渴하고, 혹은 腹中이 아프고, 혹은 脇下 痞鞭하고, 혹은 心下가 悸하면서 小便不利가 있고, 혹은 渴하지 않으면서 몸에 미열이 있고, 혹은 咳하는 者는 소시호탕으로 主治한다.]

【往來寒熱】

상한 혹은 중풍이 5~6일 경과되면 外邪는 소양으로 傳入한다. 半表半裏의 위치에서 正邪가 서로 싸워 正氣가 이기면 발열, 邪가 이기면 惡寒과 寒熱交替의 발작이 되풀이 된다. 이것을 往來寒熱이라 하고, 邪가 얕게 表로 돌아가기도 하고, 깊이 裏로 기울어지기도 하면서 흔들리고 있는 상태이다.

태양병의 發熱惡寒은 동시에 나타나고 반복되지 않는다. 瘧病일 때는 寒熱이 定時的으로 발작을 되풀이하는 것이지만, 소양병의 往來寒熱은 반드시 定時的으로 반복되지는 않으며(제149조, 發作有時), 無熱일 때도 있다 (제99조 休作有時). 또 양명병에서는 發熱不惡寒이다.

【胸脇苦滿】

膽經의 경맥은 몸의 양쪽 脇部를 달린다. 소양병에서는 邪가 이 부위를 침범하여 經氣의 흐름이 막히게 하므로, 胸脇苦滿 (주로 우측의 側胸部로부터 季肋部까지가 팽팽해지고 답답한 느낌)을 볼 수 있다. 胸滿(제22조)은 表證이고, 腹脹滿痛(제251조)은 裏證이다.

【肝과 膽의 작용】

膽과 표리관계인 肝은 膽과 마찬가지로 疏泄을 주관한다 (그림3·1). 疏泄에 의해 肝氣는 몸속으로 쭉쭉 퍼져 마음이 밝고 평온해진다. 이것이 肝의 疏泄作用이다. 肝氣가 흐르지 않고 굳어져 폭발하는 것이 癲癇이다. 여기에서는 肝氣가 邪에 의해 울체된 것이므로, 表情이 침울하며 말을 하고 싶어 하지 않는다. 膽火가 이웃의 脾胃에 영향을 미치면, 胃氣의 작용이 조화를 잃게 되어 식사를 하고 싶어 하지 않는다. 태양병에서는 식사 장애는 없지만, 양병병에서는 식사를 할 수 없게 된다.

膽火가 상승하여 心陽을 어지럽히면 心煩이 나타난다. 胃氣가 내려가지 못하고 上逆하면 吐하기 쉬워진다. 이것이 喜嘔이다.

여기까지의 증상이 前條의 증상과 함께 전형적인 소양병의 主證이다. 그 중에도 往來寒熱과 胸脇苦滿은 소양병을 辨證할 때 가장 중요한 증상이다. 다음의 「或」이 붙어 있는 증상은 반드시 항상 있는 증상은 아니므로, 「或然證」이라 한다. 소청룡탕 제40조에도 있었다.

「胸中煩」은 心煩보다 局在性의 불명료한 가벼운 증상일 것이다. 胃氣에 영향이 없다면 「不嘔」이다. 따라서 이것들은 主證보다도 가벼운 경우이다.

「渴」은 前條의 咽乾보다는 양명증에 가깝다. 그러나 陽明經證의 大煩渴과는 發生機序가 다르고, 여기에서는 膽火에 의한 것이다. 「腹中痛」은 木剋土로 膽이 脾胃를

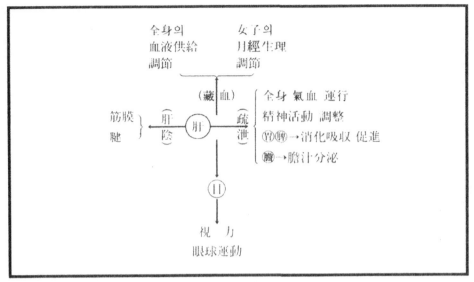

그림3·1 肝의 生理(「實踐中醫學入門」 P.44 綠書方 刊行에서)

강하게 橫逆하여 범한 것으로, 不欲飮食보다도 강한 상태이다. 「脇下痞鞕」은 胸脇苦滿보다도 더욱 발전된 양명병의 心下痞鞕에 가까운 것이다. 邪가 少陽에 들어가서 三焦까지 영향을 미치면 삼초의 水氣의 흐름이 나빠져서, 水飮이 內停하고, 飮邪가 위로 올라가서 心을 犯하면 眞武湯證 (제84조)과 마찬가지로 「心下悸」를 일으킨다. 또한 아래쪽에 蓄水가 되면, 방광의 氣化작용이 조화를 잃어 「小便不利」가 된다. 여기까지는 病이 한층 진행된 것으로, 보다 裏證에 가까워진 것이다.

반대로 여전히 表證에 가까운 단계에 머물러 있으면, 寒邪가 많기 때문에 「不渴」이 되고, 「微熱」이 된다. 또 상한증에 가까우므로 '咳'도 남아있다. 이상과 같은 症候에 대해 소시호탕을 투여한다.

제103조

傷寒中風, 有柴胡證, 但見一證便是, 不必悉具.

[상한과 중풍에 柴胡證이 있다 해도, 단지 一證을 나타내면 곧 되는 것이지, 반드시 모두 갖추어야 하는 것은 아니다.]

小柴胡湯證의 정리 (제94조 · 제264조)

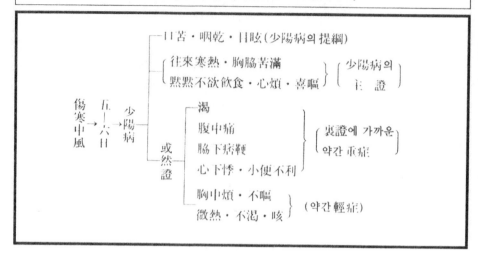

本條는 논쟁이 많은 조문이지만, 상한과 중풍에서 시호의 主證(소양병의 主證)의 일부라도 있다면, 전부 갖추어지지 않아도 소시호탕을 사용할 수 있다고 생각한다.

제37조

太陽病, 十日以去, 脈浮細而嗜臥者. 外已解也. 設胸滿脇痛者, 與小柴胡湯. 脈但浮者, 與麻黃湯.

[태양병이 10일을 경과하도록 脈이 浮細하고 눕기를 좋아하는 사람은 밖이 이미 풀린 것이다. 만약 胸滿脇痛이 있는 사람은 소시호탕을 부여한다. 脈이 단지 浮한 사람은 마황탕을 부여한다.]

태양병의 날짜가 경과하여,

① 表證이 치유되면, 脈은 浮하여도 진정되어 평온해지지만, 그러나 치유된 지 얼마 지나지 않았을 때는 체력이 회복되지 않았으므로 힘이 없어 細하다. 아직 正氣가 부족하므로 조용히 잠만 잔다. 이것이 脈沈細이면서 嗜臥라면 악화되어 소음병이 되어버린 상태이다

② 胸滿과 胸脇痛이 있는 것은 소양병이 되어버린 것이므로 小柴胡湯證이다. 이때는 脈이 弦하다.

③ 그것이 浮인 채로 있다면 脈浮, 身痛이므로 아직 마황탕을 부여하는 것이 적절
하다.

제37조

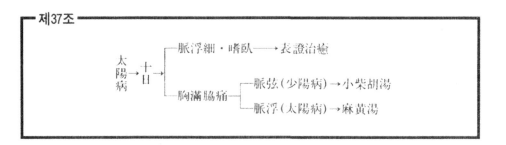

제101조

傷寒四五日, 身熱惡風, 頸項强, 脇下滿, 手足溫而渴者, 小柴胡湯主之.

[傷寒 4~5일에 身熱惡風이 있고, 頸項이 굳어지고, 脇下滿이 있고, 手足이 溫하
면서 갈증이 있는 사람은 소시호탕으로 主治한다.]

前條에서 기술하였듯이 柴胡證의 主證의 일부가 있으므로 소시호탕을 사용할 수
있다.

제101조

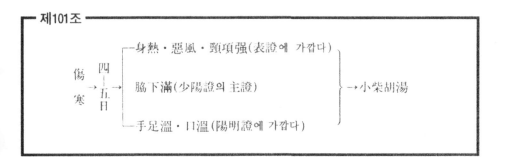

제378조

嘔而發熱者, 小柴胡湯主之.

[嘔하고 發熱하는 사람은 소시호탕으로 主治한다.]

제154조

傷寒五六日, 嘔而發熱者, 柴胡湯證具, 而以他藥下之. 柴胡證仍在者, 復與柴胡湯.
……

[傷寒 5~6일에 嘔하고 發熱하는 사람은 시호탕증이 갖추어진 것이다. 그런데도
다른 약으로써 이것을 下시켜 시호증이 여전히 있는 사람에게는 다시 시호탕을 부여
한다. ……]

제378조는 厥陰病篇에 있는 것이다. 소양과 厥陰은 表裏로 病도 相互變化한다.
소양병이 重篤해지면 궐음병으로 변하는 경우가 있다. 궐음병이 輕快해져서 소양병
으로 되는 일도 있다.

궐음병은 微熱 · 下痢 · 嘔逆이다. 이것이 소양병으로 변한 증후가 「嘔而發熱」이
다. 이것도 시호증의 主證의 일부이므로 소시호탕을 사용한다.

제154조의 前半은 일부 제378조와 同文이다.

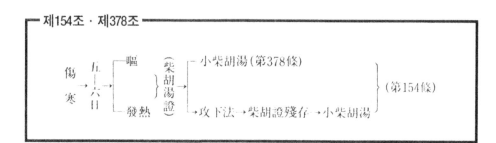

제154조 · 제378조

표3 · 1

病位	太陽病	少陽病	陽明病
證	表 證	半表半裏證	裏 證
症狀	發熱 惡寒 胸 滿 잘 먹음 不 渴 乾 嘔 舌苔 薄白 脈浮緩~緊	往來寒熱 胸胸苦滿 默 默 不欲食 咽 乾 心煩 · 喜嘔 舌紅 · 苔薄白 脈弦細~沈緊	發熱不惡寒 腹部硬滿 물만 마시고 식사를 할 수 없음 口 渴 譫語 · 不嘔 舌紅 · 苔黃乾燥 脈沈遲實大

제149조

婦人中風, 七八日續得寒熱, 發作有時, 經水適斷者, 此爲熱入血室, 其血必結, 故使如瘧狀, 發作有時, 小柴胡湯主之.

[부인의 中風이 七, 八日 계속되고 寒熱을 얻어 發作이 때때로 있는데, 經水가 마침 끊긴 者는 이것을 熱이 血室에 들어갔다고 한다. 그 血이 반드시 結한다. 그러므로 瘧狀처럼 발작이 때때로 있다. 소시호탕으로 主治한다.]

여자가 생리를 할 때 걸린 外感病에 대해 기술하고 있다. 中風에서 寒熱이 7~8일이나 계속 잡히지 않고, 寒熱이 발작적으로 반복될 때, 이것은 往來寒熱이다. 그 때 월경이 있으면 外邪가 經水를 어지럽혀 월경이 그쳐버리는 일이 있다. 이것은 月經中의 자궁은 血이 虛하므로, 이 虛를 틈타 血室(衝脈, 肝臟, 子宮을 모두 血室이라고 하지만, 여기에서는 월경과 관계가 있으므로 자궁을 가리킨다)에 들어가 버리므로, 熱과 血이 결합하면 瘧처럼 심한 惡寒發熱이 나는 때가 있다. 이 瘧은 寒熱이 동시에 나타나는 발작의 桂枝麻黃各半湯 등과는 다르며, 惡寒과 發熱이 교대로 1일 1회씩 나타나는 往來寒熱이기 때문에 소시호탕을 사용한다.

本條와 앞뒤의 조문(제148조 · 제150조)에서는, 어느 것이든 월경에 감기가 영향을 미쳐, 월경으로 空虛해진 자궁에 외감의 邪가 虛를 틈타 들어가 버리고, 제148조에서는 結胸狀이 되어 헛소리하는 陽明裏證이고, 제149조는 소양증, 제150조는 밤에 귀신을 봤다는 것과 같은 헛소리를 한다고 기술하고 있다. 또 제221조에서는 양명병으로 下血, 헛소리, 頭汗은 열이 血室에 들어갔기 때문이라고 하지만, 이 血室은 肝을 가리키며, 肝의 實熱證(肝火上炎에 의한 血熱妄行)으로 溫病의 血分證이다.

※ 註
제148조

婦人中風, 發熱惡寒, 經水適來, 得之七八日, 熱除而脈遲身凉, 胸脇下滿, 如結胸狀, 讝語者, 此爲熱入血室也. 當刺期門, 隨其實而取之.

[부인의 中風에 發熱惡寒하고, 經水가 마침 시작되고, 이후 七, 八日이 되어 열이 제거되고

-101-

脈이 遲해지고 身凉하며, 胸脇下滿이 있고, 結胸狀과 같으면서 헛소리 하는 者는 이것은 열이
血室에 들어갔기 때문이다. 마땅히 期門을 刺하여 그 實한 것을 따라 그것을 없애는 것이 적
절하다.〕

제150조

婦人傷寒發熱, 經水適來, 晝日明了, 暮則譫語, 如見鬼狀者, 此爲熱入血室. 無犯胃氣及上
二焦, 必自癒.

〔부인이 傷寒을 앓아 發熱하고, 經水가 마침 시작되어 낮에는 정신이 맑다가 밤이 되면 곧
헛소리를 하고, 귀신을 보는 것 같은 사람은 열이 血室에 들어갔기 때문이다. 胃氣와 上二焦
를 범하지 않으면 반드시 저절로 치유된다.〕

제221조

陽明病, 下血譫語者, 此爲熱入血室. 但頭汗出者, 刺期門, 隨其實而瀉之, 濈然汗出則癒.

〔양명병에 下血, 헛소리를 하는 者는 열이 血室에 들어갔기 때문이다. 단지 머리에만 땀이
나는 사람은 期門을 刺하고, 그 實에 따라 그것을 瀉하면 濈然하게 땀이 나와 곧 치유된다.〕

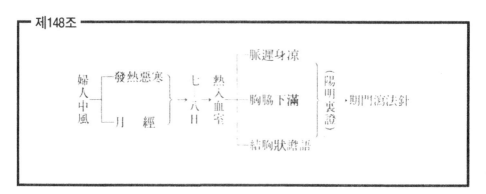

─────

-102-

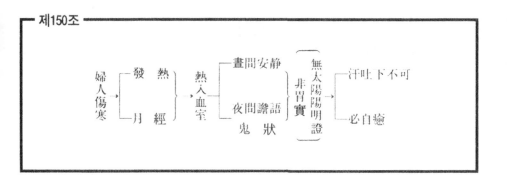

제150조

婦人傷寒 → ┌ 發 熱
           └ 月 經 } 熱入血室 → ┌ 晝間安靜
                                  ├ 夜間譫語
                                  └ 鬼 狀 } (非胃實 無太陽陽明證) → ┌ 汗吐下不可
                                                                    └ 必自癒

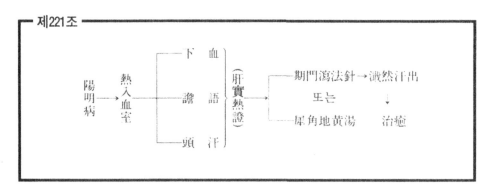

제221조

陽明病 → 熱入血室 → ┌ 下 血
                     ├ 譫 語
                     └ 頭 汗 } (肝實熱證) → ┌ 期門瀉法針 → 濈然汗出
                                             │   또는   ↓
                                             └ 犀角地黃湯   治癒

◎小柴胡湯方

		現代換算		現代中國	
柴胡	半斤	125g		12g	疏肝解鬱
黃芩	三兩	47g		9g	淸熱除煩
人蔘	三兩	47g	黨參	6g	
大棗	十二枚	42 g		6g	益氣和中　扶正祛邪
炙甘草	三兩	47g		6g	
半夏	半升	55.7g		9g	
生薑	三兩	47 g		6g	調理胃氣　降逆止嘔

이상으로 和解(表裏의 氣를 조화시킴) 少陽의 작용이 있다.

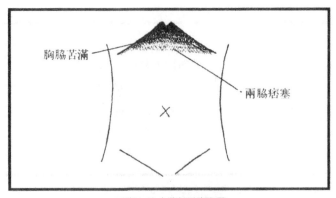

胸脇苦滿

兩脇痞塞

X

그림3·2 小柴胡湯腹證圖

◎小柴胡湯의 適應症

소시호탕은 中等度의 胸脇苦滿, 虛實中間의 腹力(日本漢方)이 있는 舌質 紅, 舌苔薄白, 脈弦細의 오래된 편도선염, 유행성 감기, 기관지염으로, 매일 오후 微熱을 되풀이하고, 계속 입이 쓰고 끈끈한 것, 惡心, 구토, 식욕부진 등이 있는 것과 같은 腹證이 있는 급성간염, 만성간염, 담낭염, 황달, 膽石症, 간기능 장애, 간경변, 폐렴, 만성기관지염, 기관지천식, 氣管支擴張症, 흉막염, 폐결핵, 유행성 이하선염, 중이염, 경과가 긴 외이염, 축농증, 痲疹, 말라리아 등의 급성 熱性病, 胃痛, 구토, 변비, 복막염, 만성위장장애, 편두통, 신경통, 불면증, 癲癇, 自律神經失調症, 腎炎, 신우염, 산욕열, 産後回復不全, 月經期 감기, 유선염, 림프선염, 胸部의 대상포진, 원형 탈모증, 消耗性疾患의 體力恢復, 빈혈증, 虛弱體質 등에 사용된다.

표3·2 太陽·少陽證의 비교

	桂枝湯	桂麻各半湯	麻黃湯	小柴胡湯
一般症狀	頭項强痛	頭項强痛	頭項强痛	口苦·咽乾·目眩
	發熱·惡風鼻鳴乾嘔	瘧狀一日二三度惡寒·自便面赤·身痒	發熱·必惡寒體痛·嘔逆	往來寒熱胸脇苦滿心煩·喜嘔默默 不欲飮食
脈象	浮緩	微緩	浮緊	弦細(數)
汗	自汗	不汗	無汗	

-104-

§3 少陽病兼證

소양은 태양과 양명의 중간으로, 表裏의 사이에 있고 중심적인 위치에 있다. 이와 같은 위치에 있는 소양의 병은 태양 또는 양명의 증후로 이행하기 쉽고, 또 함께 나타나는 경우도 많으므로 이것을 兼證이라고 한다. 어느 經에서 소양으로 변해도 제 103조처럼 소양병의 주요 증후가 나타나면 柴胡劑를 치료에 사용한다. 그 가운데 2 經이 동시에 邪를 받아 동시에 발병한 것을 合病이라 하고, 태양병이 남아있는데도 소양병이 나타나는 경우는 太陽少陽 倂病이고, 소양증이 아직 있는 데도 陽明胃實證이 발생하는 경우가 陽明少陽 倂病이다.

(1) 太陽兼少陽輕症 (柴胡桂枝湯)

제151조

傷寒六七日, 發熱微惡寒, 支節煩疼, 微嘔, 心下支結, 外證未去者, 柴胡桂枝湯主之.

〔상한병으로 6~7일이 지나 발열하고 약간 惡寒하며, 支節이 煩疼하고, 약간 구역감이 있고, 心下支結이 있으며, 外證이 아직 제거되지 않은 자는 시호계지탕으로 主治한다.〕

本條는 太陽少陽倂病 또는 合病의 輕症이다. 發熱, 微惡寒, 肢節煩疼은 태양병의 계지탕증이다. 肢節煩疼은 관절의 통증 때문에 움직이기 어려운 상태로서, 뻣뻣해지는 정도의 비교적 가벼운 것이다. 微嘔, 心下支結은 소양병의 시호증이다. 心下支結은 心下(心窩部에서 兩脇部까지)가 막힌 감이 있는 것으로, 胸脇苦滿과 유사하며 약간 가벼운 것이다.

가벼운 태양증, 소양증이 공존하고 있으므로, 시호계지탕을 투여하여 和解(少陽으로 表裏의 氣를 조화시킨다)와 發表(太陽病의 表邪를 발산시킨다)를 겸용할 수 있다. 시호계지탕은 계지탕·소시호탕 각 半量을 함께 한 方劑이다.

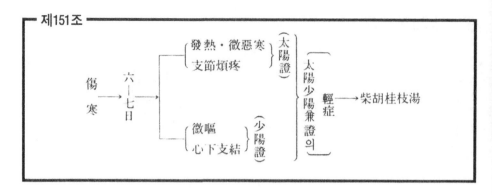

제151조

傷寒 → 六一七日 →

發熱·微惡寒
支節煩疼 } (太陽證)

微嘔
心下支結 } (少陽證)

太陽少陽兼證의 輕症 → 柴胡桂枝湯

◎柴胡桂枝湯方

		現代換算	現代中國	
柴胡	四兩	62.5g	6g	
黃芩	一兩半	23.4g	12g	
人蔘	一兩半	23.4g 黨參	6g	小柴胡湯의 1/2量
半夏	二合半	28.0g	9g	
生薑	一兩半	23.4g	6g	
大棗	六枚	21.0g	6g	
炙甘草	一兩	15.6g	6g	桂枝湯의 1/2量
芍藥	一兩半	23.4g	9g	
桂枝	一兩半	23.4g	6g	

계지탕으로 調和營衛·解肌發表, 소시호탕으로 和解少陽하는 表裏雙解의 방제이다.

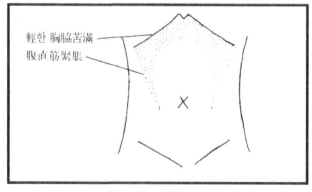

輕한 胸脇苦滿
腹直筋緊脹

그림3·3 柴胡桂枝湯 腹證圖

◎柴胡桂枝湯의 適應症

시호계지탕은 半表半裏라도 조금 表證에 치우친 경우로, 가벼운 胸脇苦滿과 上腹部의 腹直筋緊張 및 嘔氣, 식욕부진, 逆上, 上半身 發汗 등이 있고, 舌苔・薄白, 脈・浮弦의 감기, 편도선염, 미열, 기관지염, 폐렴, 천식, 늑막염, 폐결핵, 위염, 위십이지장궤양, 만성간염, 간경변, 담낭염, 담석증, 췌장염, 궤양성 대장염, 신우염, 두통, 관절통, 늑간신경통, 갱년기장애, 자율신경실조증, 여자의 노이로제, 불면증, 癲癇, 틱증(tick), 말초성 안면신경마비, 蕁麻疹 등에 사용된다.

(2) 太陽少陽合病 (黃芩湯 外)

제177조

太陽與少陽合病, 自下利者, 與黃芩湯. 若嘔者, 黃芩加半夏生薑湯主之.

〔태양과 소양의 合病으로 저절로 下痢하는 자는 황금탕을 부여한다. 만약 구토하는 자는 황금가반하생강탕으로 主治한다.〕

소양의 邪熱이 풀리지 않으면,

① 病變이 裏를 향하여 발전하고 陽明으로 內迫하여, 大腸으로 下走하고 大腸의 傳導 기능이 실조되어 下痢가 된다.

② 또 소양의 膽火가 왕성하게 되어, 胃腸에 熱이 옮겨져 脾胃를 상하게 하고, 運化障害를 일으켜 下痢가 되어버린다. 이것에는 황금탕을 사용한다.

本證는 裏熱下痢(熱利)로, 裏急後重, 악취가 있는 下痢便, 항문작열감, 복통, 小便黃赤, 舌質紅, 舌苔黃, 脈弦數 등이 보일 것이다. 만약 더욱 胃氣上逆하여 嘔吐가 있으면 반하, 생강을 첨가하여 황금가반하생강탕으로써 降逆止嘔한다.

黃芩湯證을 太陽少陽合病이라고 말하고 있지만, 이 말과는 정반대로, 여기에서는 表證이 없고, 往來寒熱도 없으며, 太陽少陽合病으로써 납득할 수 있는 설명을 아무리 해도 찾아낼 수 없다. 半表半裏의 少陽보다 더욱 裏에 치우친 半裏熱盛의 下痢이다. 황금탕은 황금, 작약, 감초, 대조로 구성되어 있고, 解肌發表의 藥은 들어있지 않다. 胃腸만을 다스리는 方劑이다. 私見으로는 太陽少陽合病이 진행 악화된 少陽陽明合病으로 보는 쪽이 타당하다고 생각한다.

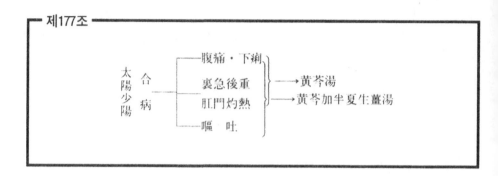

제177조

太陽少陽　合病 ──┬── 腹痛・下痢 ╮
　　　　　　　　├── 裏急後重 ├ → 黃芩湯
　　　　　　　　├── 肛門灼熱 ├ → 黃芩加半夏生薑湯
　　　　　　　　└── 嘔吐 ╯

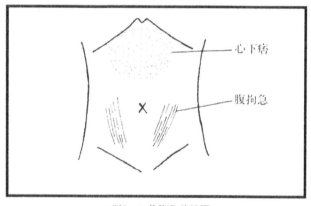

心下痞

腹拘急

그림3·4 黃芩湯 腹證圖

◎黃芩湯方

		現代換算	現代中國	
黃芩	三兩	47.0g	9g	苦寒淸熱止利
芍藥	二兩	31.3g	6g	斂陰和營　緩急止痛
大棗	十二枚	42.0g	6g	和中
炙甘草	二兩	31.3g	6g	

이상으로 淸熱止痢한다.

◎黃芩加半夏生薑湯方

黃芩湯		現代換算	現代中國	淸熱止利
半夏	半升	55.7g	10g	
生薑	一兩半	23.4g	6g	和胃降逆

◎黃芩湯의 適應症

본방은 舌質·紅, 舌苔·黃, 脈·弦數의 급성위장염, 赤痢 등 급성 이질 치료의
원조가 되는 方으로, 여러 가지 加減方이 사용되고 있다.

(3) 少陽陽明倂病·合病 (小柴胡湯)

제232조

陽明病, 發潮熱, 大便溏, 小便自可, 胸脇滿不去者, 與小柴胡湯.

〔양명병으로 潮熱을 發하고, 대변은 묽으며, 소변이 잘 나오고, 흉협이 그득한 것
이 제거되지 않은 자는 소시호탕을 부여한다.〕

양명병이 있는데도 소양병이 아직 남아있고, 소양증을 主로 하고 있는 陽明少陽
倂病이므로, 소시호탕을 사용한다.

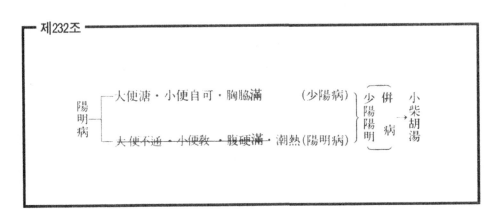

제232조

陽明病 ┬ 大便溏·小便自可·胸脇滿 (少陽病) ┐ 少 ┐ 倂 ┐ 小柴胡湯
       └ 大便不通·小便數·腹硬滿·潮熱(陽明病) ┘ 陽陽明 ┘ 病 ┘ →

제233조

陽明病, 胸下鞕滿, 不大便而嘔, 舌上白胎者, 可與小柴胡湯. 上焦得通, 津液得下, 胃氣因和, 身濈然汗出而解.

[양명병으로 胸下鞕滿하고, 대변이 나오지 않아 嘔逆하고, 혀 위에는 백태가 있는 자는 소시호탕을 부여한다. 上焦가 통하고, 津液이 아래로 내려갈 수 있고, 胃氣로 인해 조화되면 몸에는 조금씩 땀이 나면서 풀린다.]

이것도 양명병이라고 쓰여 있지만, 소양증을 主로 하고 있는 陽明少陽合病이므로 소시호탕을 사용한다. 소시호탕에 의해 소양에 막혀있던 氣와 진액의 흐름이 좋아져 正氣가 순조롭게 상승하는 한편, 진액은 윤택함을 갖고 내려가기 때문에 대변이 순조롭게 나오고, 胃氣는 평온하게 되어 구토도 그치고, 三焦의 흐름이 더욱 느긋하게 되므로 전신의 氣·津液의 흐름도 막히지 않게 되고, 전신에 조금씩 땀이 나와 병이 낫는다.

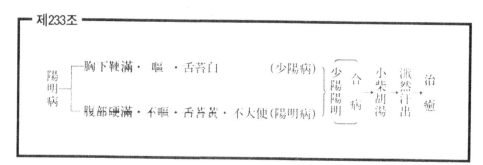

(4) 陽明少陽合病 (大柴胡湯)

제106조

太陽病, 過經十餘日, 反二三下之, 後四五日, 柴胡證仍存者, 先與小柴胡湯. 嘔不止, 心下急, 鬱鬱微煩者, 爲未解也, 與大柴胡湯下之則愈.

[태양병이 십여 일 지나서 도리어 두세 번 瀉下시키고, 후에 4~5일 柴胡證이 있는 자는 먼저 소시호탕을 부여한다. 구역이 그치지 않고 心下가 急하며, 답답하면서 약간 煩躁하는 자는 아직 풀리지 않은 것이다. 대시호탕을 부여하여 瀉下시키면 곧

치유된다.)

태양병이 10여 일이나 경과하면, 대개 邪가 裏에 들어가 있기 때문이라 생각하여 빨리 下法을 반복하여 행하면, 도리어 表邪가 內陷하여 裏證을 일으키게 된다. 邪가 아직 裏에 들어가지 않았기 때문에 下法이 잘못된 것이다. 다행히 正氣가 아직 왕성하므로 誤下시켜도 變證을 일으키지 않고, 4~5일 후가 되어도 아직 시호증이 있는 경우에는 소시호탕을 사용하면 和解하여 胸脇苦滿, 心煩喜嘔 등도 치유된다. 여기까지는 전술한 제154조와 같다.

그러나 「嘔不止」는 喜嘔보다 심한 상태이고, 「心下急」도 心下部가 압박된 답답한 느낌으로, 胸脇苦滿보다도 심한 상태이며, 「鬱鬱微煩」은 調胃承氣湯證(제127조-조문 생략)에도 있는데, 다만 心煩보다도 심하게 된 裏實熱 상태이다. 결국 소시호탕증보다도 더욱 심하게 된 병증으로, 이것은 邪가 裏인 陽明에 계속 들어가는 상태이다

그러나 소양증도 아직 있으므로 화해시키지 않으면 안 되고, 陽明裏實이 있기 때문에 攻下法도 첨가하지 않으면 안 되므로, 양자를 함께 치료할 수 있는 대시호탕을 사용하여 和解와 대황·지실에 의한 攻下를 동시에 행하면 치료된다. 대시호탕은 陽明少陽合病의 전형적인 方劑이다.

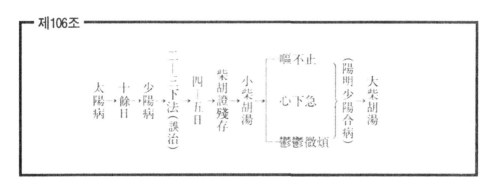

제106조

太陽病 → 十餘日 → 少陽病 → 二‧三下法(誤治) → 四‧五日 → 柴胡證殘存 → 小柴胡湯 → 嘔不止 / 心下急 / 鬱鬱微煩 → (陽明少陽合病) → 大柴胡湯

제140조

傷寒十餘日, 熱結在裏, 復往來寒熱者, 與大柴胡湯.……

〔상한병으로 십여 일이 지나 열이 뭉쳐서 裏에 있는데, 오히려 往來寒熱하는 자는 대시호탕을 부여한다.……〕

熱結在裏는 裏熱證(제173조)으로, 發熱發汗, 便秘, 舌苔黃色乾燥 등의 陽明病이

-111-

다. 往來寒熱은 소양증으로, 합해서 陽明少陽合病이다.

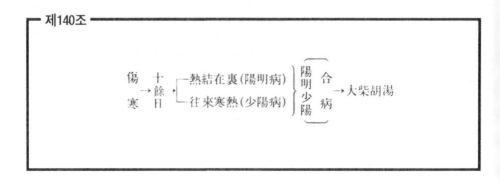

제170조

傷寒發熱, 汗出不解, 心中痞鞭, 嘔吐而下利者, 大柴胡湯主之.

〔상한으로 발열하고, 땀이 나도 풀리지 않으며, 心中이 痞鞭하고, 嘔吐하면서 下痢하는 자는 대시호탕으로 主治한다.〕

상한병으로 發熱이 있고, 發汗시켜도 낫지 않으며, 「心中痞鞭」은 胸中에 단단한 것이 있는 느낌으로, 胸脇苦滿보다 강한 것이고, 陽明腑實證이 되면 腹中硬鞭이 된다. 또 心中은 여기에서는 소양증으로 嘔吐도 있다. 양명증이라면 변비가 있겠지만, 여기의 下痢는 양명병의 熱結傍流 下痢이므로, 本條는 陽明少陽의 合病으로 대시호탕의 적응이다.

-112-

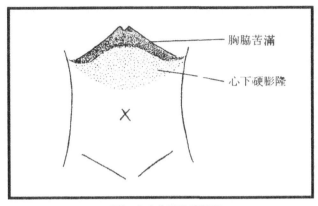

胸脇苦滿

心下硬膨隆

X

그림3·5 大柴胡湯 腹證圖

이것 이상으로 양명증에 가깝게 되면, 제258조(조문 생략)의 陽明少陽合病의 熱結傍流에는 大承氣湯을, 제373조의 熱結傍流·譫語에는 小承氣湯이 사용되고 있다.

◎大柴胡湯方

대시호탕은 소시호탕과 소승기탕을 합방하여 加減한 것이다.

		現代換算	現代中國	
柴 胡	半斤	125.0g	9g	祛邪出表
黃 芩	三兩	47.0g	6g	淸瀉肝膽
芍 藥	三兩	47.0g	6g	柔肝緩急
半 夏	半升	55.7g	9g	運納輸津
生 薑	五兩	78.0g	12g	和胃散水
枳 實	四枚	57.8g	6g	行氣破滯
大 棗	十二枚	42.0g	6g	益胃和營衛
大 黃	二兩	31.3g	5g	瀉熱通腑

인삼·감초의 補藥은 邪를 막아버리기 쉬우므로, 소시호탕에서 제거하고 和解少陽하고, 또 후박을 뺀 소승기탕으로 攻下熱結하고 작약으로 緩腹止痛시킨다. 이상이 和解少陽, 通下裏實하는 방제이다.

◎大柴胡湯의 適應症

대시호탕은 肥滿하고 筋骨이 건장한 實證으로 舌質·紅, 舌苔·黃乾燥, 脈·弦有

力의 胸脇苦滿이 강하고, 上腹部에 抵抗壓痛이 있고, 입이 쓰고 끈적하며, 복부팽만감, 변비, 오래된 감기, 기관지염, 微熱, 기관지천식, 폐기종, 기관지확장증, 늑막염, 폐결핵, 만성위염, 위십이지장궤양, 대장염, 상습성 변비, 급성·만성 간염, 급성담낭염, 담석증(장기복용으로 담석이 배출되는 경우가 있다), 췌장염, 간경변, 요로결석증, 신염, 위축신, 고혈압증, 뇌졸중, 반신불수, 동맥경화증, 비만, 당뇨병, 심장판막증, 심근경색, 심부전, 이명, 난청, 어깨결림, 요통, 불면증, 신경증, 전간, 결막염, 홍채염, 각막염, 중이염, 부비강염, 치통, 원형탈모증, 蕁麻疹, 대상포진, 치질, 늑간신경통, 불임증 등에 사용된다.

大柴胡湯證의 정리와 비교		
	大 柴 胡 湯	小 柴 胡 湯
證	半 表 半 裏	
	兼陽明裏實證	
症 狀	往來寒熱·胸脇苦滿·口苦·咽乾·目眩·默默不欲飮食	
	鬱鬱微煩頃·嘔吐·心下急·心中痞鞕·腹部膨滿感·腹痛·便秘 혹은 下痢	心煩·喜嘔
舌 脈 象	舌 質 紅	
	舌苔 黃色乾燥 脈 弦有力	舌苔 白薄 脈 弦細
治 則	和 解 少 陽	
	兼攻下裏實	
成 分	시호·황금·반하·생강·대조	
	작약·지실·대황	인삼·자감초

(5) 少陽兼陽明證 (柴胡加芒硝湯)

제107조

傷寒十三日不解, 胸脇滿而嘔, 日晡所發潮熱, 已而微利. 此本柴胡證, 下之以不得利, 今反利者, 知醫以丸藥下之, 此非其治也, 潮熱者實也. 先宜服小柴胡湯以解外, 後以柴胡加芒硝湯主之.

〔상한으로 13일이 지나도 풀리지 않고 胸脇이 그득하면서 구역이 있고, 해질 무렵 潮熱이 發하며, 그치면 약간 下痢한다. 이것은 본래 시호의 證인데, 瀉下시켰는데도 下痢하지 않다가 지금 도리어 下痢를 하는 자는 의사가 환약으로 瀉下시키려 했음을 알 수 있다. 이것은 바른 치료법이 아니다. 潮熱은 實證이다. 먼저 마땅히 소시호탕을 복용시켜 밖을 풀어주고 후에 시호가망초탕으로 主治한다.〕

상한 13일이 되어도 병이 계속되고, 裏로 傳變하려고 하는 시기에 胸脇苦滿, 嘔吐는 소양증, 해질무렵의 潮熱은 양명증으로 少陽兼陽明裏實證이다. 半表半裏보다 裏證에 치우쳐 있고, 正氣가 상하지 않은 실증이므로 대시호탕을 사용하면 下痢를 일으키지 않고 치유되는데, 양명증으로 잘못 생각하여 下劑인 환약을 사용해버렸다. 환약은 작용이 완만하지만, 瀉下시킨 후에도 藥力이 오래 남아 가벼운 下痢가 계속된다. 이 攻下藥에는 主가 되는 것이 두 종류 있다. 하나는 苦寒의 대황·지실의 承氣湯類이고 하나는 辛熱의 巴豆類이다.

攻下한 후에도 양명증이 없어지지 않고, 또 潮熱도 시호증도 남아 있으며, 下痢가 있어도 실증이기 때문에, 대시호탕을 사용하고 싶지만, 下劑를 먼저 사용하여 그 작용이 아직 남아 있어 正氣마저 상해버렸으므로, 다시 苦寒의 攻下藥인 대황이 들어간 대시호탕으로는 正氣를 더욱 상하게 하여 증상이 심해진다. 그러므로 먼저 소시호탕을 사용하여 表裏의 氣를 調和, 和解시킨 후에, 그래도 남아 있는 裏證에는 소시호탕의 1/3의 藥量과, 온화한 潤下劑인 芒硝를 합한 시호가망초탕을 사용하여 완치시킨다.

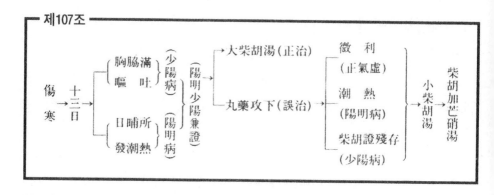

제107조

傷寒 → 十三日 → {胸脇滿, 嘔吐}(少陽病) / {日晡所, 發潮熱}(陽明病) → (陽明少陽兼證) →

→ 大柴胡湯(正治)

→ 丸藥攻下(誤治) → 微利 (正氣虛) / 潮熱 (陽明病) / 柴胡證殘存 (少陽病) → 小柴胡湯 → 柴胡加芒硝湯

표3·3 大柴胡湯과 柴胡加芒硝湯의 비교

	大柴胡湯	柴胡加芒硝湯
病機	少陽證兼陽明裏實	
	正氣未虛	正氣已虛
症狀	胸脇滿·嘔吐	
	往來寒熱·心下急·心中痞硬·鬱鬱 微煩·大便秘結·혹은 下痢	潮熱·瀉下 후 下痢가 약간 남아 있음
治則	和解少陽	
	通下裏實	清熱裏實
成分	시호·황금·반하·생강·대조	
	작약·지실·대황	인삼·망초·자감초

◎柴胡加芒硝湯方

		現代換算	現代中國	
柴 胡	二兩十六銖	41.7g	6g	
黃 芩	一兩	15.6g	3g	
人 蔘	一兩	15.6g	3g	
炙甘草	一兩	15.6g	3g	小柴胡湯의 1/3量
生 薑	一兩	15.6g	3g	
半 夏	二十銖	13.0g	10g	
大 棗	四枚	14.0g	6g	
芒 硝	二兩	31.3g	6g	清熱潤燥

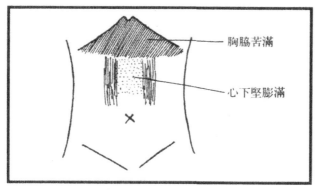

胸脇苦滿

心下堅膨滿

그림3·6 柴胡加芒硝湯 腹證圖

이상이 和解少陽 兼 淸熱裏實의 輕劑이다.

◎柴胡加芒硝湯의 適應症

舌質·紅, 舌苔·黃厚, 脈·弦數으로 소시호탕증과 함께 복부가 딱딱하고 팽만하며 潮熱이 있고, 下痢 또는 便秘가 있는 陽明少陽의 兼證으로서, 正氣가 虛하지 않은 것에는 대시호탕을, 正氣가 虛한 虛實挾雜證에는 대시호탕보다 약한 시호가망초탕을 사용한다.

여기에서 少陽病兼證에 대하여 간단히 복습해보겠다.

태양병이 남아있는데도 소양병이 나타나는 경우(제147·176조)에는 太陽少陽兼證으로 大椎·肺兪·肝兪·期門에 자침하여 치료한다. 소양병이 있는데도 陽明胃家實證이 발생한 경우에는 陽明少陽兼證으로 대시호탕증의 제106조·제136조이고, 양명병이 가벼운 경우는 소시호탕(제212조·232조)을 사용한다. 양명증이 확실해지면 시호가망초탕(제107조)이고, 더욱 심하게 된 熱結傍流에는 대시호탕(제170조)이다.

(6) 少陽兼太陰證, 少陽兼水飮證 (柴胡桂枝乾薑湯)

제152조

傷寒五六日, 已發汗而復下之, 胸脇滿微結, 小便不利, 渴而不嘔, 但頭汗出, 往來寒熱, 心煩者, 此爲未解也, 柴胡桂枝乾薑湯主之.

〔상한으로 5~6일이 지나 이미 發汗시켰는데 다시 瀉下시켜 胸脇滿하고 약간 結

해 있으며, 소변이 잘 나오지 않고, 갈증이 있으면서 구역하지는 않으나 다만 머리에서만 땀이 나오고, 한열이 왕래하고 心煩한 자는 아직 풀리지 않은 것이다. 시호계지건강탕으로 主治한다.)

상한병을 앓은 지 5~6일이 경과하여, 그 사이에 잘못하여 汗法과 下法을 행해 正氣를 심하게 손상시켜 버렸기 때문에 병이 치유되지 않고 소양병으로 傳入하여 膽熱에 의한 往來寒熱, 心煩은 소양증으로, 胸脇滿微結은 胸脇苦滿이 輕微한 것이다.

또한 汗下法으로는 脾의 陽氣를 상하게 하므로, 脾의 運化작용도 방해를 받고 水飮이 中焦에 內停해서 식욕부진과 心下部가 막혀 고통스러운 느낌이 있을 것이다. 그러나 아직 水邪는 가볍고 胃氣에 영향이 미치지 않았기 때문에 구토는 없다.

水飮은 下焦에 이르러 小便不利 등이 나타난다. 또 上焦에 이르러 動悸, 숨참, 헛기침 등이 나타날 것이다. 이 경우, 그 이상으로 水飮은 상충하지 않지만, 水飮의 停滯에 의해 진액의 흐름이 방해를 받아 입에 진액이 올라가지 못해서 口渴이 생긴다. 膽火上炎하여 水飮을 증발시키므로 머리에 땀이 난다. 또 脾의 陽虛虛寒證에 의해 腹壁軟弱 · 軟便이 된다.

이것은 脾虛寒證(太陰病)과 膽熱이 공존하는 少陽兼太陰證으로 寒熱夾雜證이다. 이런 경우에는 시호계지건강탕을 사용한다.

◎柴胡桂枝乾薑湯方

		現代換算	現代中國	
柴 胡	半斤	125.0g	19g	和解少陽
黃 芩	三兩	47.0g	9g	
乾 薑	二兩	31.3g	3g	溫化水飮
桂 枝	三兩	47.0g	6g	
炙甘草	二兩	31.3g	6g	補中益氣
瓜蔞根	四兩	62.5g	6g	軟堅散結祛水
(瓜蔞皮가 좋다)				
牡 蠣	二兩	31.3g	30g	

이상으로 和解少陽, 化飮散結한다.

乾薑은 中焦의 脾를 따뜻하게 하고, 運化작용을 개선시키고, 水飮을 없애는 작용이 있다. 牡蠣는 軟堅散結 작용에 의해 주로 下焦의 頑固한 水飮에 작용하여 祛水化痰한다. 瓜蔞根은 生津止渴의 작용이 강하고, 瓜蔞皮는 주로 上焦에 작용하여 淸肺化痰, 逐飮散結한다. 여기에서는 과루근보다도 과루피를 사용해야 한다.

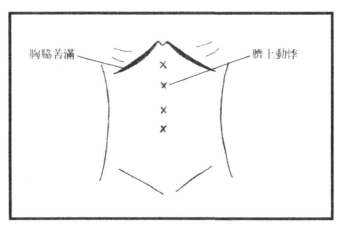

그림3·7 柴胡桂枝乾薑湯 腹證圖

◎柴胡桂枝乾薑湯의 適應症

시호계지건강탕은 중의학적으로 肝脾不和에 의한 만성소화기질환과 감기·간염·신경증에 사용되고, 舌質·淡, 舌苔·薄白, 脈·沈弦이다. 일본 한방에서는 피로하기 쉽고 腹力이 약하며, 가벼운 胸脇苦滿, 臍傍動悸가 있고, 상반신 특히 머리에 땀이 나기 쉽고, 급성·만성의 상기도염, 폐렴, 늑막염, 간염에 의한 腹脹下痢, 신염, 신우염, 자율신경실조증, 갱년기장애, 심장신경증, 불면증, 바세도우씨병, 多汗症, 흉부질환, 간장병 등의 소모성 질환의 체력 증강 등에 사용된다.

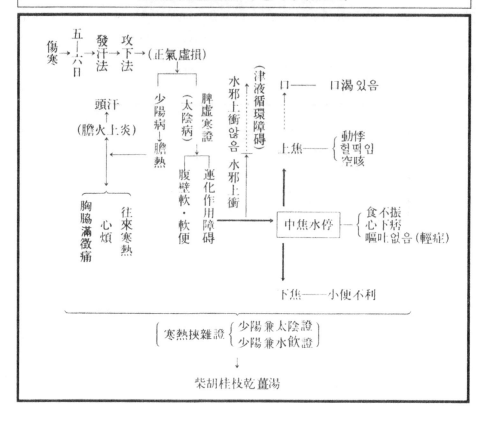

§4 三陽病

(1) 三陽兼證 (柴胡加龍骨牡蠣湯)

제110조

傷寒八九日, 下之, 胸滿煩驚, 小便不利, 譫語, 一身盡重, 不可轉側者, 柴胡加龍骨牡蠣湯主之.

〔상한 8~9일에 이것을 下시켜 胸滿煩驚하고, 小便不利, 헛소리를 하고, 온몸이 전부 무겁고, 轉側가 안 되는 사람은 柴胡加龍骨牡蠣湯으로 主治한다.〕

상한병 8~9일에는 邪가 태양으로부터 소양으로 한창 들어오는 중이지만, 아직 裏에 들어오지 않았는데도 양명병으로 오해하여 下痢시켜 버렸으므로, 正氣가 虛하고 邪氣는 이 기회를 틈타 일부가 內(裏)로 들어와 버린 것으로, 煩驚 · 譫語는 양명병이다. 胸滿은 태양병과 소양병에서 볼 수 있다. 一身盡重은 태양병이고, 不可轉側은 소양병이다. 小便不利는 太陽腑證이고, 三陽이 함께 병이 되어 버린 三陽兼證이다. 여기에는 시호가용골모려탕을 사용한다.

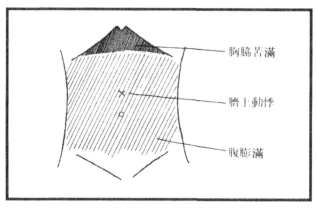

胸脇苦滿

臍上動悸

腹膨滿

그림3-8 柴胡加龍骨牡蠣湯 腹證圖

◎柴胡加龍骨牡蠣湯方

		現代換算	現代中國	
柴 胡	四兩	62.5g	12g	
黃 芩	一兩半	23.4g	12g	
人 蔘	一兩半	23.4g	黨參15g	小柴胡湯의 1/2
半 夏	二合半	28.0g	9g	
生 薑	一兩半	23.4g	6g	
大 棗	六枚	21.0g	9g	
桂 枝	一兩半	23.4g	3g	解肌發表

여기까지로 內外의 邪를 外解시킨다.

龍 骨	一兩半	23.4g	15g	重鎭安神
牡 蠣	一兩半	23.4g	15g	
鉛 丹	一兩半	23.4g	없음	
大 黃	二兩	31.3g	6g	瀉熱和胃. 止譫語
茯 苓	一兩半	23.4g	15g	安神. 利小便

이상으로 和解泄熱 · 重鎭安神하는 작용이 있다.

┌─ 제110조
│
│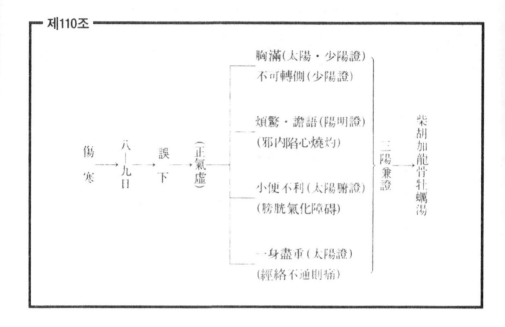
│

◎柴胡加龍骨牡蠣湯의 適應症

柴胡加龍骨牡蠣湯은 체력이 中等度 이상으로, 胸脇苦滿과 臍傍動悸, 불면, 흥분, 불안, 현기증 등을 호소하고, 변비가 있는 고혈압증, 심장신경증, 관상동맥경화증(발작 예방에 사용), 뇌졸중 후유증, 만성신염, 갱년기장애, 자율신경실조증, 각종 신경증, 불면증, 夜驚症, 한밤중에 울기, 졸림, 협심증, 심장판막증, 발작성 頻脈症, 정신분열병, 鬱病, 癲癇, 바세도우씨병, 메니에르병, 多汗症, 手掌 · 腋窩 · 前額 등의 局所 多汗症, 원형탈모증 등에 사용된다. 舌質 · 紅, 舌苔 · 黃, 脈 · 弦數이다.

(2) 三陽合病(白虎湯)
제224조

三陽合病, 腹滿身重, 難以轉側, 口不仁面垢, 譫語遺尿. 發汗則譫語, 下之則額上生汗, 手足逆冷. 若自汗出者, 白虎湯主之.

[三陽이 合病되어 腹滿하고 몸이 무겁기 때문에 轉側하기 어렵고, 口不仁하며, 얼

굴에 때가 끼고, 헛소리를 하고, 遺尿가 있다. 發汗시키면 곧 헛소리를 하고, 이것을
瀉下시키면 곧 이마 위에 땀이 나고, 手足이 逆冷한다. 만약 自汗이 있는 경우는 白
虎湯으로 主治한다.〕

柴胡桂枝湯證 · 柴胡加龍骨牡蠣湯證의 정리와 柴胡劑의 비교						
柴胡加 龍骨牡蠣湯	柴胡 桂枝湯	小柴胡湯	柴胡加 芒硝湯	大柴胡湯	黃芩湯	柴胡桂枝 乾薑湯
病證 三陽兼證 心神浮越	太陽兼 少陽證 表證未解	少陽證 및 少陽兼 陽明證	少陽兼 陽明證 (陽明裏實證)	少陽陽明 合病	太陽少陽 合　病 半裏熱盛	少陽兼 太陰證 水飲內停
類似 症狀 胸脇苦滿	胸脇苦滿 發熱 · 微 嘔	胸脇苦滿 往來寒熱 口苦 · 咽乾 喜嘔	胸脇苦滿 潮熱 嘔吐(輕微)	胸脇苦滿 往來寒熱 嘔吐	口苦 咽乾 發熱	往來寒熱 胸脇微結
其他 症狀 煩驚 · 小便不 利 · 譫 語 · 一身 盡重 · 不 可轉側	微惡風 肢節煩痛 心下支結	心煩 · 目眩 默默不欲 飮食	微利	心下急結 鬱鬱微結 便秘 혹은 下痢	腹痛下痢	頭汗出 · 心煩渴 · 不嘔 · 小便不利
舌象 舌質紅 舌苔黃	舌苔薄白	舌質紅 舌苔薄白	舌質紅 舌苔黃厚	舌質紅 舌苔黃乾燥	舌質紅 舌苔黃	舌質淡 舌苔薄白
脈象 弦數	浮弦	弦細(數)	弦數	弦有力	弦數	沈弦
治則 和解泄熱 重鎮女神	和解少陽 兼解肌發表	和解少陽	和解少陽 淸熱裏實	和解少陽 通下裏實	淸熱止利	和解少陽 化飮散結

腹滿은 陽明病의 腑證에 가까운 것이고, 身重은 태양병, 몸을 움직이기 어려운 것
(難轉側)은 소양병이다. 따라서 이것은 三陽合病으로, 다시 진액을 소모시켜 입이 말
라 말하기 어렵고, 맛도 알 수 없게 되고(口不仁), 陽明經의 얼굴에 기름땀을 흘리고
(面垢), 고열 때문에 의식이 혼탁해져 헛소리(譫語)를 하고, 尿失禁(遺尿)이 있는 등

등 陽明腑實證에 가까워진다. 그래도 몸에 땀이 나면, 아직 진액 소모가 심하지 않은 것이므로 백호탕을 사용할 수 있다 (大汗이 나면 진액을 소모시켜 버리므로, 白虎加人蔘湯이다).

만약 땀이 나지 않을 때에 태양병이라고 생각하여 發汗法을 행하면, 더욱 重症이 되어 헛소리를 심하게 하게 된다 (완전한 陽明腑實證이다).

또 陽明腑實證이라고 생각하여 下法을 행해버리면, 더욱 악화되어 심한 陽虛證(궐음병)이 되어 手足逆冷(이것이 寒厥이다)하게 되므로 冷汗이 나오고, 虛脫(쇼크) 상태가 된다. 寒厥은 四肢厥冷 외에 脈沈微, 小便淸長, 舌淡苔白 등의 증상이 있으며, 厥陰病篇에서 기술하고 있다.

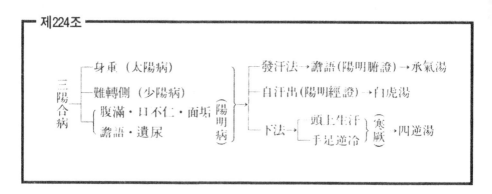

제224조

```
三陽合病 ┌─ 身重 (太陽病)
         ├─ 難轉側 (少陽病)
         ├─ 腹滿・口不仁・面垢  (陽明病)
         └─ 譫語・遺尿

        ┌─ 發汗法 → 譫語(陽明腑證) → 承氣湯
        ├─ 自汗出(陽明經證) → 白虎湯
        └─ 下法 ┌─ 頭上生汗  (寒厥) → 四逆湯
                └─ 手足逆冷
```

제268조

三陽合病, 脈浮大, 上關上, 但欲眠睡, 目合則汗.

〔三陽이 합병되어 脈이 浮大하여 關上에 오르고, 다만 자고 싶다고 생각하여 눈을 감으면 즉시 땀이 난다.〕

脈浮는 태양병, 脈大는 양명병, 上關上은 關脈이 長直 有力한 것으로, 關脈은 半表半裏를 나타내고, 長直 有力은 똑바르고 길고 활시위처럼 팽팽한 脈으로, 少陽弦脈의 의미이다. 但欲眠睡는 소양병, 目合則汗은 눈을 감고 자면 땀이 난다는 의미로, 陰虛證의 盜汗과 비슷하지만, 여기에서는 열이 심해져 체내의 진액이 열 때문에 밖으로 나와 땀이 된 상태로, 三陽熱實의 合病이다. 前條와 마찬가지로, 本條도 백호탕을 사용한다. 참고로 醫宗金鑑에서는 柴胡・桂枝・白虎三湯을 合用하고 있다. 또 前述한 제101조의 小柴胡湯證도 三陽合病이라 생각해도 좋다. 이 외에 황달의 제234

조도 三陽合病인데, 황달의 項에서 後述하겠다.

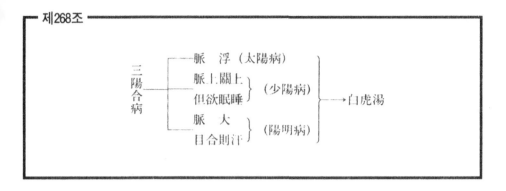

제268조

三陽合病 ┬─ 脈　浮 （太陽病）
├─ 脈上關上 ┐
│　　　　　 ├ （少陽病）
├─ 但欲眠睡 ┘
├─ 脈　大　 ┐
│　　　　　 ├ （陽明病）
└─ 目合則汗 ┘　　　　　　──→ 白虎湯

〈附 胸脇苦滿〉

柴胡證의 가장 유력한 특징인 胸脇苦滿에 대해 상한론에서는 여러 가지 표현을
사용하고 있는데, 이것을 조문 중에서 모아 보았다.

胸脇苦滿	제98조	小柴胡湯
脇下痞鞭	제98조	〃
脇下滿	제101조	〃
胸中滿	제265조	〃
脇下鞭滿	제267조	〃
胸脇鞭滿	제232조	〃
胸滿脇痛	제37조	〃
胸脇滿	제232조	柴胡加芒硝湯
胸脇滿微結	제152조	柴胡桂枝乾薑湯
心下支結	제151조	柴胡桂枝湯
心下鞭	제176조	刺鍼
心下痞鞭	제147조	〃
心下急	제106조	大柴胡湯
心中痞鞭	제172조	〃

등등 여러 가지 용어가 사용되고 있다. 이들에 대해서는 各條의 해설 속에 詳記했
는데, 그 다양하고 미묘한 표현에 놀랄뿐이다.

第4篇 太陰病

§序

太陰病은 脾의 病이다. 太陰은 手太陰肺와 足太陰脾로, 手陽明大腸 · 足陽明胃와
表裏를 이루고 있다.

【脾와 肺의 작용】

중의학에서는 胃가 받아들인 음식물(水穀)을 脾가 消化吸收하고 있다고 생각한
다. 흡수한 영양물질(水穀의 精微 = 穀氣 · 清陽이라고도 한다)은 脾에 의해 다시 肺
로 운반된다. 이것을 脾의 運化作用이라 하고, 肺는 이 精微物質을 氣(衛氣) · 血 · 津
液(營氣)으로써 宣發肅降 作用으로 온몸에 공급하고 있다. 大腸은 흡수한 나머지 가
스(濁陰)를 肺의 肅降작용에 의해 아래로 내려 排泄시킨다.

脾는 昇을 常이라 하고, 肺는 降을 順이라 하고 있기 때문에, 脾가 精微物質을 肺
로 올리는 清昇작용이 방해를 받으면 설사가 된다. 폐의 肅降작용이 방해를 받았을
때는 기침이 나온다.

手太陰肺와 足太陰脾는 협조하여 精微物質을 온몸에 골고루 퍼지게 하고, 동시에
水液을 돌게 함으로써, 인체의 정상적인 生理활동과 건강을 유지하고 있는 것이다.

【太陰病】

태음병은 三陰病 중에서도 비교적 가볍고 얕은 단계이다. 원래 脾가 약한 사람이
寒邪를 받으면 태음병이 되기 쉽다. 또 三陽病에서도 치료가 부적절하여 脾 작용의
原動力이 되는 脾의 陽氣를 상하게 하여 寒이 발생하고, 運化작용이 방해받기 때문
에 濕이 또한 체내에 생기고, 태음병의 여러가지 증상이 나타나게 된다.

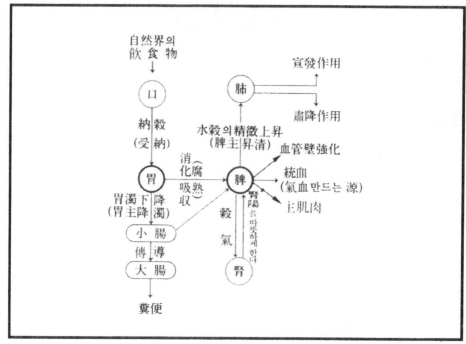

그림4-1·脾와 胃의 생리 (『實踐中醫學入門』 P.47 綠書房 刊行에서 改變)

§1 太陰病提綱

제273조

太陰之爲病, 腹滿而吐, 食不下, 自利益甚, 時腹自痛. 若下之, 必胸下結鞕.

〔太陰의 病은 腹滿하고 吐하며, 음식이 내려가지 않으며, 自利가 점점 심해지고, 때때로 배가 저절로 아프다. 만약 이것을 下시키면 반드시 胸下部가 結鞕 한다.〕

脾의 기능이 방해를 받아 脾陽不振(脾陽虛)이 되면 運化작용이 쇠약해지므로 음식물이 中焦에 정체되어 내려가지 않아 腹滿하고, 表裏關係의 胃에 영향을 미쳐 胃氣의 하강작용이 방해를 받으면 胃氣上逆하여 嘔吐하게 된다. 太陰脾虛證의 腹滿은 심해졌다 약해졌다 하면서 변화하지만, 설사를 해도 없어지지는 않는다. 양명병의 腹滿은 實熱證으로 便을 배출시키면 치유된다.

또한 脾의 淸昇작용의 장애 때문에 下痢도 생긴다. 脾의 陽氣不足이 더욱 심해지면 寒邪가 침입하기도 하고, 寒이 체내에 생기기 쉬워져 脾虛寒證이 된다. 일반적으로 중의학에서는 소화기능을 갖고 있다고 일컬어지고 있는 脾와 胃를 함께 생각하고 있기 때문에, 태음병을 脾胃의 虛寒證이라 말하고 있다. 이렇게 되면, 寒은 凝滯하여 氣의 흐름을 막기 때문에 때때로 腹痛도 일어난다.

誤下시키면 脾陽이 더욱 손상을 받으므로, 水液의 運化 장애로 濕邪도 쌓이게 되고, 寒과 濕이 점점 증가하여 心下에 結滯하여 胸下結鞕(痞硬)이 된다. 이것은 상복부가 막힌 느낌으로, 觸診하면 저항을 느끼지만, 그다지 단단하지 않고 壓痛도 없다(心下痞). 그리고 下痢도 한층 심해진다. 「自利益甚」은 보다 심해진 증상이므로, 문장 말미의 「心胸下結鞕」다음에 오는 것이 옳다고 하는 의견(醫宗金鑑)을 따랐다.

本條는 太陰病의 提綱이다. 태음병의 증상을 정리하면, 腹脹과 嘔吐, 食欲不振, 下痢가 있으면서 때때로 腹痛이 있고, 복통은 喜溫, 喜按으로 口渴은 없다. 舌質은 淡胖, 舌苔는 白, 脈은 遲 혹은 弱이다. 이 증상에는 다음에 기술할 理中丸을 사용한다.

太陰病證의 정리 (제273조)

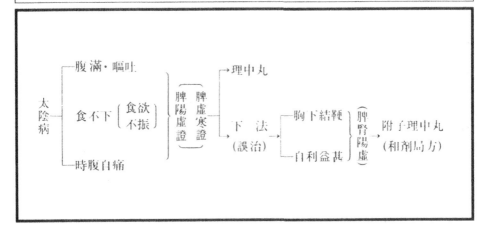

-129-

§2 太陰脾虛證 (理中丸 · 人蔘湯)

제395조

大病差後, 喜唾久不了了, 胸上有寒, 當以丸藥溫之, 宜理中丸.

〔大病이 낫고 난 후 자주 唾液을 뱉으면서 오래도록 개운하지 않은 者는 胸上에 寒이 있는 것인데, 마땅히 丸藥으로써 이것을 따뜻하게 하는 것이 옳은데, 理中丸이 적합하다.〕

大病이 치유되고 난 후에도 脾虛寒證이 남아 運化 장애 때문에 水濕이 정체하여 (寒濕困脾) 입으로 넘쳐 타액이 줄줄 끊임없이 나와 입이 끈적거리는 사람에게는 理中丸을 부여한다.

「胸上」은 胃를 가리키며, 그 외에도 이러한 표현이 있다(제178조). 胃의 陽氣不足 때문에 胃部가 부풀고 冷해져 아픈 胃寒證의 증상이 「胸上有寒」이다. 前條의 胸下 結鞕 의 胸下는 말 그대로 心下(心窩)이고 上腹部이다.

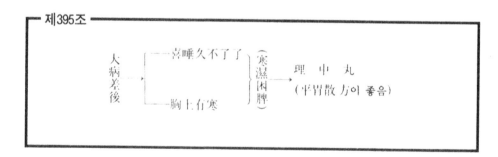

제385조

霍亂, 頭痛發熱, 身疼痛, 熱多欲飮水者, 五苓散主之. 寒多不用水者, 理中丸主之.

〔霍亂에 頭痛 發熱이 있고, 몸에 疼痛이 있고, 열이 많아 물을 마시고 싶어 하는 사람은 五苓散으로 主治한다. 寒이 많아서 물이 필요하지 않은 사람은 理中丸으로 主治한다.〕

藿亂이라는 것은 下痢, 嘔吐가 심한 病으로, 그 중에서도 中焦脾虛寒證의 경우에는 濕이 생기기 쉬우므로 口渴이 나지 않기 때문에, 寒이 많고 물을 마시고 싶어 하지 않는 증상이 된다. 이때도 理中丸이 사용된다. 前條보다도 寒이 많아 증상이 심해졌으므로, 附子를 첨가한 附子理中丸(和劑局方) 쪽이 좋을 것이다.

藿亂에는 表證과 裏證 2종류가 있는데, 表證으로 熱이 많은 五苓散證과, 裏證으로 寒이 많은 理中丸證 외에, 소음병에서도 볼 수 있다 (四逆湯·四逆加人蔘湯·通脈四逆加猪膽湯證).

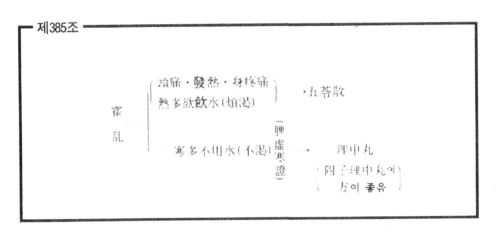

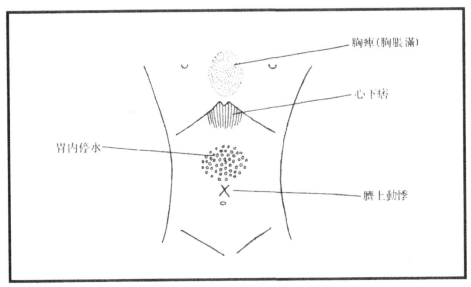

그림4-2 理中湯 腹證圖

제277조

自利不渴者, 屬太陰, 以其臟有寒故也. 當溫之, 宜服四逆輩.

〔下痢를 하면서도 渴하지 않는 者는 태음에 속한다. 그 臟에 寒이 있기 때문이다.
마땅히 이것을 따뜻하게 해야 한다. 모름지기 四逆湯 계통의 약을 복용해야 한다.〕

　太陰脾의 虛寒證에서는 前述한 것처럼 下痢가 있어도 口渴은 없다. 脾의 장애가
심해지면 穀氣가 腎에 이를 수 없으므로, 脾腎陽虛가 되어 四逆湯類를 사용해야 한
다.

　脾腎陽虛는 脾陽不振에 腎陽虛가 첨가되어 下痢, 浮腫을 主症으로 하는 虛寒症
狀으로, 顔色이 희고, 腹과 足腰가 冷하여 아프고, 下痢, 小便不利하고, 手足이 붓지
만, 口渴은 없고, 舌質은 淡胖, 舌苔는 白滑, 脈은 弱 또는 沈遲無力하다. 이 경우,
輕症에는 理中丸으로도 괜찮지만, 中等症에는 附子理中丸, 眞武湯, 重症에는 四逆湯
類가 필요하다. 진무탕, 사역탕은 소음병 項에서 기술하겠다.

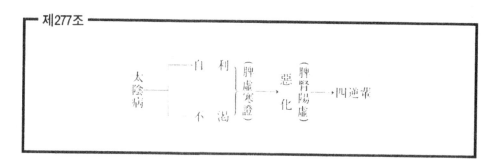

◎理中丸方

		現代換算	現代中國	
人蔘	三兩	47g	9g	補中益氣
乾薑	三兩	47g	9g	溫中袪寒
白朮	三兩	47g	9g	健脾燥濕
炙甘草	三兩	47g	6g	補中調藥

이상의 가루를 蜂蜜로 丸藥을 만든다.

인삼으로 中焦의 脾氣를 강하게 하고, 乾薑으로 中焦를 따뜻하게 하고, 백출로 脾를 강하게 하여 濕을 제거하고, 자감초로 中焦의 氣를 보충하여, 전체적으로 溫中散寒, 健脾益胃한다. 丸藥으로 하면 작용이 평온하고 장시간 효과가 지속된다. 煎藥으로 한 것이 人蔘湯(理中湯)으로 金匱要略에 있다.

◎理中丸의 適應症

理中丸(人蔘湯)은 평소부터 胃腸이 약하고 冷症인 사람으로, 舌質·淡, 舌苔·白, 脈·遲 혹은 弱한 급성·만성위장염으로 복통이 없어도 조금 먹으면 곧 腹滿, 心下痞 가 있는 경우에 사용한다.

이 외에 急性·慢性下痢, 虛弱兒의 소화불량·自家中毒, 위염, 위하수, 胃十二指腸潰瘍, 빈혈증, 타액분비과다증, 胃腸이 약한 사람의 백내장(八味丸과 병용), 당뇨병, 萎縮腎, 姙娠惡阻, 冷症으로 피로하기 쉬운 사람의 神經痛 등에도 사용된다.

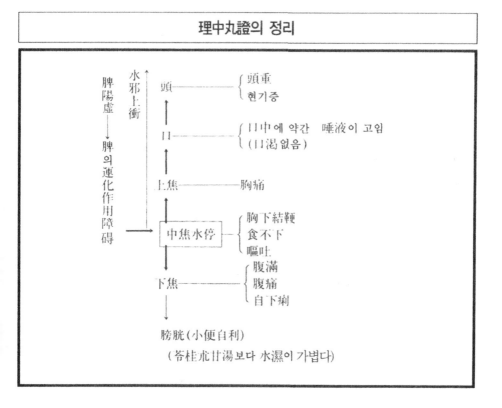

理中丸證의 정리

脾陽虛 → 脾의 運化作用障碍

水邪上衝

頭 ─── { 頭重 / 현기증

口 ─── { 口中에 약간 唾液이 고임 / (口渴 없음)

上焦 ─── 胸痛

中焦水停 { 胸下結鞕 / 食不下 / 嘔吐

下焦 ─── { 腹滿 / 腹痛 / 自下痢

膀胱(小便自利)

(苓桂朮甘湯보다 水濕이 가볍다)

┌─ 제273조, 제277조, 제385조, 제395조의 정리 ─┐

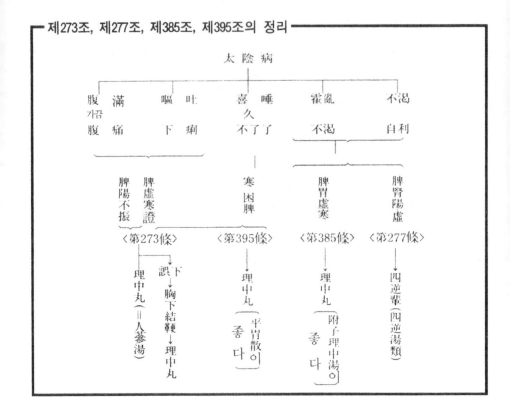

§3 太陰中風證 (桂枝湯)

제276조

太陰病, 脈浮者, 可發汗, 宜桂枝湯.

〔태음병에 脈이 浮한 사람은 發汗시키는 것이 당연한데, 桂枝湯이 적절하다.〕

태음병은 脈·沈인데, 이것이 浮한 것은 病邪가 表에 편재해 있기 때문이다. 脾虛인 사람이 外邪를 받아 아직 表證이 있는 상태로, 이 때문에 發熱, 惡寒, 頭痛 등이 있으므로, 이것은 太陰中風證(次項의 제274조)이다. 태음병의 胃腸症狀은, 여기에서는 당연히 가벼울 것이므로, 表에서부터 치료하지 않으면 안 된다. 계지탕으로 發汗시키면 邪가 제거되어 正氣가 회복되므로, 또한 가벼운 태음병의 증상도 소실된다.

제274조

太陰中風, 四肢煩疼, 陽微陰澁而長者, 爲欲愈.

〔太陰의 中風에 사지가 煩疼하고, 陽脈이 微하고, 陰脈이 澁하다가 長으로 변하는 者는 나으려고 하는 것이다.〕

太陰中風證이라 하는 것은 평소부터 脾胃가 약해 식욕이 나지 않고, 便이 무른 太陰病證의 사람이 風邪를 받은 것이다. 脾는 四肢를 주관하고, 四肢는 諸陽之本이다. 風邪가 太陰證인 사람을 침범하면 陽氣부족으로 衛氣의 저항력이 떨어지기 때문에, 風邪는 빠르게 末梢의 四肢를 범하여 四肢煩疼한다. 이때 만약 陽脈(浮脈)이 微하게 되면, 風邪가 쇠해져서 惡寒 · 發熱 · 身痛 등의 表證이 대부분 없어져, 병이 나으려 하는 징후이지만(제23조), 陰脈(沈脈)이 澁하다면 太陰脾가 邪에 의해 침범당해 脾氣가 폐에 올라가지 못하고, 肺氣의 작용이 떨어져 營陰의 血脈內에서의 흐름이 막혀 있기 때문이다. 이때 腹滿 · 下痢 등의 太陰證도 당연히 있을 것이다. 따라서 '陰澁'은 邪氣가 쇠해져 있지만, 正氣도 약한 상태로, 나을 희망은 적다. 이것이 長脈으로 변화하면 正氣가 회복되는 조짐으로, 나으려 하고 있다고 말할 수 있다.

長脈이라는 것은 前腕末梢에서 요골동맥이 寸關尺의 위치보다 길게 촉진되는 脈으로, 이것이 浮沈에 기울여져 있지 않으면 정상적인 상태이다.

한편 太陰病證의 脈에는, 이 외에 沈細無力, 沈遲無力, 遲緩, 弱, 沈澁 등이 있다.

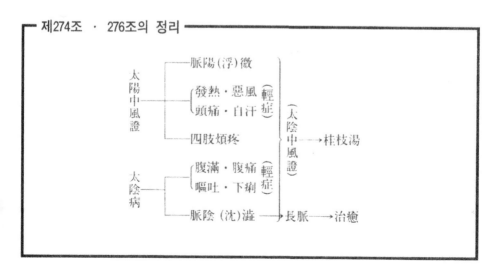

```
┌─ 제274조 · 276조의 정리 ─────────────────────────┐
│                                                  │
│           ┌── 脈陽(浮)微                          │
│      太    │   ┌發熱 · 惡風 (輕                    │
│      陽    │   │          症)        ┐            │
│      中 ───┤   └頭痛 · 自汗           太           │
│      風    │                         陰 ──→ 桂枝湯 │
│      證    └── 四肢煩疼               中           │
│                                      風           │
│           ┌─ 腹滿 · 腹痛 (輕         證           │
│      太    │             症)        ┘            │
│      陰 ───┤  嘔吐 · 下痢                          │
│      病    │                                      │
│           └─ 脈陰(沈)澁 ──→ 長脈 ──→ 治癒          │
│                                                  │
└──────────────────────────────────────────────────┘
```

§4 太陰病兼證

(1)桂枝加芍藥湯 · 桂枝加大黃湯

제279조

本太陽病, 醫反下之, 因爾腹滿時痛者, 屬太陰也, 桂枝加芍藥湯主之. 大實痛者, 桂枝加大黃湯主之.

〔원래 태양병인데, 의사가 도리어 瀉下시켜 그것으로 인해 腹滿하고 때때로 통증이 있는 자는 태음에 속한 것이다. 계지가작약탕으로 主治한다. 大實痛인 者는 계지가대황탕으로 主治한다.〕

태양병은 下痢시키면 안 되는데도 잘못하여 下痢시켜 버리면, 원래 脾陽不足인 사람은 脾의 陽氣를 더욱 손상하여 邪氣가 內陷하고 太陽病兼太陰病이 되어버린다.

陽氣不足이 심하게 되면 氣의 흐름까지도 정체되어 腹滿하고, 腹痛이 때때로 가볍게, 때때로 무겁게 출몰한다. 이 복통은 喜溫 · 喜按으로, 이때 구토가 있으면 理中丸이지만, 여기에서는 下痢가 있는데도 구토가 없으므로, 理中丸은 사용하지 않고 계지탕의 작약을 倍로 증가시킨 桂枝加芍藥湯으로 解表와 緩急(경련을 제거함), 止痛한다.

체질이 강한 사람은 太陽病兼陽明病이 되어 복만, 복통이 심하고, 拒按, 便秘의 大實痛의 證이 되므로, 桂枝加大黃湯(桂枝加芍藥大黃湯)으로 解表시키고 通便시키면 복통은 다스려진다. 이 두 가지 方劑는 表證이 없어도 사용할 수 있다.

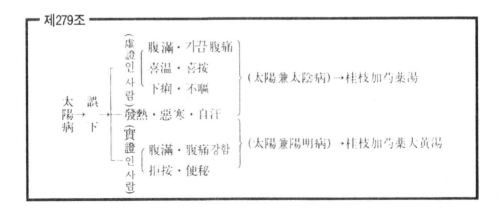

제279조

太陽病 → 誤下 ─┬─ (虛證인 사람) 腹滿 · 가끔 腹痛 / 喜溫 · 喜按 / 下痢 · 不嘔 ┤ (太陽兼太陰病) → 桂枝加芍藥湯
　　　　　　　　發熱 · 惡寒 · 自汗
　　　　　　　└─ (實證인 사람) 腹滿 · 腹痛 강함 / 拒按 · 便秘 ┤ (太陽兼陽明病) → 桂枝加芍藥大黃湯

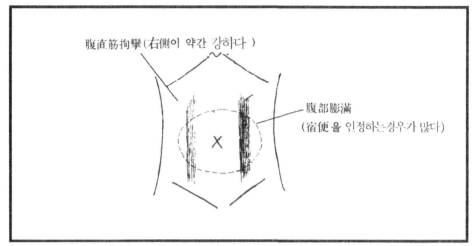

그림4 · 3 桂枝加芍藥湯 腹證圖

제280조

太陰爲病, 脈弱, 其人續自便利, 設當行大黃芍藥者, 宜減之, 以其人 胃氣弱易動故也.

[태음의 병이 되면 脈은 약하고 그 사람은 계속해서 저절로 便이 잘 나온다. 만약 마땅히 대황, 작약을 사용해야 하는 者는 그것을 줄이는 것이 마땅하다. 그 사람은 胃氣가 약해 動하기 쉽기 때문이다.]

脈弱, 腹痛, 下痢의 태음병에서는 대황 · 작약 등의 苦寒藥은 中焦의 脾胃의 氣를 더욱 상하게 하고, 下痢가 그치지 않게 되기 쉬우므로, 꼭 사용해야 할 때에는 少量으로 하여 남용하지 않아야 한다고 기술하고 있다. 本條는 前條의 條文의 注意書가 된다.

◎桂枝加芍藥湯方

		現代換算	現代中國	
桂 枝	三兩	47.0g	9g	溫經通陽
芍 藥	六兩	94.0g	18g	和裏養營. 緩急止痛
大 棗	十二枚	42.0g	9g	
生 薑	三兩	47.0g	9g	調和脾胃
炙甘草	二兩	31.3g	9g	

계지탕으로 調和營衛하고, 작약을 倍量으로 늘려 養營益氣하여, 전체적으로 和脾, 緩解急迫, 止痛의 작용이 있다.

◎桂枝加芍藥湯의 適應症

桂枝加芍藥湯은 發熱, 惡寒, 自汗, 腹脹滿이 있고, 때때로 아프고, 만지는 것을 좋아하는 下痢症에 이용되며, 舌質은 淡, 舌苔·白, 脈·浮弦이다. 복직근이 긴장하고 있는 虛症인 사람의 급성장염, 만성장염, 직장염, 복만이 있고 右下腹痛이 가벼운 충수염 등에 사용된다. 통증, 下痢가 없고 腹滿만 있는 경우에도 효과가 있다. 또한 무지근한 배, 만성복막염, 移動性 盲腸, 痔核, 음낭 헤르니아 등에도 사용한다.

◎桂枝加芍藥大黃湯方

		現代換算	現代中國	
桂枝加芍藥湯				和解·緩急止痛
大 黃	二兩	31.3g	3~9g	苦寒攻下

이상으로 和解止痛攻裏한다.

◎桂枝加芍藥大黃湯의 適應症

桂枝加芍藥大黃湯은 계지가작약탕의 증상보다도 복직근 긴장이 강하고 腹滿과 持續性 복통이 있으며, 拒按·便秘이고, 배가 무지근할 경우에도 좋기 때문에 대장염, 만성복막염, 직장염, 과민성 결장증, 상습성 변비, 숙변 외에 위하수, 痔核 등에 사용된다. 대부분의 경우 右下腹部에 압통이 있고 舌質·紅, 舌苔는 黃, 脈·浮大이고 弦數이다. 이런 무지근한 배는 陽明燥結의 實邪에 의한 下痢이므로 本方은 이 熱邪를 대황의 瀉下작용을 이용하여 제거하는 通因通用(下痢라고 하는 通의 증상에 瀉下 通의 治法을 사용하는것)의 治法이다.

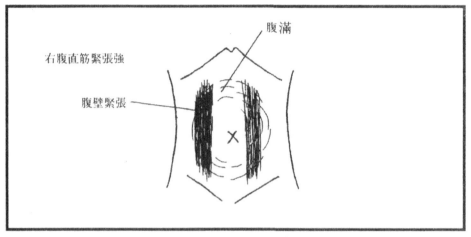

그림4 · 4 桂枝加大黃湯 腹證圖

태음병편의 條文은 8개뿐이다. 상한론에서는 心下(心窩)部의 일부도 태양병에 넣었기 때문에 脾胃의 병이 태양병편에 몇 개 들어가 있다. 그래서 지금까지 생략한 태양병편의 條文 중에서 태음병으로 보는 것이 치료하기 편하고 이해하기 쉬운 것을 本篇에 정리한다.

桂枝加芍藥湯證 · 桂枝加芍藥大黃湯證의 정리와 비교		
桂枝加芍藥湯	桂枝加芍藥大黃湯	小建中湯
病因	太陽病誤下 邪陷太陰 表證殘存	陰陽氣血兩虛
病理	誤下傷脾 氣滯 · 運化障碍	陽明燥結 裏에 實邪	中氣虛寒
症狀	腹滿하고 때때로 통증이 있음 (太陽兼太陰證)	腹滿痛 拒按 · 便秘 (太陽兼陽明證)	腹部痙攣痛 喜溫 · 喜按 心中悸 · 煩
治則	解表和解 緩急止痛	解表和解 兼攻裏	溫中補虛 緩急止痛
成分	桂枝湯의 芍藥 倍量	桂枝加芍藥湯加大黃	桂枝加芍藥湯加膠飴

(2) 小建中湯

제102조

傷寒, 陽脈澁, 陰脈弦, 法當腹中急痛, 先與小建中湯. 不差者, 小柴胡湯主之.

〔상한으로 陽脈은 澁, 陰脈은 弦하며 마땅히 腹中이 急痛한 자는 먼저 小建中湯을 부여한다. 낫지 않는 자는 小柴胡湯으로 主治한다.〕

陽(浮)脈의 澁은 營陰(營血)과 衛陽(衛氣) 두 방면의 부족, 즉 氣血不足에 의한 것으로, 陰(沈)脈의 弦은 소양병의 虛症이다. 脾는 後天의 本, 營衛(陰陽)氣血生化의 근원이지만, 원래 脾陽不足이 있으면 상한병이 더욱 악화되어 中焦虛寒이 되고, 氣血의 생성이 부족하여 肝이 영양을 받지 못해 肝血도 虛해진 氣血陰陽兩虛가 된 脈狀이다.

또한 脾虛寒證에 脾土侮肝木에 의한 소양병의 허증도 더해진 경련성 복통(腹中急痛), 喜溫, 喜按의 病狀을 나타낸다. 이것에는 桂枝加芍藥湯에 補氣健脾의 작용이 있는 飴糖을 첨가한 小建中湯으로 中焦의 脾를 강화시키면, 氣血이 생성되어 脾虛의 복통이 없어지고 소양병도 화해되어 치유되지만, 복용 후 아직 복통이 치유되지 않고 弦脈이 계속되면, 소양병의 복통이 없어지지 않고 있는 것이므로 소시호탕으로 치료한다.

제105조

傷寒二三日, 心中悸而煩者, 小建中湯主之.
〔상한 2~3일에 心中悸하면서 煩하는 자는 소건중탕으로 主治한다.〕

本條에서는 氣血不足이 심하기 때문에 발병초기에 이미 心悸·心煩이 나타난다. 心悸는 陽(衛氣)의 虛, 心煩은 陰(營氣)의 虛 때문에 內熱이 생긴 것으로, 이것도 氣血陰陽兩虛의 증상이다. 평소에 몸이 약하고 피로하기 쉬운 사람이 寒邪를 받으면 營衛(陰血과 陽氣)가 더욱 부족하게 되므로 心悸·心煩을 일으키고 안색이 하얗게 되며, 舌·淡嫩 등 여러 가지 증상이 나타난다. 이 경우에도 소건중탕이 사용된다.

제102조 · 제105조

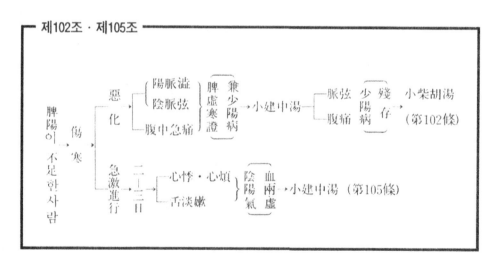

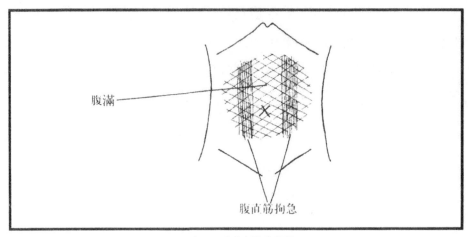

◎小建中湯方   그림4·5 小建中湯 腹證圖

	現代換算	現代中國	
膠 飴 　一升	172g	30~60g	主藥으로 甘溫補中
桂枝加芍藥湯			和脾·緩急止痛

이상으로 溫中健脾, 補虛緩急, 平補陰陽, 調和氣血에 의해 中焦虛寒(脾虛寒證)의
氣血不足을 치료한다.

◎小建中湯의 適應症
小建中湯은 피곤하기 쉽고 手足이 나른하며, 빈혈 경향으로 動悸가 나타나기 쉬
운 虛症인 사람으로, 腹力은 없지만 복직근이 긴장되어 胃痛, 腹痛을 호소하는 위하
수, 위십이지장궤양, 만성위염, 급성·만성장염, 노인의 변비, 경련성 변비, 피로권
태, 신경질, 허약자, 빈혈, 빈뇨, 고혈압, 저혈압, 저혈당증, 심계항진, 頸部 림프선·
폐·장·복막·骨 등의 결핵, 황달, 담석, 안저출혈, 결막염, 탈항과 같은 양상의 복
부증상이 있는 월경곤란증, 불임증, 허약아, 야뇨증, 편도선 비대, 假性近視, 아데노
이드, 경부 림프선염, 소아천식, 빈뇨, 갓난 아기가 밤에 우는 증상, 상습성 두통, 헤
르니아, 自家中毒, 변비, 말더듬이 등에 사용한다. 舌質은 淡嫩으로 舌苔·白潤,
脈·澁 혹은 弦 또는 緩弱이다.

小建中湯證의 정리와 비교		
	小建中湯	桂枝湯
病因	中焦虛寒證 → 氣血生成障碍 ⎫ 脾土侮肝木 → 肝藏血障碍 ⎬ ⇒ 氣血陰陽兩虛	外感風寒 表虛證 內傷病 營衛不和
症狀	腹部痙攣痛 喜溫 · 喜按 心悸 · 心煩	發熱 · 惡風 · 自汗 鼻鳴 · 乾嘔 頭項强痛
舌脈象	舌質 淡嫩 舌苔 白潤 脈 澁 · 弦 · 緩弱	舌質 正常 舌苔 正常 脈 浮緩
治則	溫中補虛 和裏緩急 (裏 · 營에 중점)	解表散寒 調和營衛 (表 · 衛에 중점)
成分	계지 · 작약 · 생강 · 대조 · 자감초	
	교이	

(3) 協熱下利證(2) (桂枝人蔘湯)

제168조

太陽病, 外證未除, 而數下之, 遂協熱而利, 利下不止, 心下痞鞕, 表裏不解者, 桂枝人蔘湯主之.

〔태양병으로 外證이 아직 제거되지 않았는데 자주 瀉下를 시키면 곧 열을 끼고 下痢하게 되어, 下痢가 그치지 않으면서 心下痞鞕하고 表裏가 풀리지 않은 者는 계지인삼탕으로 主治한다.〕

태양병 표증이 아직 낫지 않았는데도 瀉下를 여러 번 행하면, 脾陽을 심하게 손상시켜 脾의 運化작용도 강하게 방해를 받기 때문에 寒濕이 심하게 울체되고, 心下痞鞕을 일으키며, 脾虛寒證 때문에 淸陽(穀氣)이 올라가지 못하므로 下痢가 그치지 않게 되어버린다.

여기에서는 表證이 낫지 않았기 때문에 發熱〉惡寒이 있고, 이것에 太陰虛寒證에 의한 下痢가 함께 있어서, 發熱이 있는 表證+虛寒下痢의 虛證의 「協熱下痢」로, 인삼 탕에 계지를 더한 계지인삼탕으로 溫中解表한다.

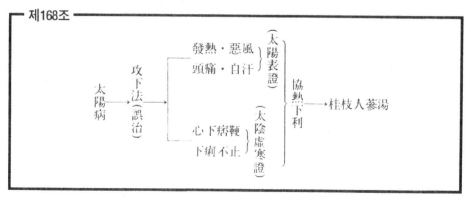

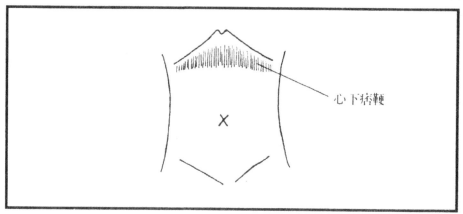

그림4 · 6 桂枝人蔘湯 腹證圖

◎桂枝人蔘湯方

		現代換算	現代中國		
桂 枝	四兩	62.5g	9g		解肌解表
炙甘草	四兩	62.5g	6g		
白 朮	三兩	47g	9g	人蔘湯	溫中散寒
人 蔘	三兩	47g	9g		健脾益胃
乾 薑	三兩	47g	9g		

이상으로 溫中解表하는 表裏雙解劑이다.

◎桂枝人蔘湯의 適應症

계지인삼탕은 虛症의 감기로, 惡寒, 發熱, 頭痛이 있고, 腹痛, 下痢, 嘔氣를 수반하는 것과, 手足이 冷하고 心窩部가 막혀 惡心과 때때로 嘔吐를 수반하는 편두통, 급성·만성 위장염, 심계항진증, 감기 등으로 舌質은 淡胖大, 舌苔는 白滑, 또는 灰黑하고 滑, 脈은 浮虛인 것에 사용한다.

	桂枝人蔘湯	葛根湯	葛根芩連湯	黃芩湯
病 理	虛證의 協熱下痢 (太陰病) 裏虛寒이 主 表寒虛證이 있음	太陽陽明合病의 下痢 表證이 主	實證의 協熱下痢 (陽明病) 裏熱이 主 表熱實證이 있음	太陽少陽合病의 下痢 裏熱+少陽病
症 狀	發熱惡寒 頭痛·不渴	發熱惡寒 身 痛 無 汗 喘	頭痛發熱 口 渴 汗 出 喘	發熱 口苦 腹痛 小便黃赤
	가벼운 下痢 혹은 軟便 心下痞硬	水樣便 혹은 가벼운 粘液便 가벼운 裏急後重	粘液便 혹은 粘血便 肛門灼熱感 裏急後重 현저함	악취가 있는 下痢便 肛門灼熱感 裏急後重
	舌質　淡胖大 舌苔　白滑 脈　浮遲弱	舌質　淡 舌苔　白薄 脈　浮緊·促	舌質　紅 舌苔　黃 脈　滑數	舌質　紅 舌苔　黃 脈　弦數
治 則	溫中補虛·解表 表裏雙解	解表가 主 昇氣津止利	淸熱이 主 表裏雙解	淸熱止利

桂枝人蔘湯證의 정리와 비교

§5 太陽病變證(1)

이어서 태양병편 중에서 태양병에서 태음병으로 傳變하고 있는 太陽病變證에 대해 기술한다.

(1) 氣陰兩虛證 (桂枝加芍藥生薑人蔘新加湯)
제62조

發汗後, 身疼痛, 脈沈遲者, 桂枝加芍藥生姜各一兩人蔘三兩新加湯主之.

〔發汗 후에 身疼痛하고 脈沈遲한 자는 桂枝加芍藥生薑各 一兩人蔘三兩新加湯으로 主治한다.〕

身疼痛은 表證에 보이는 증상이다. 여기에서는 원래 있던 身疼痛이 發汗해도 아직 남아 있는 것이기 때문에, 發汗해도 表邪가 아직 제거되지 않고 남아 身疼痛이 있을지도 모른다. 그러나 脈沈遲는 發汗過多에 의해 營氣(營陰이라고도, 營血이라고도 함)가 없어지고, 營陰血이 부족하기 때문에 脈管內가 가득 차 있지 않아 일어난 脈狀이다. 이 때문에 筋脈이 養育받지 못하여 身痛이 일어나는 것이고, 표증의 身痛은 아니다. 營陰血과 함께 氣도 잃게 되는 경우가 많으므로 氣陰兩虛도 된다. 원래 氣血이 모두 虛한 사람에게 本方(간단히 桂枝加新加湯으로 한다)이 사용되는 경우가 자주 있다.

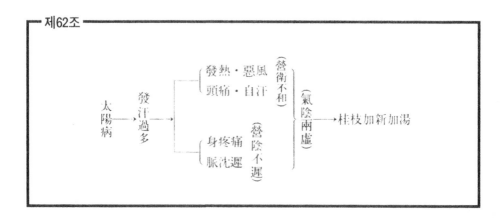

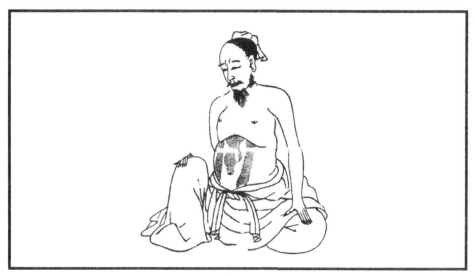

그림4·7 桂枝加芍藥生薑人蔘湯 腹證圖(『腹證奇覽』P.319 醫道의 日本社 刊行에서)

◎桂枝加新加湯方

		現代換算	現代中國	
桂 枝	三兩	47.0g	6g	
芍 藥	四兩	62.5g	9g	調和營衛
生 薑	四兩	62.5g	9g	
大 棗	十二枚	42.0g	9g	宣通陽氣
炙甘草	二兩	31.3g	6g	
人 蔘	三兩	47.0g	6g	益氣養營

계지탕의 작약을 4兩으로 增量시켜 和營血하고, 생강을 4兩으로 增量시켜 宣通陽氣를 각각 증강시킨다. 인삼 3兩으로 益氣養營하여 發汗 후의 虛를 補한다.

이상으로 調和營衛, 益氣和營한다.

◎桂枝加新加湯의 適應症

本方은 舌·嫩紅, 脈·沈遲로 피곤하기 쉽고 冷症이 있으며, 氣血兩虛의 경향이 있는 사람의 감기로 인한 發熱·發汗 後와 몸이 나른함·통증이 있는 사람, 冷症인

-147-

사람의 姙娠 惡阻, 산후의 發熱 등에 사용된다. 엑기스劑로는 桂枝加芍藥湯+人蔘湯
으로, 생강에 다시 乾薑이 加해지고, 백출이 더 들어가는데, 백출은 氣血生化의 근원
인 脾를 강하게 하는 작용이 있으므로 오히려 좋다고 생각한다.

(2) 脾虛氣滯證 (厚朴生薑半夏甘草人蔘湯)
제66조
發汗後, 腹脹滿者, 厚朴生姜半夏甘草人蔘湯主之.
〔發汗 후에 腹脹滿하는 자는 厚朴生薑半夏甘草人蔘湯으로 主治한다.〕

發汗 過多에 의해 脾陽이 손상 받는다. 원래 脾가 허약한 사람의 경우, 그 정도로
심하지 않은 發汗에도 脾는 또 虛하게 되어버린다. 그 결과 脾陽虛가 심하게 되어 陽
氣不足으로 寒을 만들고, 寒은 凝滯하여 氣의 흐름을 막기 때문에 腹脹, 腹滿이 나타
난다. 이 腹滿은 喜溫 · 喜按으로 아직 아프지는 않다. 構成生藥으로 살펴보면 胃氣
上逆에 의한 구토, 水飮內停에 의한 부종도 생각해 볼 수 있는 太陰虛寒證+氣滯證이
다.

◎厚朴生薑半夏甘草人蔘湯方

		現代換算	現代中國		
厚 朴	半斤	125.0g	9g	行氣降逆	除滿消腹脹
生 薑	半斤	125.0g	6g	溫中止嘔	
半 夏	半斤	125.0g	9g	燥濕化痰	降逆止嘔
炙甘草	二兩	31.3g	3g	補益脾胃	
人 蔘	一兩	15.6g	6g		

이상으로 補中健脾, 消除腹脹한다.

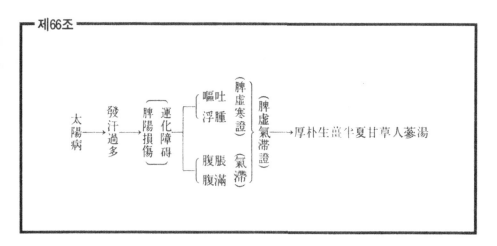

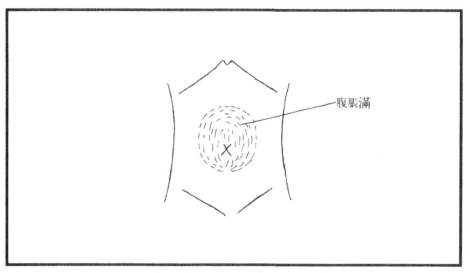

그림4·8 厚朴生薑半夏甘草人蔘湯 腹證圖

◎厚朴生薑半夏甘草人蔘湯의 適應症

本方은 脈·緩, 舌苔·薄白으로서 식욕부진으로 피로하기 쉽고, 腹脹滿, 痞證(상복부가 막혀 있는 느낌), 姙娠惡阻, 마비성 이레우스 등에 사용할 수 있다. 엑기스劑로는 半夏厚朴湯+人蔘湯이 좋다고 생각한다. 乾薑과 복령, 백출, 紫蘇葉이 더 들어가지만, 乾薑은 脾虛寒證에, 복령·백출은 脾病의 濕을 취하는 것에 유효하게 작용한다. 자소엽도 濕을 없애는 것 외에 후박과 마찬가지로 氣滯를 없애는 작용이 있기 때문에 치료효과를 한층 높일 것이다.

표4·1 厚朴生薑半夏甘草人蔘湯 기타의 비교

	厚朴生薑半夏 甘草人蔘湯	小建中湯	桂枝人蔘湯	理中丸
病理	脾虛不運 濁氣壅滯	中焦虛寒 氣血虛弱	表邪未解 脾胃虛寒	脾胃虛寒
症狀	腹脹滿 [增減하여도 壓痛 없음] 下痢 없음	心中悸 心煩 腹中痛	惡寒發熱 下痢 心下痞鞕	腹 滿 下痢·嘔吐 때때로 腹痛
治則	溫運脾陽 寬中除滿	溫中健脾 調補氣血	溫中解表	溫中散寒 健脾益氣
成分	生薑· 厚朴·半夏· 炙甘草·人蔘	桂枝·生薑· 芍藥·大棗· 飴糖·炙甘草	桂枝·乾薑· 白朮· 炙甘草·人蔘	乾薑· 白朮· 炙甘草·人蔘

(3) 脾虛水停證

(가) 桂枝去桂加茯苓白朮湯
제28조

服桂枝湯, 或下之, 仍頭項强痛, 翕翕發熱無汗, 心下滿微痛, 小便不利者, 桂枝去桂
加茯苓白朮湯主之.

〔계지탕을 복용하거나 혹은 瀉下시켰는데도 아직 頭項이 뻣뻣하고 아프며, 가볍
게 發熱하고, 땀은 없고, 心下滿하고, 약간 통증이 있으며, 소변불리인 자는 桂枝去
桂加茯苓白朮湯으로 主治한다.〕

계지탕에서 계지를 뺀 작약·생강·대조·감초에 복령·백출을 첨가한 本條의 生
藥 구성에 대해 예부터 여러 가지 論議가 있었기 때문에 그 주된 것을 거론해 보겠다.
① 계지를 빼지 않고 계지탕가복령백출이라고 하는 說
계지를 복용하거나, 瀉下시켜도 아직 남아 있는 頭項强痛, 翕翕發熱은 表證이기

때문에 계지탕을 써서 調和營衛시켜야만 하는데, 君藥인 계지를 빼는 것은 이상하다. 心下滿微痛하고 小便不利, 無汗인 것은 제67조의 心下逆滿, 小便不利의 苓桂朮甘湯과 같이 太陰脾虛水停證으로, 복령·백출로 健脾利水시킨다. 따라서 本方은 表裏雙解의 方劑이다. (成無己, 吉益東洞, 현대중국에서도 이 說이 많다.)

② 계지를 남겨놓고 去芍藥이라고 하는 說
계지는 본증을 치료하는 君藥으로 필요하지만, 收斂凝集작용이 있는 작약은, 제 22조에서 胸滿에 계지거작약탕을 사용하고 있는 것처럼, 陽氣의 鬱滯에 의한 心下의 膨滿에도 사용하지 않는 편이 좋다. 또 無汗이기 때문에 芍藥에 의하여 수렴할 필요는 없다 (醫宗金鑑)

③ 本條와 같이 去桂枝를 옳다고 하는 說
ⓐ 本證은 表邪裏飮(表裏同病)으로, 先治裏飮에 의해 太陽裏의 膀胱腑 氣化作用 장애에 의한 心下滿微痛·小便不利 등의 증상이 치유되면, 太陽의 表에 영향을 미쳐 다시 발한시키지 않아도 表證은 낫는다 (王肯堂, 柯韻伯, 徐靈胎 등).
ⓑ 本證에서는 表邪가 없다고 하는 說로, 따라서 계지를 이용할 필요가 없다고 하고 있다. 心下滿微痛·小便不利는 脾의 運化障碍 때문에 水飮內停한 것으로, 생겨난 濕이 中焦에 정체하여 心下滿이 있게 되고, 濕이 經脈의 흐름을 방해하여 微痛(濕困脾胃)하고, 그 때문에 脾의 穀氣가 肺에 올라가지 않고, 따라서 肺氣가 下降하여 濁陰을 방광에 옮겨 들어와 肺의 水道通調 작용이 방해를 받아, 방광의 氣化作用장애를 일으킨 太陽膀胱腑의 症候(小便不利·無汗)도 더해져 있다. 이것이 태양의 表에 영향을 주어, 表邪가 없는데도 經氣의 흐름을 失調시켜, 陽氣가 울체하여 頭項强痛·翕翕(輕度의)發熱·無汗을 일으키고 있는 것으로, 표증과 같은 이런 증상은 水飮內停으로 인한 假證이라고 생각한다 (內藤希哲, 章虛谷, 劉渡舟).

이상의 說 중에서 마지막 說이 상한론 본래의 사고방식일 것이다. 따라서 陽鬱하여 熱이 있으므로 溫性인 桂枝를 없애고 있다.

┌─ 제28조 ──────────────────────────────────

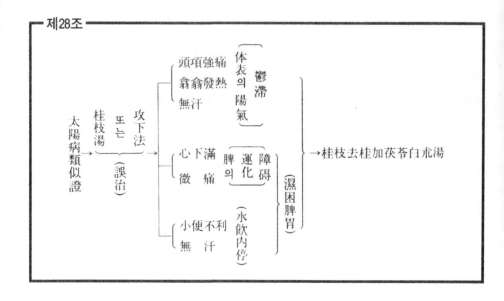

太陽病類似證 → 桂枝湯 또는 攻下法 (誤治) →

頭項強痛
翕翕發热
無汗
　〔体表의 陽氣〕鬱滯

心下滿
微　痛
　〔脾의 運化障碍〕（濕困脾胃）

小便不利
無　汗
　（水飲内停）

→ 桂枝去桂加茯苓白朮湯

──

◎桂枝去桂加茯苓白朮湯方

		現代換算	現代中國	
芍藥	三兩	47.0g	9g	歛陰和營
炙甘草	二兩	31.3g	6g	調和營衛
大棗	十二枚	42.0g	9g	益脾和胃
生薑	三兩	47.0g	9g	
白朮	三兩	47.0g	9g	健脾利水
茯苓	三兩	47.0g	9g	

이상으로 健脾利水, 調和營衛한다.

이상으로 健脾利水한다.

◎桂枝去桂加茯苓白朮湯의 適應症

本方은 舌質은 조금 紅하고, 舌苔는 白하며 조금 매끄럽고, 脈은 細數로 濕熱+脾虛의 만성위염, 만성장염, 간염 등의 消化器病에 사용한다.

(나) 芩桂朮甘湯

제67조

傷寒, 若吐若下後, 心下逆滿, 氣上衝胸, 起則頭眩, 脈沈緊, 發汗則動經, 身爲振振搖者, 茯苓桂枝白朮甘草湯主之.

〔상한으로 만약 吐하거나 瀉下한 후에 心下逆滿하고, 氣가 가슴으로 上衝하고, 일어나면 머리가 어지럽고, 脈이 沈緊하며 發汗하면 즉시 經을 움직이게 하고, 몸은 흔들흔들 요동하는 자는 茯苓桂枝白朮甘草湯으로 主治한다.〕

【中焦水停證】

상한병은 發汗해야 하는데도 잘못하여 吐劑와 下劑를 투여하면 위장장애를 일으켜 脾·胃의 陽氣를 상하게 하고, 脾의 運化作用을 방해하여 陰液이 中焦에 모여 水邪가 된다. 邪는 中焦에서 水停하여 상복부가 팽만(心下逆滿)하고, 水飮의 邪가 위로 올라가 動悸를 일으키며, 다시 머리에 도달하면 머리의 陽氣를 눌러버리기 때문에 일어서면 현기증을 일으킨다. 이 외에 금궤요략에서는 喘滿·氣短(숨이 참), 胸脇支滿의 증상과, 心悸·喘咳도 있다. 그리고 胃氣 上逆을 일으키면 淸水를 嘔吐한다고 쓰여 있다. 이것 등이「氣上衝胸」의 증상이다. 여기서 氣는 水氣로서 계지탕증의 氣上衝과는 다르다. 脈·沈(裏證) 緊(寒證)은 태음병이다. 이것을 苓桂朮甘湯으로 溫陽化水시켜 치료한다. 태양병이 아닌데도 이 水飮의 병을 잘못하여 發汗시키면 陽氣가 더욱 더 虛하게 되어 水飮은 제거되지 않고 經脈에 들어가 경맥을 失養시키므로 몸이 몹시 흔들거려 서있지 못하게 된다. 이것은 重症이 되어 제84조 소음병의 眞武湯證에 가까워진 것이다. 舌苔·白滑로서 脈이 아직 沈緊하면 苓桂朮甘湯으로, 舌苔·白膩하고 脈·沈弱이 되면 眞武湯의 適應이 된다.

-153-

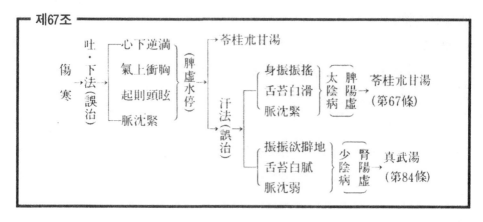

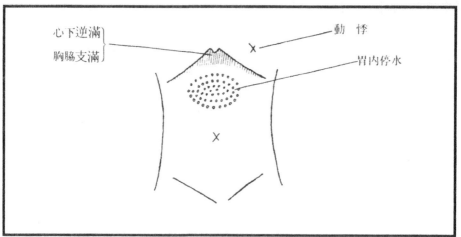

그림4·9 苓桂尤甘湯 腹證圖

◎苓桂尤甘湯方

		現代換算	現代中國	
茯 苓	四兩	62.5g	12g	淡滲利水
桂 枝	三兩	47.0g	9g	通陽化氣
白 尤	二兩	31.3g	9g	健脾燥濕
炙甘草	二兩	31.3g	6g	補益脾胃

以上에 의해 健脾利濕, 溫陽化水한다.

◎ 苓桂朮甘湯의 適應症

苓桂朮甘湯은 動悸, 현기증, 胃部振水音, 소변불리, 舌質·淡, 舌苔·白滑, 脈·沈緊 등의 증상이 있으며, 현기증, 耳鳴, 일어서면 어지러움, 메니에르 증후군, 저혈압, 고혈압, 멀미, 起立性 調節障碍, 불면증, 신경증, 바세도우씨병, 심계항진, 심부전, 만성신염, 네프로제, 위축신, 시신경염, 시신경위축, 각막염, 결막염, 가성 근시, 안구진탕, 錐本外路疾患, 전간, 副鼻腔炎(갈근탕과 소시호탕을 合方), 천식 등에 이용한다.

苓桂朮甘湯證의 정리

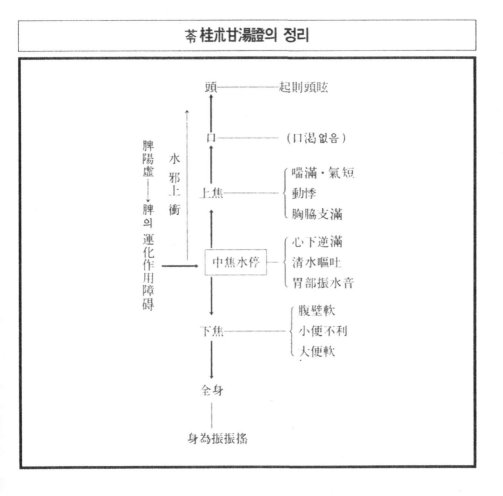

표4 · 2 水停證의 비교(1)

	五苓散	苓桂朮甘湯	桂枝去桂加茯苓白朮湯
主治	太陽蓄水證 (膀胱氣化障碍)	太陰脾虛水停證 (水氣凌心)	脾虛水停 → 濕熱
	水停下焦 · 中焦	水停中焦	水停中焦
症狀	表證이 있거나 혹은 없음	表證 없음	假證表證
	口渴, 煩燥 少腹滿 心下痞 臍下悸, 眩暈(金匱要略) 胃部振水音, 喘 小便不利, 下痢, 嘔吐 脈　浮(數) 舌苔　白(滑)	口渴 없음 腹壁軟 心下逆滿 心悸, 眩暈 胃部振水音 胸脇支滿 · 氣短 · 咳(金匱要略) 小便不利, 大便軟, 嘔吐 脈　沈緊 또는 弦滑 舌質　淡 舌苔　白滑	發熱 無汗 頭項强痛 心下滿 微痛 小便不利 脈　細數 舌質　微紅 舌苔　白微膩
治則	利水滲濕 溫陽化氣	健脾利濕 溫陽化水	健脾利水 調和營衛
成分	桂枝 · 茯苓 · 白朮 · 猪苓 · 澤瀉	桂枝 · 茯苓 · 白朮 · 炙甘草	芍藥 · 茯苓 · 白朮 · 炙甘草 · 生薑 · 大棗

§6 痞證 (1)

序

제156조

脈浮而緊, 而復下之, 緊反入裏, 則作痞, 按之自濡, 但氣痞耳.

〔脈이 浮하면서 緊한데도 도리어 이것을 下시켜 緊이 오히려 裏에 들어가면 곧 痞가 된다. 이것을 만졌을 때 만약 濡하다면, 단지 氣痞일 뿐이다.〕

脈浮緊은 太陽傷寒表實證이다. 당연히 마황탕으로 發汗시켜야 하는데도 옛날 傷寒論은 下劑에 의한 치료가 많이 사용되었기 때문에 여기에서도 잘못하여 下法을 행하여 脾胃를 손상시킨다. 緊脈은 寒邪의 존재를 나타내고 있다. 그 寒邪가 虛를 틈타 表에서 裏의 脾가 있는 中焦에까지 단숨에 들어가 버린다.

여기에 원래 痰飮이 있으면 이것과 결합하여 有形의 邪가 되고, 心下部(心窩部)가 돌처럼 단단해져 아프고 壓痛도 강한 結胸證이 되지만(제134조), 여기에서는 痰飮이 없으므로 無形의 邪인 채로 心下에서 굳어져 버려, 心下部가 부은 것 같고, 거북하고 막히는 느낌(痞塞滿)이 있다. 그러나 무형의 邪이므로 만져도 부드럽고(按之自濡) 통증도 없다. 이것이 痞證이다.

여기의 痞證은 中焦脾胃의 氣의 上昇下降을 방해하여 氣滯를 일으키고, 痞塞滿한 것으로 「氣痞」라 말하고 있다. 氣痞는 胃氣의 下降을 방해하여 구토를 일으키고, 脾氣의 상승에 장애를 주어 腹鳴, 下痢를 일으킨다. 이것에는 半夏瀉心湯을 사용한다.

(1) 寒熱錯雜痞證 (氣痞證)

⑺ 半夏瀉心湯
제154조

傷寒五六日, 嘔而發熱者, 柴胡湯證具, 而以他藥下之, 柴胡證仍在者, 復與柴胡湯. 此雖已下之, 不爲逆, 必蒸蒸而振, 却發熱汗出而解. 若心下滿而鞕痛者, 此爲結胸也, 大陷胸湯主之, 但滿而不痛者, 此爲痞, 柴胡不中與之, 宜半夏瀉心湯.

〔傷寒 5~6일에 嘔하고 發熱하는 者는 柴胡湯證이 갖추어진 것이다. 그런데도 다른 약으로써 이것을 下시키고, 시호증이 있는 사람에게는 다시 시호탕을 부여한다. 이것은 이미 下시켰다 하더라도 逆이 되지 않는다. 반드시 熱이 盛하면서 떠는데, 도리어 發熱汗出하면서 풀린다. 만약 心下滿이 있으면서 鞕痛하는 者는 이것은 結胸이다. 大陷胸湯으로 主治한다. 다만 가득하여 아프지 않다면 이것은 痞이다. 柴胡를 부여하는 것이 맞지 않다. 마땅히 半夏瀉心湯을 주어야 한다.〕

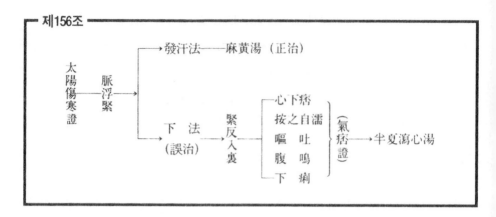

傷寒 5~6일에 病邪는 태양으로부터 少陽으로 傳入하고 있으므로 少陽證의 嘔吐,
發熱이 있기 때문에 소시호탕을 사용하면 좋은데도 잘못하여 瀉下시켜 버리면, 체질
에 따라 3종류의 轉歸가 있다.

① 正氣가 비교적 왕성한 사람은 誤下시켜도 증상이 변하지 않고, 소양증 그대로
있으므로 소시호탕을 다시 부여한다. 正氣가 誤下에 의해 조금 소모되고, 藥力으
로 도와주면 正氣가 恢復 奮起하여 邪와 격심하게 싸우므로 發熱, 發汗하여 邪를
내쫓아 병이 치유된다 (扶正祛邪).

② 만약 胸中에 원래부터 水飮이 쌓여 있으면 (예를들면 胸에서 上腹部 부근에 염
증이 있는 경우), 邪熱이 誤治로 인해 內陷하여 邪가 少陽보다도 더욱 깊이 들어
가고, 胸中에서 水飮과 결합하여 熱實結胸證이 된다. 結胸證에 대해서는 추가하
여 기술하겠지만, 흉부에서 복부까지 증상이 미치고, 답답하고, 복부가 돌처럼 단
단하게 부풀고, 腹痛·拒按·口渴·發熱하고 변비가 되므로 (汎發性 腹膜炎樣症
狀) 大陷胸湯을 사용해야 한다.

③ 원래 脾가 약한 사람은 誤下로 脾胃를 損傷하게 되므로, 脾陽이 傷해 虛寒을
일으키고, 內陷한 熱邪와 함께 寒熱錯雜하고, 心窩에 막혀 정체된 느낌의 痞證이
된다. 이것은 前述한 제237조의 태음병을 誤下하여 생긴 寒性의 胸下結鞕(理中
丸證)과, 제168조의 心下痞鞕(桂枝人蔘湯證)과 유사하지만, 여기에서는 寒熱이
뒤섞인 心下痞滿의 痞證이다. 이 경우는 心窩部는 단단해지지 않는다. 壓痛도
없지만 가벼운 腸鳴下痢가 있을 수 있으며, 반하사심탕을 사용한다.

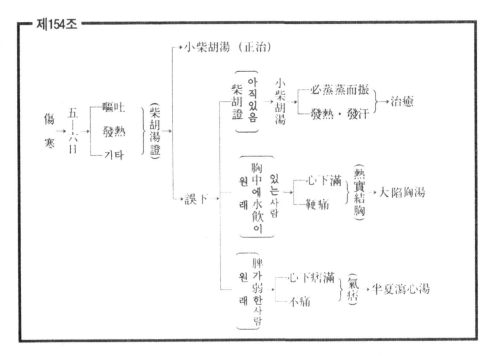

半夏瀉心湯은 반하·황금·황련·乾薑·인삼·대조·감초로, 소시호탕의 시호·생강이 황련·乾薑으로 바뀐 것이다.

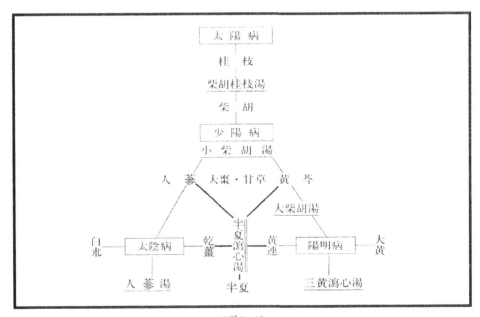

그림4·10

◎半夏瀉心湯方

		現代換算	現代中國			
半 夏	半升	55.7g	9g	} 辛溫散寒	} 辛開苦降 寒熱互用 陰陽併用	} 中焦恢復 消除痞滿
乾 薑	三兩	47.0g	3g			
黃 芩	三兩	47.0g	6g	} 苦寒泄熱		
黃 連	一兩	15.6g	2g			
人 蔘	三兩	47.0g	9g	} 補益脾胃	助脾健運	
大 棗	十二枚	42.0g	6g			
炙甘草	三兩	47.0g	3g			

이상으로 和胃降逆, 開結除痞한다.

半夏瀉心湯을 少陽正痞의 대표라고 하는 의견이 있지만, 시호가 들어있지 않으므로 순수한 半表半裏의 소양증 방제가 아니고, 그림4 · 10처럼 構成生藥으로부터 생각해보면 少陽 · 陽明 · 太陰의 中間證이라고 하는 것이 타당하다고 생각한다. 따라서 반하사심탕의 心下痞는 소양병의 胸脇苦滿이 脾에 파급된 것으로, 太陰病의 寒과 少陽 · 陽明病의 熱이 뒤섞여 心下(窩)部에 停滯되어 막혀 있는 寒熱錯雜, 虛實挾雜의 證이다.

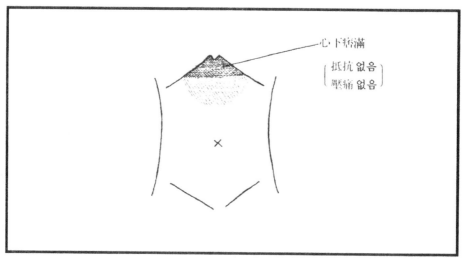

그림4 · 11 半夏瀉心湯腹證圖

◎半夏瀉心湯의 適應症

반하사심탕은 舌質·紅, 舌苔·白薄膩 혹은 微黃, 脈은 滑·濡·弦한 식도염, 급성·만성위염, 위십이지장궤양, 간염, 소화불량, 신경성 위염, 신경성 구토, 宿醉, 딸국질, 트림, 가슴앓이, 구내염, 변비, 下痢, 불면, 신경증, 姙娠惡阻 등에 사용한다.

(나) 生薑瀉心湯

제162조

傷寒汗出解之後, 胃中不和, 心下痞鞕, 乾噫食臭, 脇下有水氣, 腹中雷鳴下利者, 生薑瀉心湯主之.

〔상한에 땀이 나서 풀린 후에 胃中이 和하지 않고, 心下痞鞕이 있고, 마른 트림을 할 때 음식 냄새가 나고, 脇下에 水氣가 있고, 腹中에서 雷鳴이 나고, 下痢하는 者는 생강사심탕으로 主治한다.〕

본래 脾胃가 약한 사람은 傷寒病 치료에서도 發汗過多가 되기 쉬워 表證이 풀려도 脾胃의 陽氣를 손상시켜 胃中不和(胃의 작용 조화가 어지러워짐)가 되므로 소화기능이 쇠약해지고, 脾虛寒證이 되어 內寒이 생기고, 또한 表邪가 化熱內陷하여, 心窩部에서 寒熱이 결합하여 停滯(음식물이 胃에 정체한 상태)하므로, 心下痞鞕(硬)을 나타낸다. 이 痞는 前條보다도 邪氣가 강하므로, 滿이 아니라 硬이 된다. 음식물이 胃에 정체해 있으므로, 食臭가 나는 트림이 나온다. 運化장애가 강하므로 腸管內에 水氣가 정체하여 움직이기 때문에 腹鳴이 강하고 下痢한다.

心下痞鞕은 心下部가 막힌 느낌을 호소하고, 촉진하면 탄력성의 저항이 있는 상태로, 壓痛은 대부분 없다.

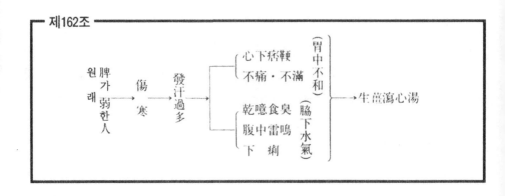

제162조

원래 脾가 弱한 人 → 傷寒 → 發汗過多 →

心下痞鞕
不痛·不滿
(胃中不和)

乾噫食臭
腹中雷鳴
下痢
(脇下水氣)

→ 生薑瀉心湯

◎生薑瀉心湯方

生薑　　四兩　　　　　　　　溫中散寒　和胃降逆
半夏瀉心湯의 乾薑을 一兩으로 減量　宣散水消痞滿

이상으로 和胃降逆, 散水消痞하고, 胃虛食滯, 水飮內停의 證에 사용한다.

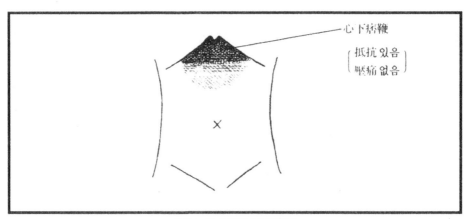

心下痞鞕
[抵抗 있음]
[壓痛 없음]

그림4-12 生薑瀉心湯腹證圖

◎生薑瀉心湯의 適應症

생강사심탕은 소화를 돕는 생강을 主藥으로 하고 있으므로, 반하사심탕증으로 트림이 많은 心下痞鞕과 腹鳴 下痢에 사용한다.

㈐ 甘草瀉心湯
제163조

傷寒中風, 醫反下之. 其人下利日數十行, 穀不化, 腹中雷鳴, 心下痞鞕而滿, 乾嘔
心煩不得安. 醫見心下痞, 謂病不盡, 復下之, 其痞益甚, 此非結熱. 但以胃中虛, 客氣
上逆, 故使鞕也. 甘草瀉心湯主之.

〔상한이나 중풍에 의사가 도리어 이것을 下시켰다. 그 환자가 下痢를 하루에 십수
차례 하는데, 음식물이 소화되지 않으며, 腹中雷鳴이 있고, 心下痞鞕하여 滿하고,
乾嘔, 心煩이 있으며, 안정을 얻지 못한다. 의사가 心下의 痞를 보고 병이 끝나지 않
았다고 하면서, 다시 下시켜 그 痞가 더욱 심해지는데, 이것은 熱結이 아니다. 단지
胃中虛하고 客氣上逆하기 때문에 단단하게 되는 것이니, 감초사심탕으로 主治한다.〕

傷寒, 中風 중 어느 病도 辛溫解表해야 하는데, 오히려 瀉下시키면 반드시 비위를
손상하게 되어 寒이 생기고, 또한 外邪가 內陷하여 化熱하므로, 寒熱이 中焦에서 같
이 섞여 정체해 있다가 심해지면 心下痞鞕滿을 일으킨다. 더욱이 脾胃의 氣의 昇降
이 失調하여 소화불량이 되고 腸鳴下痢를 일으킨다. 또한 濁氣 上逆하여 乾嘔, 心煩,
不安을 일으킨다. 만약 心下痞鞕滿을 陽明證과 結胸證으로 오해하여 또 瀉下시키
면, 이것은 實熱內結한 양명증과 結胸證이 아니므로(非結熱), 脾胃는 점점 虛해져(胃
中虛), 氣逆이 심해지고, 心下痞鞕도, 嘔吐·腸鳴, 下痢도 심해져, 半夏瀉心湯證, 生
薑瀉心湯證보다 심하게 되어 甘草瀉心湯을 사용해야한다.

◎甘草瀉心湯方

반하사심탕의 자감초를 4兩으로 增量하여 益氣和胃, 散結消痞하고, 심해진 心
下痞와 脾胃虛에 의한 下痢를 치료한다.

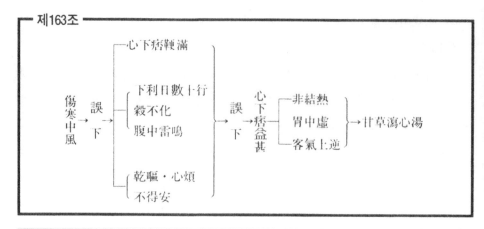

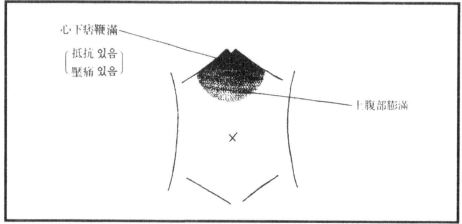

그림4 · 13 甘草瀉心湯 腹證圖

傷寒論에서는 生薑瀉心湯에 人蔘이 들어 있지 않지만 金匱要略에서는 들어 있다. 脾虛이므로 인삼이 들어가는 것이 당연하여 여기에서도 넣어 두었다.

半夏瀉心湯證의 정리와 비교		
	半夏瀉心湯	生薑瀉心湯	甘草瀉心湯

	半夏瀉心湯	生薑瀉心湯	甘草瀉心湯
病因	脾虛寒 · 外邪化熱內陷 · 虛實挾雜		
病理	脾胃不和 寒熱錯雜의 痞	胃虛食滯 水熱互結의 痞	胃氣虛弱 水穀不化의 痞
症 狀	心下痞滿 저항 없음 압통 없음 不痛 不硬 嘔吐 腸鳴 下痢	心下痞鞭 저항 있음 압통 없음 不痛 단단함 乾噫 · 食臭 腹鳴이 강함 下痢	心下痞鞭滿 저항 있음 압통 있음 膨滿 단단함 嘔吐 · 心煩 · 不安 腸鳴과 下痢가 심함
舌脈	舌質 · 紅, 舌苔 · 薄黃膩, 脈 · 弦滑		
治則	和胃降逆 開結除痞	和胃降逆 散水消痞	益氣和胃 散結消痞
成分	半夏 半升, 黃芩 3兩, 黃連 1兩, 人蔘 3兩, 大棗 12枚		
	乾薑 3兩 炙甘草 3兩	乾薑 1兩, 生薑 4兩 炙甘草 3兩	乾薑 3兩 炙甘草 4兩

◎甘草瀉心湯의 適應症

本方은 앞의 두 가지 瀉心湯보다 下痢, 嘔吐가 심해진 경우로 心下痞鞭滿한 것에 사용한다. 壓痛도 많이 볼 수 있다.

(2) 太陰病의 上熱下寒證 (黃連湯)

제178조

傷寒胸中有熱, 胃中有邪氣, 腹中痛, 欲嘔吐者, 黃連湯主之.

〔상한병에서 胸中에 열이 있고, 胃中에 邪氣가 있고, 腹中이 아프고, 구토하려고 하는 자는 황련탕으로 主治한다.〕

本證은 半夏瀉心湯證과 똑같이 寒熱의 邪가 있지만, 熱邪는 胸中에서 上에 偏在하고, 寒邪는 腹中에서 아래에 偏在해 있고, 半夏瀉心湯에서는 胃脘部에서 寒熱錯雜하여 뒤섞여 있는데, 本證은 寒熱이 上下로 나뉘어져 있다. 構成生藥에서 추측하면, 黃連은 胃熱을 淸하므로 熱이 上에 편재해 있는 부분은 胸中이라고 하지만 사실은 胃이며, 人蔘은 補脾益氣하므로 寒이 편재해 있는 부위는 腹中의 脾이다. 따라서 현대 중의학의 사고방식에 의하면, 上部는 胃熱 때문에 嘔吐하고, 下部는 脾虛寒 때문에 腹痛을 일으키는 陽明太陰兼證이다. 이것에는 황련탕을 사용한다(표6-7).

「胸中」이 胃라면 제395조 理中丸證의 「胸上」도 胃라 생각해도 좋을 것이다.

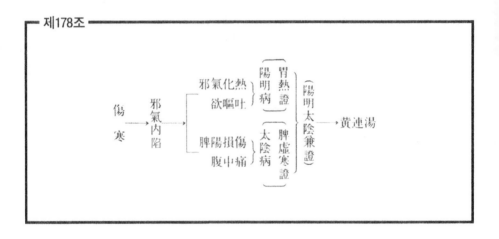

제178조

傷寒 → 邪氣內陷 → ┌ 邪氣化熱 / 欲嘔吐 ┐ 陽明病 { 胃熱證 } ┐ (陽明太陰兼證) → 黃連湯
　　　　　　　　└ 脾陽損傷 / 腹中痛 ┘ 太陰病 { 脾虛寒證 } ┘

◎黃連湯方

		現代換算	現代中國		
黃 連	三兩	47.0g	9g	淸上熱	辛開苦降 中焦昇降改善
乾 薑	三兩	47.0g	3g	溫下寒	
半 夏	半升	55.7g	9g	降逆止嘔	
桂 枝	三兩	47.0g	9g	通陽散寒	
人 蔘	二兩	31.3g	6g		
大 棗	十二枚	42.0g	6g	補益脾胃和中	
炙甘草	三兩	47.0g	6g		

이상으로 淸上熱溫下寒, 和胃降逆, 調和中氣한다.

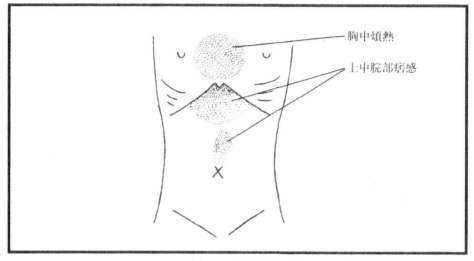

胸中煩熱

上中脘部痞感

그림4 · 14 黃連湯腹證圖

構成生藥을 비교하면(黃連湯證의 정리와 비교) 황련탕은 반하사심탕에 비해 胃의 淸熱 때문에 황련을 3배나 많이 하고 있지만, 한편 脾의 寒을 따뜻하게 하는 인삼은 황련의 淸熱작용을 相殺하지 않도록 약간 적게 하고, 通陽散寒의 계지로 보충하고 있다. 乾薑으로도 脾를 따뜻하게 하여 황련의 脾陽損傷을 방지하고, 또 半夏는 和胃 止嘔, 대조 · 감초는 인삼과 함께 益氣하고 中焦를 조절한다.

◎黃連湯의 適應症

本方은 舌質 · 紅, 舌苔 · 白黃膩, 脈 · 滑의 급성위염, 급성장염, 만성위염, 위십이지장궤양, 급성 · 만성췌장염, 만성담낭염 등에서 복통이 있는 것에 사용한다.

黃連湯證의 정리와 비교	
黃 連 湯	半夏瀉心湯
病因	脾虛寒 · 外邪化熱內陷 · 虛實挾雜	
病理	上(胸中)熱 · 下(腹中)寒 陽明 · 太陰兼證	寒熱錯雜 少陽 · 陽明 · 太陰中間證

症狀	胸中煩熱 上中脘部痞感 嘔吐 腹痛 下痢 또는 便秘 便臭가 강함 舌質　紅 舌苔 白黃膩 脈　滑	心下痞滿 口苦 嘔吐 腸鳴 下痢 舌質　紅 舌苔 白薄膩 或 微黃 脈　滑·濡·弦
治則	\<center\>和 胃 降 逆\</center\>	
治則	淸上熱 溫下寒 (平調寒熱)	開結消痞
成分	\<center\>半夏 半升, 乾薑 3兩, 大棗 12枚, 炙甘草 3兩\</center\>	
成分	桂枝 3兩 黃連 3兩, 人蔘 2兩	黃芩 3兩 黃連 1兩, 人蔘 3兩

[附 太陰病의 정리]

① 脾陽을 損傷하여 = 脾陽不振

↓ (腹滿·嘔吐·不口渴·下痢)

脾의 運化장애가 進行되어

寒을 생기게 한다 = 脾虛寒證 　　　〉理中丸

↓ (가끔 腹痛·喜溫·喜按)

濕을 생기게 한다 = 寒濕困脾(심한 下痢)　→附子理中丸

② 水飮內停이 主 = 心下滿微痛　　　　　→桂枝去桂加茯苓白朮湯

　　　　　　　心下逆滿·頭眩　　　　→苓桂朮甘湯

寒濕이 心窩部에 凝滯 = 胸下結鞭　　　→理中丸

寒熱이 心窩部에 凝滯 = 心下痞滿　　　→半夏瀉心湯

　　　　　　　心下痞鞭　　　　　→生薑瀉心湯

　　　　　　　心下痞鞭滿　　　　→甘草瀉心湯

寒熱併病 = 上熱下寒　　　　　　　　→黃連湯

③ 太陰太陽兼證의 輕症 = 四肢煩疼
↓ (太陰中風證)　　　가벼운 腹部症狀　　→ 桂枝湯

太陰太陽兼證의 中等證 = 腹滿時에 腹痛

　　　　　　　　　　　　　不嘔 · 下痢　　→ 桂枝加芍藥湯
↓　(보다 虛證인 사람)　　　　　　　　→ 小建中湯
太陰太陽兼證의 重症 = 身疼痛 · 下痢
↓　　　　　　　　腹滿時에 腹痛　　→ 桂枝加新加湯
　　(太陰證으로 치우친다) = 心下痞 硬 · 下痢　　→　桂枝人蔘湯
④ 中焦氣滯의 輕症 = 腹滿時에 腹痛
↓　　　　　　　　嘔吐 · 下痢　　　→ 理中丸
氣滯가 進行 = 腹脹滿 · 不痛　　　　→ 厚朴生薑半夏甘草人蔘湯

第5篇 少陰病

§序

少陰에는 手少陰心과 足少陰腎이 있고, 手의 太陽小腸, 足의 太陽膀胱과 表裏관
계에 있다.

【腎과 心의 작용】

중의학의 臟腑學說에 의하면 心은 火를 주관하고, 血脈(血管)을 주관하며, 神(精
神)을 저장하고, 神志(精神活動)를 주관한다. 腎은 水를 주관하고, 精(腎精)을 저장한
다. 腎精은 生殖活動을 하고, 또 腎陽과 腎陰이 되어 兩者는 균형을 이뤄 전신에 작
용한다. 腎陽은 전신을 따뜻하게 하고, 臟腑에 에너지를 공급한다. 또 腎陽의 작용으
로 全身·臟腑에 腎陰을 공급하여 영양을 주고 있다. 腎陽과 腎陰의 균형이 무너지
면 腎만이 아니고 다른 臟腑의 病變도 일으킨다.

특히 少陰의 心과 腎의 관계는 밀접하여 心火가 腎으로 내려가 腎陽을 따뜻하게
하고, 또 腎陽은 腎水를 心에 상승시켜 心火의 과도한 亢進을 막고 있다. 水의 상승
과 火의 下降의 균형에 의해 인체를 정상으로 유지하고 있다.

또 腎陽의 작용으로 腎陰(腎水)은 肺로 상승하고, 肺의 通調水道 작용에 의해 전
신으로 撒布·供給된다. 腎陽은 또 전신을 온후하게 하고 곧 위쪽의 脾를 따뜻하게
하여 脾의 運化작용을 촉진시킨다. 腎陽은 또 腎의 기화작용을 제어하고 있다 (그림
5·1).

【腎의 氣化作用】

腎의 氣化作用에는

① 쓰지 않는 水液을 尿로써 체외로 내보내는 降濁作用과

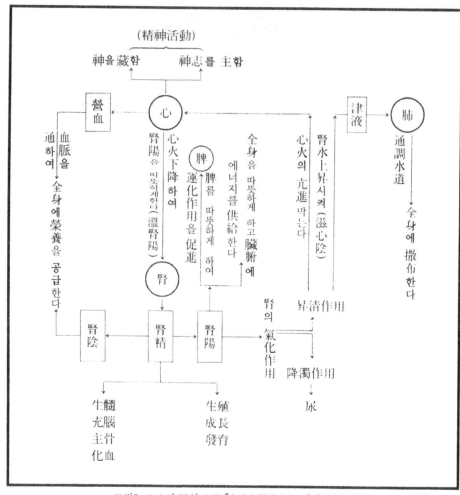

그림5·1 心과 腎의 生理(『實踐中醫學入門』에서 改變)

② 이용할 수 있는 水液을 흡수하여 津液으로서 다시 이용하는 昇淸作用이 있다.

③ 방광의 작용도 조절한다.

이것을 또 방광의 氣化作用이라고도 한다. 수액대사에 가장 중요한 臟器는 腎이므로, 腎을 水臟이라고도 하고 있다. 이 외에 肺와 脾도 水液代謝에 관계하고 있다. 腎陽의 작용이 衰하여 氣化작용이 감퇴하면

① 降濁作用의 쇠퇴로 尿量이 감소하여 小便不利가 된다.

② 昇淸作用의 쇠퇴로 津液까지도 尿로 되어버리기 때문에, 尿量이 증가하고 小便淸長이 된다.

③ 膀胱의 이상으로 尿閉(癃閉)와 尿失禁(遺尿)이 된다.

【少陰病】

소음병은 邪가 직접 소음에 侵入(直中)하는 경우와, 다른 經에서 전해져 온(傳經) 경우가 있다. 특히 태양과는 표리의 밀접한 관계에 있으므로 태양병에서의 傳經이 많이 보인다. 正氣가 강한 경우에는 邪가 태양경에 있는 태양병의 단계에서 치유되지만, 正氣가 약하면 邪가 虛를 타고 少陰에 陷入하여 소음병이 된다. 또 태음병의 誤治에 의해서도 正氣를 상하게 하여 邪가 陷入하고 소음병이 되어버리는 경우가 있다.

소음병은 少陰寒化證과 少陰熱化證의 두 가지로 크게 구별된다.

§1 少陰寒化證

(1) 少陰病提綱

제281조

少陰之爲病, 脈微細, 但欲寐也.
〔소음의 병이 되면 脈微細하고, 단지 자려고만 한다.〕

本條는 소음병의 提綱(에센스)이다. 소음병은 正氣(陽氣)가 극도로 衰해 있으므로, 태음병보다도 邪가 한층 깊이 들어가 있다. 태음병은 脾胃의 陽虛로, 전신의 기능쇠약이 아직 심하지 않기 때문에 치료가 비교적 용이하지만, 소음병은 腎의 正氣가 쇠약한 腎陽虛로 전신의 기능이 심하게 쇠해버린다. 따라서 腎과 같은 이름의 經인 心이 담당하는 혈맥의 흐름이 약해져 脈微細(沈微弱)가 되고, 腎陽이 허쇠하여 心의 神志를 담당하는 힘도 약해져 정신활동이 衰弱하므로 나른하여 눕고자 하거나 꾸벅꾸벅 졸지만, 숙면은 취할 수 없다. 心腎의 陽氣가 虛衰하여 온후작용이 쇠약하고 寒證이 된다. 이것을 少陰寒化證이라고 한다. 또 少陰虛寒證이라든가 陽虛寒化證이라고도 한다. 태음병은 中焦의 脾胃虛寒證이었지만, 소음병은 下焦의 腎의 虛寒證이다.

소음병의 腎虛寒證에는 脾腎陽虛와 心腎陽虛가 있다.

少陰病寒化證의 정리

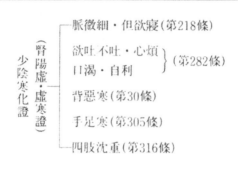

少陰寒化證
(腎陽虛・虛寒證)
┌─ 脈微細・但欲寢(第218條)
│ 欲吐不吐・心煩 ┐
│ 口渴・自利   ┘ (第282條)
│ 背惡寒(第30條)
│ 手足寒(第305條)
└─ 四肢沈重(第316條)

다음으로 소음병의 가벼운 病證부터 차례로 보면서 가겠다.

⑵太陽少陰兼證 (桂枝加附子湯)

제21조

太陽病, 發汗遂漏不止, 其人惡風小便難, 四肢微急, 難以屈伸者, 桂枝加附子湯主之.

〔태양병으로 發汗한 후 이어서 땀이 그치지 않고, 그 사람이 惡風하고 소변이 잘 나오지 않으며, 사지가 약간 당기고, 屈伸하기 곤란한 자는 계지가부자탕으로 主治 한다.〕

本條는 태양병편에 있지만 太陽少陰兼證이므로 여기에서 기술한다. 이 태양병은 太陽中風證으로, 계지탕을 부여하여 전신에 흥건하게 땀을 내면, 邪가 제거되고 正 氣가 회복되어 치유되는데, 잘못하여 마황탕으로 강하게 發汗시키면,

① 땀이 흐를 정도로 나와서 그치지 않게 되어버려, 땀과 함께 陽氣마저도 잃게 되어 陽虛가 되어버리므로 추위를 타게 된다.

② 衛陽이 충분하지 않아 體表의 防衛작용이 방해를 받고, 腠理(모공, 땀샘)가 열려버려(衛陽不固) 發汗이 점점 심하게 된다.

③ 邪가 없어지지 않으면 表證이 풀리지 않기 때문에 體表를 따뜻하게 하지 못하므로, 惡風도 더욱 심하게 된다. 發汗 惡風의 太陽表證이 아직 남아있는 상태이다.

④ 陽氣의 근원인 腎陽도 虛하게 되어버리므로 氣化작용의 장애를 일으켜, 소변이 나오기 어렵게 된다(小便難). 이것은 대량 發汗에 의한 탈수상태이다.

⑤ 陽氣가 부족해서 四肢를 溫煦할 수 없고, 또 한편으로는 發汗 때문에 陰液이 부족하여 四肢를 濡潤하게 할 수 없으므로 四肢의 경맥·혈맥이 영양을 잃어, 수족의 근육당김(四肢微急)을 일으킨다. 허증인 사람으로 대량의 發汗 때문에 電解質 失調가 되어 일어나는「장딴지에 나는 쥐」가 이것에 해당된다.

이상, 本證은 이 條文과 같은 마황탕 誤治의 경우가 아니더라도 陽氣의 부족으로 너무 發汗해 버려, 陰液의 부족도 첨가되어버린 소음병의 氣陰兩虛로, 역시 표증도 殘存해 있는 太陽少陰兩感證, 太陽少陰表裏同病이다. 이와 같은 때에는 계지가부자탕을 사용한다.

◎桂枝加附子湯方

	現代換算	
桂枝湯		發汗解表, 調和營衛
炮附子　一枚	25g	溫經復陽

이상으로 固表止汗, 陽復津回하고, 調和營衛, 溫通經脈한다.

桂枝加附子湯은 계지탕으로 表證을 치료하고, 附子로 腎陽을 회복시켜 衛陽을 강하게 하여 體表를 견고하게 함으로써 發汗을 그치게 한다. 陽虛가 되어 함부로 發汗을 시킨 경우, 附子를 사용하지 않으면 땀은 그치지 않는다. 陽氣가 회복되면 땀이 그치고, 發汗으로 잃은 진액도 자연히 만들어진다.

◎桂枝加附子湯의 適應症

계지가부자탕증인 사람은 脈이 浮大한 虛脈으로 舌質·淡, 舌苔·白薄, 땀을 잘 흘리지만, 口渴이 심하지 않고, 그다지 물을 마시고 싶어 하지 않는다. 엑기스제는

桂枝湯+加工附子를 사용한다.

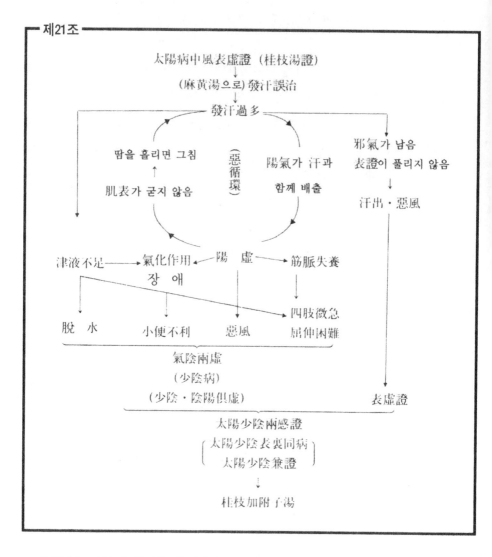

제21조

太陽病中風表虛證 (桂枝湯證)

(麻黃湯으로) 發汗誤治

發汗過多

땀을 흘리면 그침

肌表가 굳지 않음

(惡循環)

陽氣가 汗과 함께 배출

邪氣가 남음
表證이 풀리지 않음

汗出·惡風

津液不足 → 氣化作用 ← 陽 虛 → 筋脈失養
장 애

脫 水   小便不利   惡風

四肢微急
屈伸困難

氣陰兩虛
(少陰病)
(少陰·陰陽俱虛)

表虛證

太陽少陰兩感證
[太陽少陰表裏同病]
[太陽少陰兼證]

桂枝加附子湯

적응증은 手足이 차가운 류머티즘, 신경통, 發赤이 없는 관절의 부종, 냉증의 반신불수, 紫斑病, 임포텐스, 냉증으로 배가 팽팽하여 아픈 것, 發汗惡風이 있는 脫疽 등이다. 만성병으로 陽虛가 된 사람의 감기에도 本方이 효과가 있다. 또 땀을 많이 흘려 手足이 차가워져 경련이 일어날 것 같은 경우에도 本方을 사용한다.

몇 년 동안이나 夜間의 盜汗으로, 밤새 몇 번이나 옷을 갈아입지 않으면 안 되었던 老婦人을 本方으로 깨끗하게 치료한 적이 있다.

표5·1 桂枝加附子湯과 桂枝加新加湯의 비교

	桂枝加附子湯	桂枝加新加湯
病 理	陰陽兩虛	氣陰兩虛
症 狀	惡風寒이 강함·四肢微急 多汗, 물을 마시고 싶어하지 않음 手足心煩熱은 없음	惡風寒이 약함·身疼痛 口乾, 조금 물을 마시고 싶어함 手足心煩熱이 있음
舌脈象	脈 浮大虛 舌 淡白	脈 沈遲 舌 嫩紅
治 則	調和營衛 溫通經脈	調和營衛 益氣和營
成 分	桂枝·芍藥·生薑·大棗·炙甘草	
	附子 (溫經復陽)	人蔘 (益氣養營)

(3) 腎陽虛水泛證 (眞武湯)

제316조

少陰病, 二三日不已, 至四五日腹痛, 小便不利, 四肢沈重疼痛, 自下利者, 此爲有水氣. 其人或咳, 或小便利, 或下利, 或嘔者, 眞武湯主之.

[소음병으로 2~3일이 되어도 낫지 않고, 4~5일에 이르러 복통이 있고 小便不利하며, 四肢沈重疼痛하고, 自下利하는 자는 水氣가 있는 것이다. 그 사람이 혹은 기침을 하고, 혹은 小便利하고, 혹은 下利하며, 혹은 嘔하는 자는 진무탕으로 主治한다.]

원래 陽虛 傾向인 사람이 寒邪를 받으면, 寒邪는 소음에 直中하여 2~3일이 지나도 좋아지지 않고, 4~5일 정도 지나는 사이에 邪는 깊이 침입하여 腎中의 陽氣가 寒邪에 의해 상하게 되어 腎陽虛가 되고, 氣化작용의 장애로 水를 제어하지 못하여 水邪가 되어 체내에 범람하고, 체내 각 곳을 侵犯하여 생긴 병증이다.

寒水의 邪가 상충하여 胃腸을 흠뻑 적셔서 運化作用의 장애 때문에 腹脹痛을 일으킨다(脾腎陽虛). 水邪가 체내에 정체하고(水濕內停), 더욱이 氣化작용의 장애까지 加해지면 尿가 나오는 것이 적어진다(小便不利). 水氣가 四肢를 범하면, 四肢가 무거워지고 아프다(四肢沈重). 濕은 무겁고 쌓이기 쉬우므로 經絡의 氣血 흐름을 막아 痛症을 일으킨다. 이리하여 생긴 통증의 병을 痺證이라 한다. 일반적으로 痺證은 風邪, 寒邪, 濕邪가 함께 되어 일으키므로, 風寒濕痺라고 읽는다. 本證의 경우는 寒濕痺이다.

또한 병이 진행되어 水邪가 범람하고, 肺로 上犯하면 咳嗽가 된다. 氣化장애가 심해지면 몸에 필요한 이용할 수 있는 津液마저도 尿로 되어버리므로(關門不利), 尿가 많아진다(小便利). 寒水가 大腸으로 下注하면 설사가 더욱 심해지고, 胃에 上逆(水氣上犯)하면 嘔吐를 일으키게 된다.

제316조

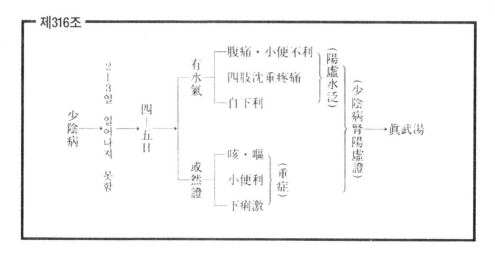

제38조

太陽中風, 脈浮緊, 發熱惡寒身疼痛, 不汗出而煩躁者, 大靑龍湯主之. 若脈微弱, 汗出惡風者, 不可服之, 服之則厥逆, 筋惕肉瞤, 此爲逆也.

〔태양의 중풍증으로 脈浮緊에 發熱 惡風 身疼痛하고, 汗出하면서 煩躁하는 자는 대청룡탕으로 主治한다. 만약 脈微弱에 汗出하고 惡風하는 자는 그것을 복용하면 안 되는데, 만약 복용하면 手足이 차가워지고 덜덜 떨게 되는데 이것을 逆이라 한다.〕

태양병에 제21조와 같이 發汗法을 잘못하여 땀을 너무 나오게 하면 證이 변해버리게 된다. 제38조의 後半도 같은데 (前半은 이미 대청룡탕의 項에서 설명을 마쳤음), 脈 微弱으로 汗出하면서 惡風하는 太陽表虛證에 제21조의 마황탕보다 더욱 강한 대청룡탕을 잘못 써버렸기 때문에 大發汗過多가 되어 少陰腎의 陽氣를 상하게 하여 제316조보다도 심한 腎陽虛가 되었으므로, 몸이 따뜻해지지 않게 되어 寒證이 심하고(陽虛寒盛), 手足이 차가워지고(厥逆) 덜덜 떨게 된다(筋惕肉瞤).

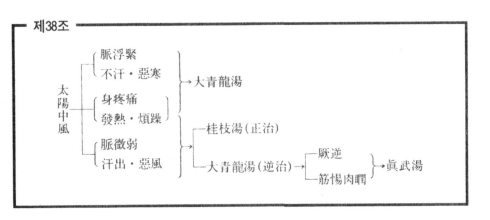

제38조

太陽中風
- 脈浮緊 / 不汗·惡寒
- 身疼痛 / 發熱·煩躁 } → 大青龍湯
- 脈微弱 / 汗出·惡風 } → 桂枝湯(正治)
                      → 大青龍湯(逆治) → 厥逆 / 筋惕肉瞤 } → 眞武湯

제84조

太陽病發汗, 汗出不解, 其人仍發熱, 心下悸, 頭眩身瞤動, 振振欲擗地者, 眞武湯主之.

[태양병으로 發汗하여 땀이 나와도 풀리지 않고, 그 사람이 여전히 發熱하며 心下悸하고 頭眩하며 身瞤動하여 어지러워서 땅을 짚으려고 하는 자는 진무탕으로 主治한다.]

이 제84조는 제21조보다도 심하게 되어 表證이 완전하게 없어지고, 소음병으로 변해버린 것이다.

제84조에서 오히려 發熱하고 있는 것은, 심한 腎陽虛 때문에 陽氣를 체내에 보존하고 유지시키는 힘이 없어져 몸 깊은 곳의 陽氣가 體表에 浮上하여 나타났기 때문으로(虛陽浮越), 추위를 타지만 몸을 만져보면 차갑지 않고 微熱도 있다. 發汗시켜도 아직 열이 없어지지 않는다고 적혀 있지만, 太陽病表證이 남아있기 때문에 있는 熱은 아니다.

腎陽虛로서 氣化작용의 장애 때문에 津液을 정상으로 돌릴 수 없고, 水邪가 心까지 上逆해오면 動悸(心下悸)를 일으키고, 머리에까지 올라가면 頭重·眩暈(頭眩)을 일으킨다. 근육의 氣血 흐름이 나빠지므로 영양이 공급되지 않게 되어 몸이 動搖

(身瞤動하고 쓰러질 것 같다(振振欲擗地).

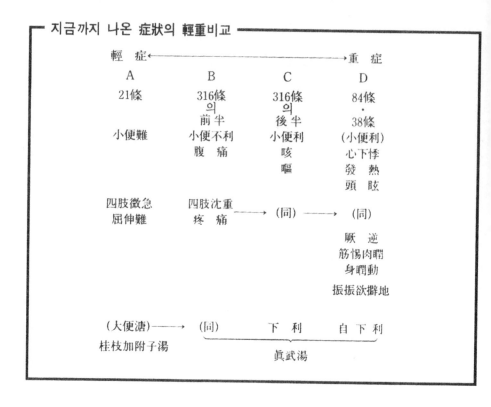

지금까지 나온 症狀의 輕重비교

輕症 ←—————————————→ 重症			
A	B	C	D
21條	316條 의 前半	316條 의 後半	84條 · 38條
小便難	小便不利 腹 痛	小便利 咳 嘔	(小便利) 心下悸 發 熱 頭 眩
四肢微急 屈伸難	四肢沈重 疼 痛	(同)	(同)
			厥 逆 筋惕肉瞤 身瞤動 振振欲擗地
(大便溏)—→ 桂枝加附子湯	(同)	下 利 眞武湯	自下利

*참고 제67조

　傷寒, 若吐若下後, 心下逆滿, 氣上衝胸, 起則頭眩, 脈沈緊. 發汗則動經, 身爲振振搖者, 苓桂朮甘湯主之.

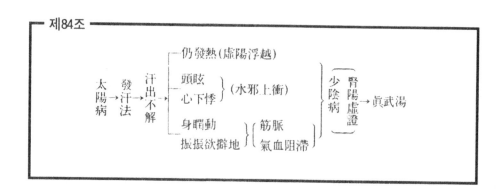

제84조

太陽病 → 發汗法 → 汗出不解 → ┌ 仍發熱(虛陽浮越)
├ 頭眩
├ 心下悸 }(水邪上衝)
└ 身瞤動
　 振振欲擗地 }{筋脈
氣血阻滯} } 少陰病 {腎陽
虛證} → 眞武湯

〔상한병인데, 만약 吐하거나 瀉下시킨 후 心下逆滿하고 氣가 가슴으로 上衝하며, 일어나면 머리가 어지럽고, 脈沈緊하고 땀을 흘리면 經을 動하게 하며, 몸이 어지럽고 搖動하는 자는 영계출감탕으로 主治한다.〕

이 條文도 이미 기술했지만, 여기에 나오는 頭眩, 身振振搖는 脾陽虛에 의한 水濕內停의 證이다. 일어나면 눈앞이 어두워지면서 현기증을 느끼는 症狀으로, 脈・沈緊, 舌苔・白滑하게 되어 영계출감탕을 사용한다.

이것에 대해 제84조의 頭眩, 身瞤動, 振振欲擗地는 腎陽虛에 의한 水邪泛濫證이다. 구름 위를 걷고 있는 것 같은 불안정한 느낌으로 脈은 沈弱하고 舌苔는 白膩 하게 되어 진무탕을 사용한다.

眞武라고 하는 것은 北方에 살고 있는 水와 火의 神으로 玄武라고도 한다. 五行說에서 北은 腎이고 水이다. 本方은 火로서 따뜻하게 하고 水를 억누르는 작용이 있으므로, 진무탕(현무탕)이라고 한다.※

※北 : 玄武, 南 : 朱雀, 東 : 靑龍, 西 : 白虎

◎眞武湯方

		現代換算	現代中國	
白 朮	二兩	31.3g	9g	健脾燥濕
茯 苓	三兩	47.0g	12g	淡滲利水健脾
芍 藥	三兩	47.0g	9g	斂陰養陰
生 薑	三兩	47.0g	9g	溫陽健脾
炮附子	一枚	25.0g	9g	溫腎暖脾 化氣行水

진무탕은 溫腎陽 行水하는 附子로, 腎陽을 따뜻하게 하고 濕을 제거하며, 健脾燥濕하는 백출과 利水健脾하는 복령으로 脾의 작용을 개선하여 습을 제거하고, 溫陽健脾하는 생강으로 腎陽을 따뜻하게 하고 脾를 강하게 한다. 斂陰養陰하는 백작약으로 부자・백출의 乾燥性을 억제하고, 전체적으로 溫腎陽 散寒, 化氣行水한다.

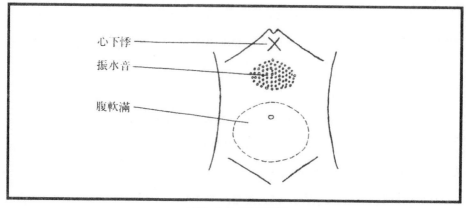

그림5·2 眞武湯 腹證圖

표5·2 眞武湯과 苓桂朮甘湯의 비교

	眞 武 湯	苓桂朮甘湯
病 因	少陰腎陽虛 水氣泛濫	太陰脾陽虛 水飮內停
症 狀	心下悸 惡風·微發熱 四肢沈重疼痛 浮腫·咳 胃部振水音·腹脹痛·嘔吐 頭眩·身瞤動 振振欲擗地·久病筋萎縮 小便不利→小便利(重症) 自下利	心悸 心下逆滿 胸脇支滿 喘滿·氣短·咳 胃部振水音·淸水嘔吐 起則頭眩 振振身搖 小便不利 大便軟
舌·脈象	舌質　淡胖大 舌苔　白膩 脈　　沈弱	舌質　淡 舌苔　白滑 脈　　沈緊
治 則	溫腎陽化氣行水	溫脾陽化水
成 分	茯苓 · 白朮	
	芍藥·生薑·附子	桂枝·炙甘草

眞武湯證의 정리

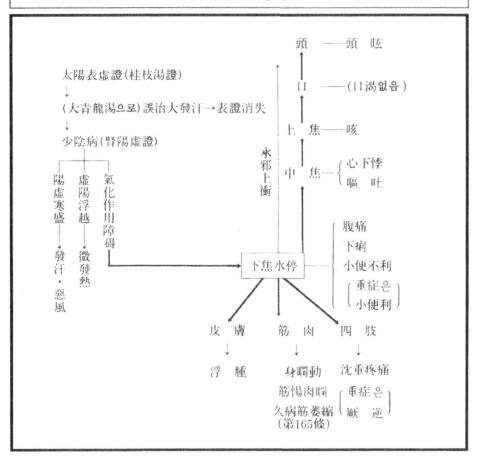

◎眞武湯의 適應症

　진무탕은 腹壁이 부드럽고, 胃에 振水音이 있고, 腸의 가스로 인해 腹滿하고, 냉증으로, 일어서서 걸으면 현기증이 있는 것 같은 만성장염, 만성설사, 궤양성대장염, 과민성대장, 자가중독, 만성신염, 네프로제, 위축신, 내장하수, 뇌출혈 후의 마비, 메니에르병, 고혈압, 저혈압, 심부전, 심장판막증, 당뇨병, 노인의 피부소양증, 습진. 노인·허약자의 감기·폐렴으로 열이 높은데도 열감이 없고 惡寒이 강하며, 발이 차고 부종이 있고 脈沈弱으로 녹초가 되어 자려고만 하는 사람과, 병이 나아 얼마 되지 않은 상태인데 성급하게 일어나서 걸으려고 하면 비틀비틀거리는 사람, 기타 척수질환에 의한 운동·지각마비, 뇌막염 등에 사용할 수 있다. 舌質·淡胖大, 舌苔·

白膩, 脈·微弱이다.

나는 인플루엔자로 水性下痢가 1주일이나 계속되고, 어떤 것을 사용해도 효과가
없으며, 식사도 할 수 없게 되었을 때, 오직 1포의 진무탕 엑기스제로 치료한 경험이
있다.

4) 腎陽虛身痛證 (附子湯)

제305조

少陰病, 身體痛, 手足寒, 骨節痛, 脈沈者, 附子湯主之.

〔소음병으로 身體痛이 있고 手足은 차며, 骨節痛이 있고 脈沈한 자는 부자탕으로 主治
한다.〕

소음병은 陽氣虛衰하고 陽衰陰盛하기 때문에 寒濕이 鬱滯하고, 氣血의 運行장애
를 일으키기 때문에 身體痛이 일어나고, 四肢에 陽氣가 도달하지 못하므로 手足이
차가워진다. 또 寒水가 筋脈骨節의 가운데에 모여 關節痛(骨節痛)을 일으킨 寒濕痺
證으로, 통증은 眞武湯證의 경우보다 강하게 나타난다. 陽氣 부족으로 血脈을 고무
시킬 수 없으므로 脈은 沈하게 된다. 沈脈은 裏證의 脈으로, 이와 같은 때에는 부자
탕을 사용한다.

太陽傷寒表實證은 發熱, 惡寒, 無汗, 身痛 骨節疼痛의 症狀으로, 脈은 반드시 浮
하게 되어 마황탕증이다. 부자탕증은 發熱이 없고 惡寒하며, 手足이 차고, 身痛 骨節
疼痛하며 脈이 沈한 少陰陽虛裏寒證으로, 寒邪에 濕邪가 같이 된 寒濕痺이다 (표5·
4).

제304조

少陰病, 得之一二日, 口中和, 其背惡寒者, 當灸之, 附子湯主之.

〔소음병을 얻은 지 1~2일이 되어, 口中和하고 등에 惡寒이 있는 자는 마땅히 뜸
을 떠야 되고 부자탕으로 主治한다.〕

소음병의 아직 초기이지만, 소음병은 裏證으로 口中和는 不渴(소양병은 아니다),

不渴(양명병은 아니다)로서 發熱은 없다. 裏熱이 없는 경우를 나타내고 있다. 그러나 등에 惡寒이 있는 것은, 등(背)은 陽의 府(中心)로 그곳의 陽氣가 쇠약하고 陰寒의 氣가 왕성해졌기 때문으로, 陽虛陰盛裏寒證인 것을 설명하고 있다.

惡寒, 發熱, 頭痛身痛, 骨節疼痛, 脈浮하다면 太陽表證이다. 口中燥渴하고 背惡寒하는 것은 熱盛傷津의 陽明經證으로 白虎加人蔘湯의 適應이다. 이때의 惡寒은 가볍고 短時間이다. 本證의 背惡寒은 少陰虛寒證으로, 前條의 身體痛, 手足寒, 脈沈, 骨節痛도 있다 (표5·4).

本證에는 뜸을 이용하는 것도 좋고, 부자탕을 주는 것도 좋으며, 兩者를 병용하면 효과가 더욱 증강된다. 뜸의 경혈은 大椎, 關元, 氣海가 사용된다. 氣海와 關元은 補腎의 효과가 있고, 大椎는 諸陽의 會(모이는 곳)로서, 陽經의 陽氣 흐름을 잘 통하게 하는 작용이 있다.

◎附子湯方

		現代換算	現代中國		
炮附子	二枚	50.0g	10g	溫經扶陽	除濕
人 蔘	二兩	31.3g	6g	溫補元氣	祛寒
白 朮	四兩	62.5g	12g	健脾燥濕	
茯 苓	三兩	47.0g	9g	淡滲利濕	
芍 藥	三兩	47.0g	9g	緩急止痛	

이상으로 溫經扶陽, 除濕止痛한다.

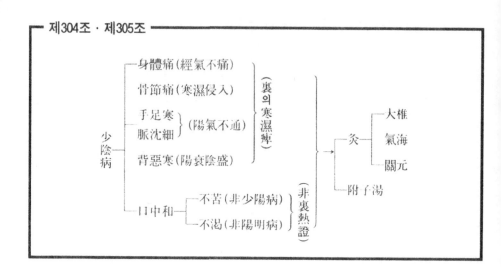

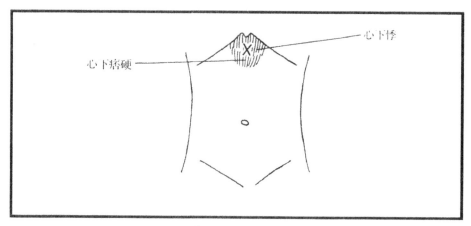

그림5 · 3 附子湯 腹證圖

진무탕의 백출, 부자의 量을 倍로 하고, 생강 대신에 인삼을 넣어 溫陽을 강하게 하여 경맥의 흐름을 개선하고, 健脾의 작용을 강하게 하며, 陽虛가 두드러진 경우에 는 寒濕을 제거하여 四肢關節의 疼痛을 치료한다.

眞武湯은 腎陽을 강하게 하고 寒을 없애며, 腎水의 흐름을 개선하여 비틀거림과 腹痛, 下痢를 치료한다 (표5 · 3).

표5·3 眞武湯·附子湯의 비교

	眞武湯	附子湯
病理	腎陽虛로 制水不能	腎陽虛로 寒濕凝滯
	寒濕痺	
症狀	心下悸·頭眩·浮腫·四沈 疼痛·身瞤動·腹痛 自下利·惡風 脈沈弱 舌質 淡胖大 舌苔 白膩	口中和·手足寒·身痛·骨節 疼痛이 강함 背惡寒 脈沈細 舌苔 白滑
治則	溫陽行水	溫經脈·除寒濕
	溫陽散水鎭痛	
成分	炮附子·白朮·茯苓·芍藥	
	生薑	人蔘

◎附子湯의 適應症

부자탕은 舌質·淡, 舌苔·白滑, 脈·沈細로 惡寒이 있고 手足이 차가운 신경통, 류머티즘, 관절통에 사용한다. 엑기스제로는 眞武湯+紅蔘+加工附子로 하여 사용한다.

표5·4 惡寒의 주요한 鑑別

證	太陽表證	陽明經證	少陽證	少陰陽虛證	厥陰病證
症狀	惡寒發熱 頭項强痛 身痛 骨節疼痛 脈浮 (제1조)	背惡寒 (輕微·短時間) 發熱·口渴· 大汗·心煩 脈數洪大 (제174조)	往來寒熱 胸脇苦滿 咽乾·心煩 脈弦 (제98조)	背惡寒·無發熱 手足不溫 身痛·骨節痛 口和 脈沈 (제304조)	惡寒·微熱· 四肢厥逆 下痢 脈沈微欲絶 (제387조)
病理	表寒	裏熱盛	半表半裏	陽虛裏寒(虛寒)	眞寒假熱
治則	辛溫解表	淸熱生津	和解少陽	溫經散寒	回陽救逆
方劑	麻黃湯 桂枝湯	白虎加人蔘湯	小柴胡湯	附子湯	四逆湯

(5) 風寒濕痺證 (桂枝附子湯 外)

제179조

傷寒八九日, 風濕相搏, 身體疼煩, 不能自轉側, 不嘔不渴, 脈浮虛而澀者, 桂枝附子湯主之. 若其人大便鞕, 小便自利者, 去桂加白朮湯主之.

[상한병 8~9일에 風濕이 서로 싸우고, 身體疼煩하면서 스스로 轉側할 수 없고, 嘔하지 않고, 渴하지 않고, 脈이 浮虛하면서 澀한 者는 계지부자탕으로 主治한다. 만약 그 환자의 대변이 단단하고, 소변이 自利한 사람은 거계가백출탕으로 主治한다.]

이곳의 傷寒은 廣義의 外感病 중의 風濕病이다. 風寒의 邪에 의한 태양병은 아니지만, 邪가 아직 表에 있으므로, 太陽病篇에 기재되어 있다.

【桂枝附子湯】

체표의 衛陽不足 때문에 風濕의 邪가 같이 섞여 침입, 肌肉經絡 사이로 들어와 버린다. 條文에서는 風濕이지만 내용에서 판단하면 寒邪도 첨가되어 있다.

風은 陽邪, 寒은 陰邪인데, 風寒이 섞여 있어 經絡을 가로막아 經氣의 흐름이 나빠져 몸이 아프다. 風보다 寒 쪽이 氣의 흐름을 보다 악화시킨다. 濕은 陰邪로 무겁고 붙기 쉬우므로, 自轉側(잠에서 깨어나는 것 등)이 困難해진다. 이것은 風寒濕痺證이다.

不嘔不渴은 소양병도 양명병도 아니며, 따라서 裏熱이 없는 것을 나타내고 있다.

脈浮虛는 邪가 아직 表에 있는 것을 나타내고, 衛陽不固 때문에 發熱 · 惡風 · 發汗도 있다. 邪가 경맥에 정체하여 經氣의 흐름을 방해하고 있으므로 澀脈도 있다.

또 이 條文의 末尾에서 推測해보면, 본증에는 이 외에 大便溏(軟便), 小便不利에 관한 것도 있을 것이다. 본증의 濕은 체표의 濕邪로, 이것이 裏(內臟)의 脾에 영향을 주어 運化障碍를 일으켜서 內濕이 생기고, 이 內濕의 정체에 의해 小便不利, 水濕下注하여 大便溏이 된다.

여기에는 桂枝附子湯을 사용한다.

◎桂枝附子湯方

		現代換算	現代中國	
桂 枝	四 兩	62.5g	12g	袪風解表 溫通經脈 走津液除濕
炮附子	三 枚	75.0g	12g	散寒通陽 利水除濕止痛
生 薑	三 兩	47.0g	10g	
大 棗	十二枚	42.0g	8g	調和營衛
炙甘草	二兩	31.3g	6g	

桂枝附子湯은 桂枝加附子湯에서 작약을 빼고, 계지와 부자를 增量한 것이다. 바꿔 말하면 桂枝去芍藥加附子湯(제22조)의 계지와 부자를 增量한 것이다(표5·6). 여기에서는 凝集하여 무겁고 粘着하는 경향이 있는 寒濕이 있으므로, 收斂凝集 작용이 강한 작약은 사용하지 않는 편이 좋다 (태음병, 제28조의 설명②).

桂枝去芍藥湯으로 袪風解表, 계지를 增量하여 溫通經脈, 化氣行水, 走津液의 작용을 강하게 해서 除濕하고, 附子로 散寒通陽, 利水除濕하고, 전체적으로 溫經散寒, 袪風除濕한다.

제179조

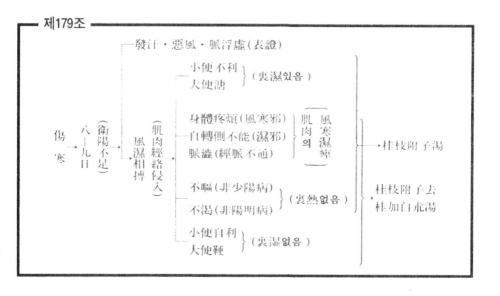

◎桂枝附子湯의 適應症

계지부자탕은 風寒痺證으로 關節運動痛, 운동장애가 있는 脈·浮虛澁, 舌苔·白

-189-

滑인 급성 관절 류머티즘에 사용한다.

【去桂加白朮湯】

本條 末尾의 大便硬, 小便自利는 內濕이 없기 때문으로 通陽行水, 利小便하는 계지를 제거한다. 그러나 체표(肌肉經絡)에는 濕(外濕)이 아직 鬱滯해 있으므로, 本條의 原文後記에 의하면, 백출을 사용해서 부자와 함께 皮內를 돌면서 水氣를 驅逐한다. 一服해서 몸이 저리고, 三服해서 머리가 멍하게 되는 것은, 濕邪가 아직 제거되지 않았기 때문이므로 걱정할 필요는 없다고 쓰여 있다. 이것은 瞑眩이다.

◎桂枝附子去桂加白朮湯方

		現代換算	現代中國		
炮附子	三枚	75.0g	12g	溫經扶陽	散寒除濕
白 朮	四兩	62.5g	12g	燥濕健脾	
生 薑	三兩	47.0g	10g	益氣和胃	調和營衛
炙甘草	二兩	31.3g	6g		
大 棗	12枚	42.0g	8g	調和營衛	

이상으로 溫經散寒, 健脾利濕한다.

本方은 通陽利水하는 계지가 없으므로, 체표의 濕을 없애기 위해 燥濕健脾, 走表祛濕하는 백출을 사용해서 表의 濕을 없애도록 한다. 金匱要略에서는 本方의 藥量을 적게 해서, 白朮附子湯이라 하고 있다 (표5 · 5).

제180조

風濕相搏, 骨節疼煩, 掣痛不得屈伸, 近之則痛劇, 汗出短氣, 小便不利, 惡風不欲去衣, 或身微腫者, 甘草附子湯主之.

〔風濕이 서로 싸우고, 骨節疼煩하며, 掣痛이 있어 屈伸하지 못하고, 가까이하면 곧 통증이 극심해지고, 땀이 나며, 短氣하고, 소변이 不利하고, 惡風하여 옷을 벗으려 하지 않고, 혹은 身微腫하는 자는 감초부자탕으로 主治한다.〕

風邪와 濕邪가 함께 어울려 인체에 침입(이때 寒邪도 함께 한다고 생각해도 좋음)하여, 風邪는 表에 있어 衛陽不固하게 되므로, 땀이 나와 惡風 때문에 의복을 벗고 싶어하지 않는다. 경맥에 침입하여 經氣의 흐름을 방해하며, 前條의 身體疼煩, 不能轉側과 비교할 때, 本條에서는 寒濕의 邪가 더욱 깊이 관절에까지 들어가서 경맥의 氣血까지도 阻害하므로, 증상이 심하고 骨節疼煩(강한 關節痛), 掣痛(牽引痛), 屈伸困難하고, 壓痛이 심하므로 만지는 것을 좋아하지 않는다(拒按).

濕邪는 더욱 깊이 들어가 陽虛해지고, 氣化장애를 일으키고, 上에는 呼吸短氣(숨이 참), 아래에는 小便不利가 일어난다. 심해지면 濕이 肌表에 넘쳐서 부종이 된다. 前條보다도 더욱 심한 痺證으로 감초부자탕을 사용한다.

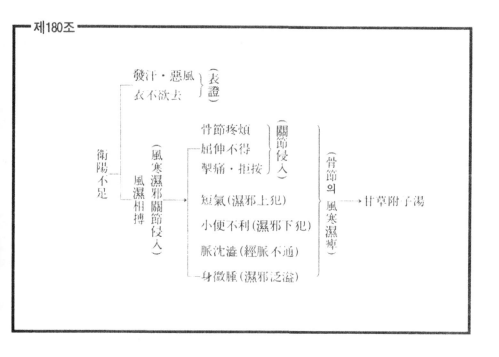

◎甘草附子湯方

		現代換算	現代中國	
桂枝	四兩	62.5g	12g	祛風通絡
				通陽化氣 } 固表止汗
炮附子	二枚	50.0g	10g	溫陽散寒
白朮	二兩	31.3g	6g	健脾燥濕
炙甘草	二兩	31.3g	6g	諸藥調和

이상으로 溫陽散寒, 祛濕止痛한다.

감초부자탕은 附子로 溫陽散寒, 桂枝로 通陽化氣·祛風通絡하고, 兩者 합해서 固表止汗한다. 백출로 健脾燥濕하여 寒濕을 제거하고, 以上의 3가지 약으로 溫陽化氣하여 氣의 순환을 잘 되게 하고, 소변불리, 氣短, 부종을 치료하며, 통증을 그치게 하여 風寒濕痺를 치료한다. 감초는 모든 약의 작용을 조화시켜 溫經散寒, 祛濕止痛의 효과를 높인다. 桂枝附子湯에서는 邪가 얕으므로, 附子의 양을 많게 하여 병을 한번에 치료할 수 있지만, 本證에서는 병이 깊고 중해서, 시간을 갖고 천천히 치료해야

표5·5 제179조·제180조의 비교

	桂枝去芍藥加附子湯 桂 枝 附 子 湯	桂枝附子去桂加白朮湯 白 朮 附 子 湯	甘 草 附 子 湯
病 因	病勢는 表에 偏重 風이 濕보다 강함	病勢는 肌肉에 偏重 濕이 風보다 강함	病勢는 關節에 偏重 風과 濕이 강함
症 狀	脈 浮虛澁 舌苔 白滑 汗出惡風 身體疼煩 不能自轉 不嘔不渴 小便不利 } 內濕 大便溏 } 있음	脈 滑弦 舌苔 白滑 無汗惡風 頭重·頭眩 心下硬 臍下硬 小便自利 } 內濕 大便硬 } 없음	脈 沈細 舌苔 白滑或膩 汗出惡風 不欲去衣 骨節疼煩 掣痛·拒按 不得屈伸 短氣或浮腫 } 內濕 小便不利 } 있음
治 則	溫經散寒 祛風勝濕	溫經散寒 健脾利濕	溫經散寒 祛濕止痛

하므로 오래 사용해도 부작용이 생기지 않도록 甘草附子湯에서는 附子의 양을 적게 하고 있다.

표5·6

	계지	작약	백출	생강	대조	감초	포부자	
桂枝加附子湯	3兩	3兩		3兩	12매	3兩	1枚	21條
桂枝去芍藥加附子湯	3			3	12	2	1	22條
桂 枝 附 子 湯	4			3	12	2	3	179條
桂枝附子去桂加白朮湯			4兩	3	12	2	3	179條
白 朮 附 子 湯			2	1.5	6	1	1.5	金匱要略
甘 草 附 子 湯	4		2			2	2	180條

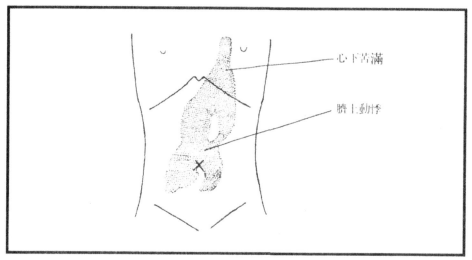

그림5·4 甘草附子湯 腹證圖

◎甘草附子湯의 適應症

감초부자탕은 脈·沈細, 舌苔·白滑 혹은 膩하며, 오싹오싹하는 惡寒, 發汗하는 관절류머티즘으로, 發赤, 腫脹, 熱感이 있으며 아파서 만질 수 없고, 스스로도 움직일 수 없을 정도로 激痛이 있는 것과, 痛風發作의 激痛 및 알레르기성 비염으로 감기에 걸리기 쉽고, 등에 오싹오싹 寒氣가 있는 것 등에 사용할 수 있다. 이 경우에도 表證이 강하게 있을 때는 계지부자탕을 선택한다.

표5·7 身重·不轉側의 鑑別

	柴胡加龍骨牡蠣湯	桂枝附子湯	白虎湯
條文	제110조 一身盡重 不可轉側	제179조 身體疼煩 不能自轉側	제224조 身重 難以轉側
病機	邪가 少陽에 있어서 樞機不利, 三焦壅滯 陽氣가 鬱滯하여 宣通치 않음	風寒濕邪가 表를 침범함 肌肉에 머물러 氣血의 흐름을 방해함	陽明의 熱邪가 三陽經에 넘쳐 氣津兩傷
症狀	煩驚·譫語 小便不利	全身疼煩·發汗惡風 不嘔·不渴	身熱·大發汗 大口渴
治則	和解瀉熱 重鎮安神	溫經散寒 祛風除濕	辛寒淸熱

표5·8 身痛의 鑑別

病證	太陽身痛	少陰陽虛身痛	風濕身痛	氣陰兩虛身痛
病因	表實證	裏實證	表虛濕證	表虛證
病理	寒邪束表 陽氣被遏	陽虛寒盛 寒凝經脈	風寒濕邪 阻滯經脈	汗多傷營 筋脈失養
症狀	發熱惡寒·無汗 頭項强痛 身痛骨節痛 發病이 急하고 病期가 짧다 鼻塞流涕	無熱惡寒 身痛骨節痛 手足寒 發病이 완만하고 病期가 길다 寒을 만나면 심해짐	發汗惡風 身痛疼煩 轉側 곤란 不嘔不渴	發汗後 惡風寒 身疼痛 手足心煩熱 口乾 少少欲飮水
脈象	脈 浮緊	脈 沈	脈 浮虛澁	脈 沈遲
治則	辛溫發汗解表	溫經扶陽 祛寒化濕	溫經散寒 祛風除濕	調和營衛 益氣和營
方劑	麻黃湯	附子湯	桂枝附子湯	桂枝加新加湯

(6) 四逆湯類

少陰寒化證의 四逆湯類는 소음병 뿐만 아니라 궐음병에도 사용되고 있다. 兩者에 공통으로 있는 증상이 많으므로 함께 정리해 보았다. 文頭에 소음병이라고 미리 알리고 있는 條文이 少陰病篇의 條文이다. 또 제326조 이후는 厥陰病篇이다.

(가) 少陰寒化證 (少陰病의 四逆湯)
제282조

少陰病, 欲吐不吐, 心煩, 但欲寐, 五六日自利而渴者, 屬少陰也, 虛故引水自救, 若小便色白者, 少陰病形悉具, 小便白者, 以下焦虛有寒, 不能制水, 故令色白也.

〔소음병에 吐하려고 해도 吐하지 않고 心煩하며, 단지 자려고만 하고, 5~6일에 自利하면서 渴하는 자는 少陰에 속한다. 虛하여 물을 마시고 물이 당겨서 스스로 救한다. 만약 소변의 색이 희다면 少陰病形이 모두 갖추어진 것이다. 소변이 흰색인 者는 下焦가 虛하고, 寒이 있는 것으로, 制水할 수 없으므로 색이 희게 나타난다.〕

소음병에서는 心腎의 水火의 흐름이 나빠지고, 心火가 腎으로 내려오지 않으면 腎陽虛가 되어, 腎水가 따뜻해지지 않으므로 寒으로 치우치고, 寒水가 반대로 上逆하기 때문에 中焦의 氣의 흐름이 어지러워져서 胃氣가 上逆하고 嘔하고 싶어진다. 소음병은 태음병보다도 병이 깊고 보다 虛證이 되므로, 上逆하는 胃氣도 약해지기 때문에 태음병의 嘔吐와 달리 吐하고 싶어도 좀처럼 吐할수 없다(欲吐不嘔). 이것을 상한론에서는 흔히 乾嘔라고 한다.

寒水가 心을 범하여 心陽이 虛衰하고, 心이 神(精神)을 저장하는 힘이 약해져 神이 體內를 헤매게 되고, 안정할 곳이 없어져 버리므로 心煩을 일으키게 된다. 「但欲寢」은 제281조에서 기술했다. 이것이 소음병의 心腎陽虛이다.

소음병은 길어지기 때문에, ①腎陽不足으로 脾를 따뜻하게 할 수 없게 되어 脾陽虛가 되고 運化작용이 방해를 받아 下痢를 일으킨다. 또 ②腎陽虛 때문에 氣化작용에 장애가 일어나, 寒水가 腸에 모이므로 역시 下痢가 된다. 이 脾腎兩者의 원인이 겹쳐지기 때문에 下痢가 심해진다. 소음병의 下痢는 태음병의 泥狀便(便溏)보다도 심한 下痢(自利)이다. 이것이 소음병의 脾腎陽虛이다. 같은 脾腎陽虛라도 태음병은 脾陽虛가 主가 되지만, 소음병은 腎陽虛가 主가 된다.

또 腎陽不足에 의한 氣化作用 장애에 의해 진액이 몸을 돌지 않고, 입까지 올라가지 않으므로 口渴이 생긴다 (故로 水를 당겨서=마시고, 스스로 救한다). 그러나 이때는 脾의 運化 장애로 水濕이 체내에 쌓여 있으므로 양명병(熱證)의 口渴처럼 심하지 않고, 많이는 마시고 싶어하지 않고, 陽虛이고 寒證이므로, 찬 물이 아닌 더운 물을 마시고 싶어 한다(喜熱飮).

氣化作用 장애가 더욱 심해지면 水液代謝를 제어할 수 없게 되어 유익한 津液까지도 그대로 尿로 나가 버리게 되므로, 尿가 농축되지 않고 색이 연한 尿가 나와버린다 (여기 尿의 변화 發生機序는 眞武湯證의 重症인 경우와 같다).

제323조

少陰病, 脈沈者, 急溫之, 宜四逆湯.

〔소음병에 脈이 沈한 사람은 급히 그를 따뜻하게 해야 하는데, 사역탕이 적절하다.〕

脈沈은 裏證이다. 제281조의 소음병 提綱에서는 脈이 微細하였기 때문에 소음병은 脈이 沈하면서 微細하게 된다. 소음병은 重篤해지기 쉬우므로 本條에서도 무期治療를 강조하고, 四逆湯으로 서둘러 陽을 회복시켜 手足이 冷한 상태를 구제할(回陽救逆) 필요가 있다.

제37조

太陽病, 十日以去, 脈浮細而嗜臥者, 外已解也. ……

〔태양병이 10일이 지나도록 脈이 浮細하고, 눕기를 좋아하는 者는 外邪가 이미 풀린 것이다. ……〕

태양병 표증이 오래 계속되면, 疲勞倦怠하여 편안하게 눕는 것을 좋아하게 되지만(제282조의 但欲寢과 같다), 脈이 浮細한 이외에 증상이 없다면 正氣가 아직 약하

지만 外邪도 미약해져 있으므로 태양병은 거의 나은 것이고, 눕는 것을 좋아하더라
도 소음병이 아니다. 本條文은 少陽病篇에서 이미 기술했지만, 소음병의 경우는 맥
이 沈하고 浮하지 않다는 것이 중요한 鑑別點이다.

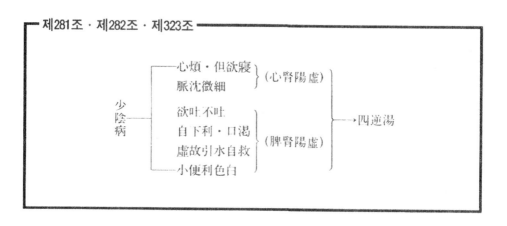

제324조

少陰病, 飮食入口則吐, 心中溫溫欲吐, 復不能吐, 始得之, 手足寒, 脈弦遲者, 此胸
中寒, 不可下也, 當吐之. 若膈上有寒飮, 乾嘔者. 不可吐也. 急溫之, 宜四逆湯.

〔소음병에 음식이 입에 들어가면 곧 토하고, 심중이 溫溫하여 토하고자 하는데,
또 토하지도 못하고, 처음에 병을 얻어서 手足이 차고 脈이 弦遲한 者는, 이것은 胸
中寒인데, 下시킬 수 없다. 마땅히 이것을 吐하게 하는 것이 옳다. 만약 膈上에 寒飮
이 있어 乾嘔하는 자는 吐하게 할 수 없고, 급히 이것을 따뜻하게 하는데 사역탕이
적합하다.〕

乾嘔(欲吐不能吐), 心煩(心中溫溫), 手足冷, 脈弦遲 등의 증상에는 虛實 2종류가
있다. 脈弦은 痰飮, 脈遲는 寒의 존재를 가리킨다.

① 寒飮이 胸中에 阻滯해서 脈이 有力한 實證으로, 좀처럼 嘔할 수 없는 증상에는
瓜蔕散을 사용해서 吐하게 한다.

② 脾腎陽虛로 진액이 올라가지 못하고, 胸에 寒飮이 정체한 때는 脈이 無力한 虛
證이므로 嘔하게 해서는 안 된다. 脾陽虛보다 腎陽虛 쪽이 강하기 때문에 理中湯
이 아니라 四逆湯을 사용하여 서둘러 腎陽을 따뜻하게 해서 치료한다.

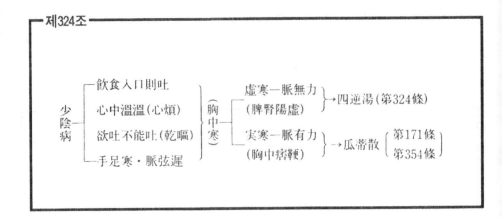

(내) 眞寒假熱 (厥陰病의 四逆湯)

제388조

旣吐且利, 小便復利而大汗出, 下利淸穀, 內寒外熱, 脈微欲絶者, 四逆湯主之.

〔이미 吐하고 또한 利했는데 소변이 오히려 利하고, 연이어 크게 땀이 나고, 下利淸穀, 內寒外熱이 있고, 脈이 微하여 끊어지려고 하는 자는 사역탕으로 主治한다.〕

소음병에서는 嘔吐, 설사와 口渴이 있지만, 궐음병에서는 腎陽이 더욱 심하게 虛衰하여 氣化作用의 昇淸作用까지도 傷害를 받기 때문에 眞武湯證의 重症과 동일하게 연한 尿가 많이 나온다.

陰證에서는 땀이 나지 않는데도 陽氣衰弱이 심하므로, 衛氣의 固攝 작용까지도 傷害를 받아 腠理가 열린 채로 大汗이 난다. 下痢도 점점 심해져 水樣性 下痢(下利淸穀)가 된다. 陽氣가 땀과 함께 몸속에서 體表로 나오므로(虛陽浮越), 體表는 차지 않고 微熱도 난다. 이것은 제84조의 眞武湯證과 같은 發熱이다. 그러나 몸의 내부는 陽氣를 잃어버렸기 때문에 寒證으로 몹시 추위를 타게 된다(內寒外熱). 이것은 厥陰病으로 內眞寒外假熱의 狀態이다.

몸의 중심부에서 열이 있는 것은 身熱이지만, 여기에서는 중심이 寒이고 體表에만 熱을 띠고 있으므로 假熱이라고 한다. 假熱은 虛熱과 다르다. 虛熱은 陰虛의 경우로, 舌質이 紅이지만 假熱은 寒證이기 때문에 舌은 淡이다.

脈微欲絶이라는 것은 脈이 겨우 희미하게 느껴지는 상태이다. 四逆湯證보다 더욱

重症인 通脈四逆湯證에 기록되어 있는 脈이다. 따라서 本條는 四逆湯이 아니라 通脈四逆湯證이라는 說이 있다.

제228조

脈浮而遲, 表熱裏寒, 下利淸穀者, 四逆湯主之.

〔脈이 浮하면서 遲하고, 表熱裏寒하며, 下利淸穀하는 者는 사역탕으로 主治한다.〕

表證이라면 脈浮이지만 遲脈은 寒을 나타내고 있다. 이 浮는 表證이 아니라 少陰病으로, 안에 寒이 있어서 虛陽浮越, 裏寒表熱로 인한 浮脈이다. 여기는 虛陽浮越이 현저하므로 浮脈, 陰寒이 안에 있어서 脈遲이다. 그리고 有力이 아니라 無力하고 微細하다.

下利淸穀, 虛陽浮越의 表熱裏寒은 소음병보다도 심해진 궐음병에서 볼 수 있는 상태이므로, 陽明病篇에 있는 本條는 오히려 厥陰病篇에 넣는 것이 적절할 것이다.

제376조

嘔而脈弱, 小便復利, 身有微熱, 見厥者難治, 四逆湯主之.

〔嘔하면서 脈이 弱하고, 소변이 다시 잘 나오며, 몸에 微熱이 있고, 厥을 나타내는 자는 치료하기 어려운데, 사역탕으로 主治한다.〕

脈沈微弱, 구토, 多尿, 微熱 등 陽虛가 심해진 궐음병에서는 手足에 陽氣가 돌지 않게 되므로, 溫煦해질 수 없기 때문에 四肢가 厥(심한 冷)하다.

제353조

大汗, 若大下利, 而厥冷者, 四逆湯主之.

〔크게 땀이 나거나, 혹은 크게 설사를 하여 厥冷하는 자는 사역탕으로 主治한다.〕

發汗, 설사가 심하기 때문에 陰液이 손상되고 탈수가 심해져 다시 陽氣衰亡하여

四肢厥冷하는 궐음병이다.

제387조

吐利汗出, 發熱惡寒, 四肢拘急, 手足厥冷者, 四逆湯主之.

[吐利하면서 땀이 나고, 發熱惡寒하고, 四肢拘急하며, 手足厥冷한 자는 사역탕으로 主治한다.]

嘔吐, 下痢, 發汗이 있어 陰液의 상실(脫水)이 심하고, 虛陽浮越하고 발열하는 궐음병에서는 陽氣不足으로 手足이 厥冷할 뿐만 아니라, 體表의 衛陽의 溫煦작용이 활동하지 않게 되므로 추위한다(惡寒). 또한 陰液不足으로 筋脈이 榮養을 받지 못하므로 四肢의 경련(拘急)을 일으킨다.

제352조

大汗出, 熱不去, 內拘急, 四肢疼, 又下利厥逆而惡寒者, 四逆湯主之.

[땀은 크게 나는데 열이 제거되지 않고, 內는 拘急하고, 四肢가 疼하며, 또 下利厥逆하여 惡寒하는 자는 사역탕으로 主治한다.]

大汗이 나는데도 解熱이 되지 않는 것은 表證이 아니고 궐음병의 假熱이다. 그리고 여기의 大汗도 궐음병의 發汗이다. 陽虛寒盛으로 寒은 凝滯하기 쉬우므로, 氣의 흐름이 정체되어(寒凝氣滯), 안으로 腹中拘急(腹痛), 밖으로 四肢疼痛이 생긴다. 궐음병이므로 水性下痢, 四肢厥冷, 惡寒도 있다.

이상의 궐음병 各條는 모두 重症이기 때문에, 사역탕으로 급히 陽氣를 회복시켜 구제해야한다(急救回陽).

이상의 「厥陰病內眞寒外假熱, 虛陽浮越에 의한 四逆湯證」과 「少陰病陽虛寒盛의 四逆湯證」을 함께 圖示하겠다.

四逆湯證의 정리

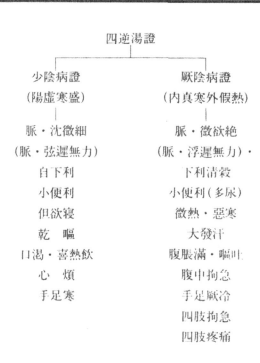

```
                    四逆湯證
         ┌─────────────────┴─────────────────┐
      少陰病證                              厥陰病證
     (陽虛寒盛)                          (內眞寒外假熱)
        │                                    │
     脈·沈微細                            脈·微欲絶
   (脈·弦遲無力)                        (脈·浮遲無力)·
      自下利                              下利清穀
      小便利                            小便利(多尿)
      但欲寢                              微熱·惡寒
      乾  嘔                              大發汗
    口渴·喜熱飲                         腹脹滿·嘔吐
      心  煩                              腹中拘急
      手足寒                              手足厥冷
                                          四肢拘急
                                          四肢疼痛
```

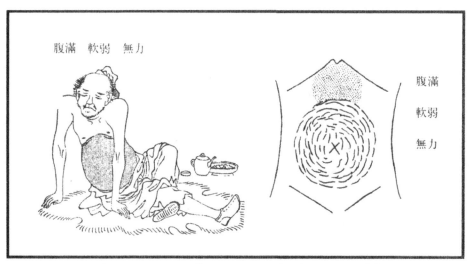

腹滿 軟弱 無力

腹滿

軟弱

無力

그림5·5 四逆湯 腹證圖(『腹證奇覽』 P.92 醫道의 日本社 刊行에서)

㈐ 表裏同病

제94조

病發熱頭痛, 脈反沈, 若不差, 身體疼痛, 當救其裏, 四逆湯.

〔병에 걸려 發熱頭痛이 있으나 脈은 오히려 沈한데, 만약 낫지 않고 身體疼痛이 있는 경우는 마땅히 그 裏를 구제하는 것이 옳다. 사역탕이 적합하다.〕

여기서 말하는 發熱, 頭痛은 太陽病表證이고, 脈이 오히려 沈한 것은 少陰病이다. 이것은 太少兩感證(表裏同病)으로, 여기서는 麻黃附子細辛湯(제301조)을 適用한다. 이렇게 해도 낫지 않으면, 身體疼痛의 표증이 있어도 少陰裏寒이 훨씬 심한 것이므로, 回陽救逆하는 四逆湯이 필요하다. 그렇게 하면 가벼운 太陽表證이라면 자연히 사라져 버린다.

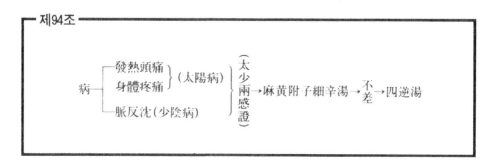

제93조

傷寒, 醫下之, 續得下利, 淸穀不止, 身疼痛者, 急當救裏, 後身疼痛, 淸便自調者, 急當救表, 救裏宜四逆湯, 救表宜桂枝湯.

〔傷寒에 의사가 이것을 下시켜 계속해서 下痢를 하고, 淸穀이 그치지 않고, 身疼痛이 있는 자는 서둘러 裏를 救하는 것이 마땅하다. 후에 身疼痛하면서 淸便이 자연히 조화롭게 되는 자는, 서둘러 表를 救하는 것이 마땅하다. 裏를 救하는 데는 사역탕이 적합하고, 表를 救하는 데는 계지탕이 적합하다.〕

처음에 있는 太陽表證의 상한병이 「本」의 증상이고, 誤治에 의해 少陰의 裏에 轉屬된 水性下痢가 「標」의 증상이다. 여기에 표증의 疼痛이 아직 있으므로 이것도 表

裏同病이다. 「急하다면 곧 그 標를 치료하고, 緩하다면 곧 그 本을 치료한다」(急則治其標, 緩則治其本)의 치료 원칙을 따라 급성증상인 裏虛證(水性下痢)을 먼저 치료하는(先裏後表) 例이다.

이것이 表邪와 裏虛가 아니고 裏實과 表邪(裏實而表邪)가 있을 때는, 먼저 表를 치료하고 그 후에 裏實을 치료한다 (先解表, 後攻其裏=先表後裏). 本條처럼 表邪와 裏虛가 동시에 있을 때(裏虛而表邪)는, 裏虛를 먼저 치료하고 그 후에 表證을 치료하는 (先溫其裏, 後攻其表=先裏後表) 것이다. 먼저 치료해야 하는 裏虛를 제쳐놓고, 發汗解表를 먼저 하면 病狀이 악화되어 虛脫(쇼크)이 일어나게 된다.

여기서는 먼저 사역탕으로 回陽救逆하고, 陽이 회복되어 下痢가 멈추면(淸便自調), 계지탕을 사용하여 解表시키면 身疼痛도 치유된다.

제93조

```
傷  下        ┌─ 身疼痛(太陽病  殘存)     ⎫ (太     ⎫ 四 (先 ┌─ 身疼痛         ⎫  桂 (後
寒 → 法 →  ┤  續得下利 ┌ 少陰病에       ⎬  少兩  ⎬ 逆 裏)┤                 ⎬ → 枝 表)
           └─ 淸穀不止 └ 轉屬           ⎭  感證) ⎭ 湯    └─ 淸便自調       ⎭  湯
```

제371조

下利腹脹滿, 身體疼痛者, 先溫其裏, 乃攻其表, 溫裏宜四逆湯, 攻表宜桂枝湯.

〔下痢하고 腹脹滿하며, 身體疼痛이 있는 者는 우선 그 裏를 따뜻하게 하고, 곧 그 表를 치료한다. 裏를 따뜻하게 하는 데는 사역탕이 적절하고, 表를 치료하는 데는 계지탕이 적절하다.〕

下痢하고 寒凝氣滯하여 腹脹滿하는 것 외에는 厥陰病篇의 條文이므로, 궐음병의 여러 가지 증상이 있을 것이다. 동시에 표증의 身體疼痛도 있는 太厥兩感證의 表裏同病이므로 本條도 先裏後表로 치료한다.

먼저 사역탕으로 裏를 따뜻하게 하여 치료하고, 陽氣가 회복되면 表證도 치유된

다. 만약 그래도 표증이 남아있는 경우에는 계지탕으로 發汗시키면 표증도 완전히
치유된다.

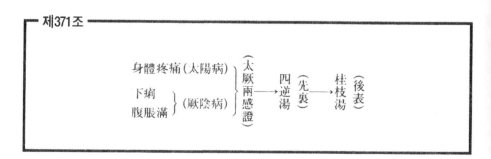

◎四逆湯方

		現代換算	現代中國		
生附子	一枚	25.0g	10g	(熟附子)	溫腎回陽
乾薑	一兩半	23.4g	5g		溫中散寒
炙甘草	二兩	31.3g	10g		補中益氣 調和諸藥

이상으로 回陽救逆한다.

사역탕은 附子로 腎陽을 따뜻하게 하여 잃어버린 陽氣를 회복시키고(溫腎回陽),
乾薑으로 中焦의 脾胃를 따뜻하게 하여 裏寒을 제거한다(溫中散寒). 자감초는 中焦
의 氣를 보충하고(補中益氣), 다른 약의 강한 작용을 온화하고 균형 있게 작용하도록
調整(調和諸藥)한다. 전체적으로 陽氣를 회복시켜, 厥逆을 溫하게하여(回陽救逆) 虛
脫을 치료하는 효과가 있다.

◎四逆湯의 適應症

사역탕은 脈·沈微弱 또는 沈遲, 舌質은 淡, 舌苔·白滑로, 심한 下痢, 嘔吐가 계
속되기도 하고, 手足이 차가워지고, 식은 땀을 흘리고, 늘 깜박깜박 졸면서, 축 늘어
져 있는 상당히 重症에 사용한다.

따라서 신진대사가 극도로 쇠약해진 상태의,

① 胃腸계의 급성전염병, 식중독

② 그 외 急性嘔吐, 下痢가 심한 질환

③ 폐렴을 合倂한 痲疹, 그 외의 重症 傳染病

④ 高熱性疾患 말기

⑤ 중증의 폐렴, 복막염, 극도로 쇠약한 사람의 딸꾹질 등

⑥ 急性失血, 급성 약물중독과 그 외 여러 가지 원인에 의한 쇼크

脈이 弱하고, 手足이 冷하고, 식은 땀을 흘리는 虛脫 상태에 효과가 있고, 약을 먹을 수 없을 때는 鼻管으로 注入한다.

현대 중의학에서는 溫病 末期로, 舌質·紅絳, 四肢厥冷하며, 또한 發熱이 강하고, 心煩이 있는 것에 淸營湯, 手足拘急이 있는 자에게 淸宮湯 등이 사용된다.

(라) 陰盛格陽證(通脈四逆湯)
제317조

少陰病, 下利淸穀, 裏寒外熱, 手足厥逆, 脈微欲絶, 身反不惡寒, 其人面色赤, 或腹痛, 或乾嘔, 或咽痛, 或利止脈不出者, 通脈四逆湯主之.

〔소음병에 下利淸穀, 裏寒外熱, 手足厥逆이 있고, 脈이 微하여 끊어지려 하나 몸에는 오히려 惡寒이 없고, 그 환자의 面色이 붉고, 혹은 腹痛이 있고, 혹은 乾嘔가 있고, 혹은 咽痛이 있고, 혹은 利가 그치고 脈이 잡히지 않는 자는 통맥사역탕으로 主治한다.〕

제369조

下利淸穀, 裏寒外熱, 汗出而厥者, 通脈四逆湯主之.

〔下利淸穀, 裏寒外熱이 있고 땀이 나면서 厥하는 자는 통맥사역탕으로 主治한다.〕

本證은 사역탕증보다 더욱 악화된 病狀으로, 眞寒假熱이 보다 확실히 나타난 裏寒外熱이다. 이것을 「陰盛格陽證」이라 한다. 格陽이라고 하는 것은 寒이 강해 내부의 陽氣 작용이 방해를 받고, 陰寒에 의해 내쫓긴 陽氣가 머무를 장소가 없어져 外表에 浮上한 상태이다. 陰寒이 강하여 내쫓긴 陽氣가 늘어나고, 肌表의 陽氣가 사역탕

증보다도 많아져, 몸에서는 추위를 타지 않게 되고, 前章에서 보았던 惡寒이 없어진다.

그러나 腠理를 닫아 확고하게 할 만큼의 충분한 陽氣의 양은 아니므로 계속 땀은 나온다. 안면에는 陽氣가 늘어나므로 안색이 붉게 된다. 그러나 四肢까지는 陽氣가 돌지 않으므로 변함없이 手足은 厥逆이다.

또한 裏의 陰寒이 왕성해지면 寒凝氣滯하여 腹痛(제338조의 臟厥)이 있다. 陰寒氣逆 때문에 胃失和降하여 乾嘔가 있다. 虛陽이 浮上하고, 咽喉部에 鬱滯하여 咽痛이 있다. 마침내 陰液이 고갈하여(심한 탈수) 下痢가 그치고 乏尿까지도 나타날 것이다.

心陽虛까지도 심해져 心陽虛脫이 되고, 心脈의 氣의 흐름이 끊어져, 脈이 사라질 정도로 弱해진 重症이다.

이렇게 되면 위독한 상태이다. 의식이 혼탁해지므로 사역탕으로는 역부족이므로, 통맥사역탕이 아니면 구제할 수 없게 된다.

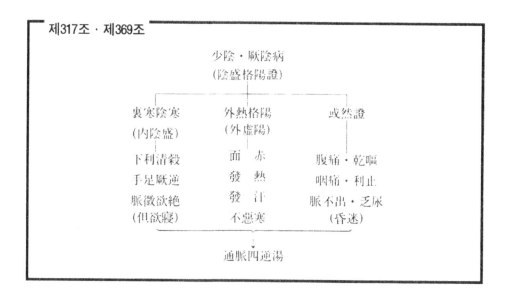

제317조 · 제369조

少陰 · 厥陰病
(陰盛格陽證)

裏寒陰寒 (內陰盛)	外熱格陽 (外虛陽)	或然證
下利淸穀	面 赤	腹痛 · 乾嘔
手足厥逆	發 熱	咽痛 · 利止
脈微欲絶	發 汗	脈不出 · 乏尿
(但欲寢)	不惡寒	(昏迷)

通脈四逆湯

◎通脈四逆湯方

		現代換算	現代中國
生附子	大一枚	30g	6-12g
乾薑	三兩	47g	9g
炙甘草	二兩	31.3g	6g

이상으로 破陰回陽欲脫한다.

통맥사역탕은 사역탕보다도 附子와 乾薑을 늘려 內의 陰寒을 신속하게 제거하고, 體의 陽氣를 늘려(破陰回陽) 內外 陰陽의 균형을 恢復시키고(通達內外), 面赤을 치료하고, 虛脫에서 구제하는 回陽欲脫의 방제이다.

◎通脈四逆湯의 適應症

本證은 사역탕증보다도 악화된 것이지만, 오히려 열이 나서 추위를 타지 않고, 얼굴이 붉어진다. 그러나 四肢는 冷하고, 식은 땀이 나고, 脫水가 진행되면 下痢가 멈추고, 乏尿가 되어 脈을 짚기 어려워지는 위험한 상태로, 소음병에서 궐음병까지를 포함하고 있다. 舌質·淡, 舌苔·白滑 혹은 黑滑이다.

임상에서는 사역탕증이 더욱 심해진 劇症에 사용한다. 만약 舌質·紅絳이라면 현대 중의학에서는 淸營湯, 淸宮湯 등에 安宮牛黃丸, 至寶丹, 紫雪丹 등을 합해서 사용한다.

(마) 陰盛載陽證 (白通湯)

제314조

少陰病, 下利, 白通湯主之.

〔소음병에 下痢하는 자는 백통탕으로 主治한다.〕

제315조

少陰病, 下利, 脈微者, 與白通湯. ……

〔소음병에 下痢 하고 脈微한 것은 백통탕을 부여한다.〕

표5 · 7 四逆湯과 通脈四逆湯의 비교

	四 逆 湯	通脈四逆湯
病理	陽 衰 陰 盛	
	虛陽浮越 眞寒假熱	裏寒外熱 陰盛格陽
症狀	微 熱 發汗 · 惡寒 手足厥冷 下利淸穀 多 尿 嘔 吐 腹脹滿 腹中拘急 四肢疼痛	發熱 · 赤面 大發汗 · 不惡寒 手足厥冷 下利淸穀 혹은 설사가 그침 乏 尿 乾 嘔 咽 痛 腹 痛 물을 마시고 싶어 함
舌象	舌質淡, 舌苔白滑	舌質淡, 舌苔白滑 혹은 黑滑
脈象	脈　沈微細	脈　微欲絶
治則	回陽救逆	破陰回陽, 宣通內外
成分	炙甘草 · 乾薑 · 生附子	
		乾薑 附子 } 增量

　　本證도 下痢淸穀, 乾嘔, 惡寒, 面赤, 微熱, 四肢厥逆 脈沈微細 등의 소음병이지만,
궐음병의 증상도 더해져 있어 소음병에서 궐음병으로 移行하는 부근의 重症이다. 사
역탕증보다도 重하고, 不惡寒을 主로 하는 통맥사역탕증의 內陰盛, 外虛陽과 비슷하
지만, 虛陽의 상승이 많아져 陰陽이 內外가 아니라 上下로 나뉘어진 下陰盛 上虛陽
이다. 面赤(顔面紅潮)를 主로 하는 病證으로「陰盛載陽證」이라 한다.
　　舌象은 사역탕증과 같다.

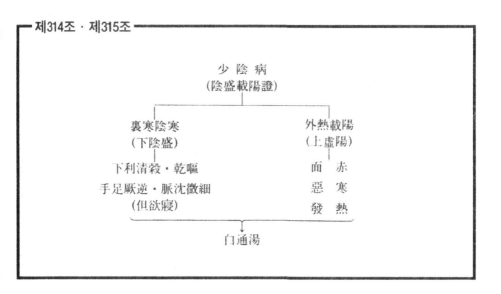

◎白通湯方

		現代換算	現代中國	
葱 白	四莖	不詳	4寸	宣通上下
乾 薑	一兩	15.6g	3-6g	
生附子	一枚	25.0g	3-6g	

이상으로 破陰回陽, 宣通陽氣한다.

백통탕은 사역탕에서 자감초를 빼고 葱白을 넣은 것이다. 本證은 사역탕증보다도 重症이므로 자감초를 빼어 자감초의 緩和작용이 乾薑의 藥力을 약하게 하지 않도록 하고, 葱白으로 陽氣의 上下疏通이 잘 되게 한다 (宣通陽氣).

㈐ 亡陽 · 亡陰血 (四逆加人蔘湯)
제384조

惡寒脈微而復利, 利止亡血也, 四逆加人蔘湯主之.

[惡寒이 있고, 脈이 微하면서 또 다시 利하다가, 利가 그치는 것은 亡血이니, 사역가인삼탕으로 主治한다.]

惡寒脈微는 厥陰, 陽衰陰盛의 상태로, 下痢가 더욱 심하게 계속되면 津液까지도

-209-

나와, 下痢할 것이 없어져 버리기 때문에 결국 下痢가 멈춘다. 이것은 회복되는 징후
가 아니라 亡陰(亡陰血)이다. 사역탕증보다도 악화되어 끝내 탈수상태에 빠진 것으
로, 땀이 나지 않고 소변도 보기 어려워진다. 이제는 虛陽浮越이 아니므로(亡陽), 發
熱도 面赤도 없다. 脈도 잡히지 않고 의식도 없어질 것이다.

사역가인삼탕으로 서둘러 元陽元陰의 상실을 구제하지 않으면 안 된다.

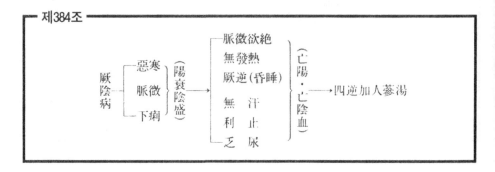

◎四逆加人蔘湯方

		現代換算	現代中國	
生附子	一枚		10g	
乾 薑	一兩半	四逆湯	6g	回陽救逆
炙甘草	二兩		6g	
人 蔘	一兩	15.6g	10g	益氣生津

이상으로 回陽救逆 益氣生津한다.

사역가인삼탕은 사역탕으로 回陽救逆하고, 인삼으로 益氣生津하여 심한 虛寒性
下痢 때문에 발생한 亡陽·亡陰의 重症에 사용된다. 舌象은 사역탕과 같다.

◎四逆加人蔘湯의 適應症

사역가인삼탕은 重症인 急性下痢와 出血多量, 광범위한 熱傷 등으로 체액을 상실
하여 혈압, 체온이 모두 저하되고, 호흡도 脈도 매우 微弱해진 혼수와 쇼크 상태에
사용된다. 현대중의학에서는 生脈散(人蔘, 麥門冬, 五味子)과 蔘附湯(人蔘, 附子), 獨
蔘湯(人蔘) 등이 사용된다.

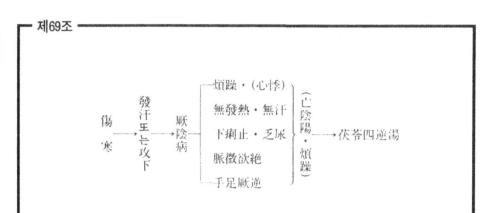

(사) 亡陰陽 · 煩躁 (茯苓四逆湯)

제69조

發汗, 若下之, 病仍不解, 煩躁者, 茯苓四逆湯主之.

[發汗시키거나 또는 이것을 下시켜 병이 역시 풀리지 않고 煩躁하는 자는 복령사 역탕으로 主治한다.]

太陽病篇의 條文이므로 태양병을 잘못하며 지나치게 發汗시켜 밖으로 傷陽하고, 또한 下劑를 써서 안으로 傷陰하여 陰陽兩虛가 됨으로서 心陽虛衰해져 心이 神을 저장하지 못하고, 心神이 머물 곳이 없어져 煩躁한다. 脈沈微欲絶, 厥逆하고 더욱이 탈수에 빠져 水性下痢마저 멈추어버린 重症의 궐음병에 복령사역탕을 사용한다.

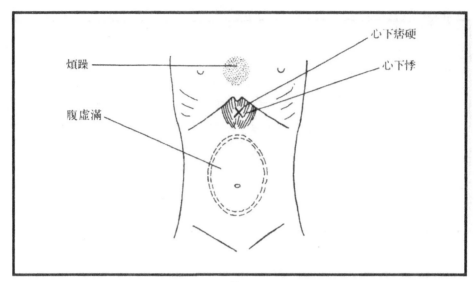

煩躁

心下痞硬

心下悸

腹虛滿

그림5 · 6 茯苓四逆湯 腹證圖

◎茯苓 四逆湯方

		現代換算	現代中國	
茯 苓	四兩	62.5g	12g	養心安神 補益滋陰
生附子	一枚		10g	⎫
乾 薑	二兩半	四逆加人蔘湯	6g	⎬ 回陽救逆
炙甘草	二兩		6g	⎭ 益氣生津
人 蔘	一兩		10g	

이상으로 回陽救逆益陰한다.

茯苓 四逆湯은 四逆湯으로 回陽救逆하고, 인삼으로 大補元氣, 益氣生津, 복령으로 養心安神, 補益滋陰한다. 四逆加人蔘湯의 乾薑을 늘이고 복령을 첨가한 구성에서 보면 本證은 四逆湯, 四逆加人蔘湯보다 陰液(水分)의 상실이 진행된 亡陰亡陽으로 煩躁가 있는 重症이다.

◎茯苓 四逆湯의 適應症

복령사역탕은 舌質 · 淡, 舌苔 · 少, 脈 · 微欲絕의

① 급성식중독, 급성대장염 등으로, 下痢와 嘔吐가 심하고 탈수 때문에 중독 증상을 일으켜, 경련하거나 무의식상태에 빠지고 不安, 昏迷狀態

② 이완성 자궁출혈 · 大量下血 등에 의한 심각한 쇼크 상태
③ 癌性 惡液質에 의한 극도의 쇠약
등을 치료한다.

⑷ 亡陽 · 液脫 (猪膽汁湯)
제389조

吐已下斷, 汗出而厥, 四肢拘急不解, 脈微欲絶者, 通脈四逆加猪膽湯主之.
〔구토가 그치고 下痢가 멈추었는데, 땀이 나면서 厥하고, 四肢拘急이 풀리지 않고, 脈이 微하면서 끊어지려고 하는 자는 通脈四逆加猪膽湯으로 主治한다.〕

嘔吐와 下痢가 頻發하여 陰液을 대량으로 잃어버리고(탈수상태) 마침내 亡陽液脫하여 구토하는 것도 없고 下痢하는 것도 없어진 상태로, 通脈四逆湯보다도 重症이다. 그래도 發汗이 계속되고 手足厥逆은 더욱 심해져 四肢가 몹시 당기고(拘急), 심해지면 씰룩씰룩 움직이게 되고(瘈瘲) 또한 痙攣도 일어난다.

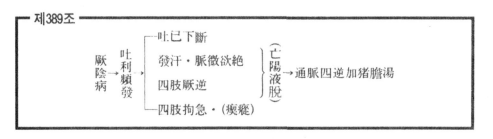

◎通脈四逆加猪膽湯方

現代換算
通脈四逆湯　　　　　　　破陰回陽欲脫
猪膽汁　　半合　　10cc　益陰和陽降逆

이상으로 回陽救逆 益陰和陽한다.

通脈四逆加猪膽湯은 通脈四逆湯의 煎湯에 益陰和陽降逆의 효력이 있는 猪膽汁을 첨가하여 복용한다. 猪는 일본의 돼지를 가리킨다.

열성질환이 심해진 때도 本條와 같은 狀態를 볼 수 있다. 현대 중의학에서는 三甲
復脈湯과 大定風珠 등이 사용된다.

제315조

少陰病, 下利, 脈微者, 與白通湯. 利不止, 厥逆無脈, 乾嘔, 煩者, 白通加猪膽汁湯
主之. 服湯, 脈暴出者死, 微續者生.

〔소음병에 下痢하고, 脈이 微한 자는 白通湯을 부여한다. 利가 멈추지 않고, 厥逆
하며 脈이 없고, 乾嘔하고, 煩하는 자는 白通加猪膽汁湯으로 主治한다. 湯을 복용하
고 脈이 갑자기 나타나는 자는 죽는다. 약하게 계속되는 자는 산다.〕

백통탕을 복용하고 나도 下痢가 계속되고 進行이 惡化되어 陽氣의 衰弱이 심해져
厥逆無脈하게 된다. 陰寒이 극도로 심해 虛陽上越하여 乾嘔, 心煩이 악화된다. 이와
같은 때에 백통가저담즙탕을 투여한다.
　복용 후,
① 사라졌던 脈이 갑자기 강하게 빨리 뛰는 경우는 陰液이 고갈되어 버렸기 때문
으로, 陽氣가 陰液과 균형을 맞추지 못하여, 陽氣가 安住할 곳이 없어져 갑자기
움직이기 시작한 것으로, 오히려 좋은 징조가 아니다.
② 사라졌던 脈이 천천히 조용하게 나타나는 경우는 陰液이 아직 완전히 마르지
않은 것이므로, 陽氣가 균형을 잘 맞추어 차츰 회복되는 상태로 좋은 징조이다.

┌ 제315조 ─────────────────────────────────┐

少陰病 → 白通湯 → 下利不止 → ┌ 厥逆 ┐
　　　　　　　　　　　　　　乾嘔
　　　　　　　　　　　　　　脈無脈　(虛陽上越) → 白通加猪膽汁湯 → ┌ 脈暴出 → 死
　　　　　　　　　　　　　　心煩　　　　　　　　　　　　　　　　　　└ 脈微續 → 生
　　　　　　　　　　　　　　└ (面赤) ┘

└───────────────────────────────────────┘

-214-

◎白通加猪膽汁湯

現代換算

白通湯 { 破陽回陽
宣通陽氣

人尿 五合　　100cc }
猪膽汁 一合　　20cc }　鹹寒苦降

이상으로 破陰回陽, 宣通上下, 鹹寒苦降한다.

白通加猪膽汁湯은 백통탕으로 破陰回陽하고, 鹹寒苦降(짠맛이 있는 약은 寒證을
치료하고, 쓴 약은 上昇하는 것을 내리는 작용이 있다)의 저담즙과 人尿를 첨가하여,
回陽救逆 작용을 더욱 강하게 한다. 지금은 人尿를 넣지 않는다.
　四逆湯類의 各湯液證은 반드시 直線的 관계가 있는 것은 아니지만, 증상의 重篤
度를 비교하여 이해하기 쉽게 各 方劑를 배열하여 비교한 것이 표5·11이다.

표5·10 四逆湯類의 構成

處方名 生藥名	四逆湯	白通湯	猪膽汁湯白通加	通脈四逆湯	加猪膽湯通脈四逆	四人蔘加逆湯	茯苓四逆湯
生附子 (枚)	1	1	1	大1	大1	1	1
乾薑 (兩)	1.5	1	1	3	3	1.5	2.5
炙甘草 (兩)	2			2	2	2	2
人蔘 (兩)						1	1
茯苓 (兩)							4
葱白 (莖)		4	4				
猪膽汁 (合)			1		½		
人尿 (合)			5				

표5·11 四逆湯類의 比較(1)

弁證	少陰病	厥陰病				
病理	陽虛寒盛	裏寒外熱 虛陽浮越 眞寒仮熱	陰盛載陽	陰盛格陽		陽虛陰寒極盛
症狀	但欲寢 脈沈微細 手足寒 自利 小便利 乾嘔 口渴 心煩	手足厥冷 下利清穀 小便多尿 大發汗 微熱 惡寒 面赤 腹中拘急 四肢疼痛 四肢拘急	→脈微欲絶	→昏迷 四肢厥逆 →下利 멈춘다 乏尿 →嘔吐 않음 →發熱 惡寒 없음 或腹痛 或咽痛 →四肢瘈瘲		(昏睡) 發汗않음 (體溫 血壓 低下) (顔面蒼白) 煩躁
方劑	四 逆 湯	白通湯	白通加 猪膽汁湯	通脈四逆湯	通脈四逆加 猪膽湯	四逆加 人蔘湯	茯苓 四逆湯

표5 · 12   四逆湯類의 比較(2)

	四逆湯	白通湯	白通加猪膽汁湯	通脈四逆湯	通脈四逆加猪膽湯	四逆加人蔘湯	茯苓四逆湯
病	陽 衰 陰 盛						
	眞寒假熱 (虛陽浮越)	陰盛載陽		陰盛格陽		亡陰亡陽	
理		(下陰盛 上陽虛)	亡陽液脫	(內陰盛 外虛陽)	亡陽液脫	亡 血	眞氣欲脫
	脈微細 · 四肢厥逆 · 但欲寢		脈微欲絶 · 四肢厥逆 · 意識障害				
症	微熱 · 惡寒 發汗 嘔吐 · 下痢	發熱 · 惡寒 發汗 面赤이 심함 下痢가 심함		發熱 · 不惡寒 · 面 赤 · 發汗 · 乾嘔가 심 해지면 嘔吐 · 下痢가 그침 昏 迷		無發熱 · 無發汗 乏尿 · 昏睡 下痢가 그침	
狀		心 煩		四肢攣瘲			煩 躁
治	回 陽 救 逆						
則		宣通上下		宣通內外		益氣生津	益 陰
		益陰和陽		鹹寒苦降			

(7) 少陰病의 下痢症

(가) 桃花湯

소음병의 下痢에는 前述한 四逆湯類 외에, 아직도 桃花湯, 赤石脂禹餘糧湯이 사용된다.

제306조

少陰病, 下利, 便膿血者, 桃花湯主之.

〔소음병으로 下痢하고, 膿血을 대변으로 내보내는 자는 도화탕으로 치료한다.〕

제307조

少陰病, 二三日至四五日, 腹痛, 小便不利, 下利不止, 便膿血者, 桃花湯主之.

〔소음병으로 2~3일에서 4~5일에 이르러, 복통이 있으면서 소변이 잘 나오지 않고, 下痢가 그치지 않으며 膿血을 便으로 배출하는 자는 도화탕으로 主治한다.〕

膿血便을 수반하는 下痢는 일반적으로 發熱하고 裏急後重을 일으킨다. 이것은 熱證으로 양명병편의 葛根芩連湯과 소양병편의 黃芩湯을 사용한다.

여기서는 소음병의 膿血便으로 脾腎陽虛로 인해 寒濕이 복부의 中·下焦에 정체하여 일어난 심한 下痢便이다. 膿血이 混入되어 있지만 裏急後重은 아니다. 腹痛이 때때로 심해지지만 따뜻하게 하거나 주무르거나 하면 완화된다.

병이 오래되면, 下痢 때문에 津液이 손상·소모되어 尿量이 적어지게 된다. 桃花湯으로 下痢를 그치게 하면 진액은 자연히 회복되고, 尿量도 보통으로 돌아온다. 本證은 脈·沈弱, 舌·淡胖大, 舌苔·白膩, 不渴이다.

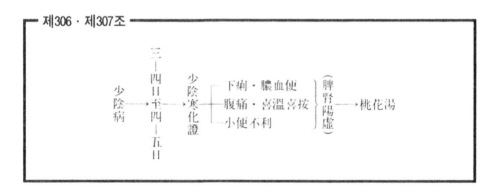

제306 · 제307조

◎桃花湯方

		現代換算	現代中國		
赤石脂	一斤	250g	10g	(半量煎 半量 粉末服用)	澁腸止瀉固脫
乾 薑	一兩	15.6g	3g		溫中散寒
粳 米	一升	200cc	6g		補脾益胃

이상으로 澁腸止瀉固下한다.

도화탕은 赤石脂, 건강, 갱미로 구성되어 있고, 적석지는 규산알루미늄을 주성분으로 한 홍색의 광석으로, 半量을 가루로 하여 마신다. 이것은 腸壁에 붙어서 부어 있는 粘膜을 收斂시키는 작용이 있다. 나머지 半量을 다른 2가지 약제와 함께 煎湯으로 하여 마시면, 따뜻하게 하고 수렴하는 작용이 있고, 腸의 염증을 다스린다(澁腸, 止瀉, 固脫). 乾薑은 寒을 흩어지게 하고 中焦를 따뜻하게 한다(溫中散寒). 粳米는 脾胃의 작용을 도와준다(補脾益胃).

◎桃花湯의 適應症

도화탕은 腹力이 약하고 항문의 조임이 나쁜 장기간에 걸쳐 계속된 慢性下痢와 慢性赤痢에 膿血便이 없더라도 사용한다. 本方은 粳米와 乾薑의 흰색 가운데 적석지의 붉은색이 섞여 있어, 도화와 비슷하게 보이기 때문에 붙여진 이름이다.

현대 중국에서는 桃花湯合左金丸이나 桃花湯合白頭翁湯으로 사용되고 있다. 또한 藿香正氣散도 자주 사용한다.

(ㄴ) 赤石脂禹餘糧湯
제164조

傷寒服湯藥, 下利不止, 心下痞鞕. 服瀉心湯已, 復以他藥下之, 利不止. 醫以理中與之, 利益甚. 理中者, 理中焦, 此利在下焦, 赤石脂禹餘粮湯主之. 復不止者, 當利其小便.

〔상한으로 湯藥을 복용하였는데 下痢가 그치지 않고 心下痞鞕하게 되었다. 瀉心湯 (사심탕)을 복용하고 또 다른 약을 주어 瀉下시켰는데도 下痢가 그치지 않았다. 의사가 理中(湯)을 주었더니 下痢가 더욱 심하게 되었다. 理中(湯)은 中焦를 다스리는 것인데, 이 下痢는 下焦에 있는 것이므로 적석지우여량탕으로 主治한다. 다시 下痢가 그치지 않는 자는 마땅히 소변을 잘 나오게 해야 한다.〕

① 상한병에 잘못하여 下劑를 주어 誤下에 의해 脾胃를 손상시키면 中焦에 寒熱錯雜하게 되어 脾의 淸昇, 胃의 降濁作用이 失調되어, 前者에 의해 下痢가 계속되고 後者에 의해 心下痞를 일으키고 있으므로, 和胃消痞 하는 半夏瀉心湯類를 사용한다.

② 만약 辨證이 부정확하여 心下痞를 實邪로 생각해서 다시 瀉下시키면, 陽氣를 상하게 해 下痢가 점점 심하게 된다.

③ 病이 날이 경과하여 誤治를 거듭하게 되면, 中焦에 효과가 있는 이중탕으로도 듣지 않게 되고, 下痢가 더욱 심하게 되는 경우가 있다

④ 이것은 中焦를 상하게 하는 것에 그치지 않고 下焦까지 상하게 하는 것으로, 腎氣를 상하게 하고 소모시켜 命門의 火가 쇠약하여 腸의 固攝작용이 방해를 받게 되어 下痢가 심해져 失禁하게 된다. 이때는 赤石脂禹餘糧湯이 사용된다.

⑤ 이렇게 했는데도 下痢가 그치지 않으면, 방광의 氣化작용이 방해를 받아 水飲 內停하고, 濁陰(수분)이 방광보다도 大腸에 치우쳐버린 下痢이다. 이것은 濁陰을 방광에서 소변으로 내보내면 水濕이 제거되어 下痢가 멈춘다. 이 경우에는 오령 산을 사용한다.

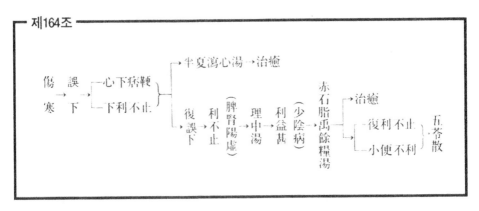

제164조

◎赤石脂禹餘糧湯方

	現代換算	現代中國	
赤石脂 一斤	250g	30g	溫澁散斂
禹餘糧 一斤	250g	30g	固澁止瀉

이상에 의해 澁腸止瀉固滑한다.

赤石脂禹餘糧湯은 溫澁收斂의 적석지와 固澁止瀉작용이 있는 禹餘糧(산화제2철의 광석, 갈철광)을 배합하여 끓여 溫服한다.

◎赤石脂禹餘糧湯의 適應症

本方은 下焦를 견고하게 하여, 慢性下痢와 慢性赤痢를 치료한다. 이때 脈은 沈弱,
舌質·淡, 舌苔는 白膩이다. 현대 중의학에서는 四神丸을 사용한다.

표5·13 桃花湯과 赤石脂禹餘糧湯의 비교

	桃花湯證	赤石脂禹餘糧湯證
病 理	寒濕停滯	
	脾〉腎陽虛	脾〈腎陽虛
症 狀	慢性下痢·口淡·不渴·手足不溫	
	腹痛·小便不利·膿血便	下痢甚·便失禁
舌·脈象	舌質 淡胖大 舌苔 白膩 脈 沈弱	舌質 淡 舌苔 白膩 脈 沈弱
治 則	澁腸止瀉	
	固 下	固 滑
成 分	赤 石 脂	
	乾薑·粳米	禹 餘 糧
現代中醫學	藿香正氣散	四神丸

§2 少陰熱化證

(1) 心腎不交 (黃連阿膠湯)

제303조

少陰病, 得之二三日以上, 心中煩, 不得臥, 黃連阿膠湯主之.

〔소음병을 얻은 지 2~3일 이상이 되어, 心中煩하고 누울 수 없는 자는 황련아교
탕으로 主治한다.〕

평소 陰虛陽盛인 사람과 溫燥藥을 과다하게 사용하여 邪가 少陰에 들어가 버린

경우에는, 陽氣가 많아서 2~3일 지나면 쉽게 熱로 변화해 陰虛陽亢인 少陰熱化證이 된다.

　熱이 眞陰(腎陰)을 태워 腎水가 부족해지므로(腎陰虛), 腎水가 心에 올라가 心陰을 滋養하지 못하고, 心火의 항진을 누르는 힘이 없어져, 心火가 위(上)로 亢進해버리므로(心火旺), 心煩하여 자지 못하게 되고(같은 心煩인데도 少陰寒化證의 心煩은, 寒水가 心을 범한 것임) 咽乾口燥, 舌·紅絳, 少苔, 脈·沈細數 등의 증상을 나타낸다. 이것을 중의학에서는 心腎不交라고 한다. 이때는 황련아교탕으로 滋陰降火하여 치료한다.

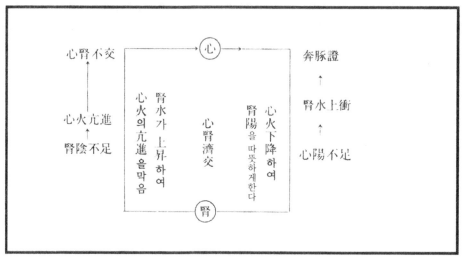

그림 5·7 心과 腎의 관계(實踐中醫學入門에서 改變)

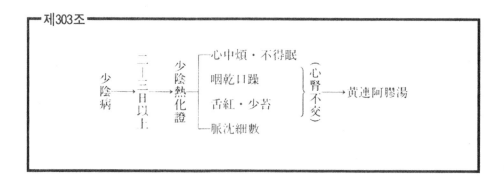

◎黃連阿膠湯方

		現代換算	現代中國	
黃 連	四兩	62.5g	4-10g	清心火 · 除煩熱
黃 芩	三兩	47.0g	9g	
芍 藥	二兩	31.3g	9g	
鷄子黃	二枚	2個	2個	滋腎陰 · 養營血. 安心神
阿 膠	三兩	47.0g	9g	

이상으로 養陰淸熱 · 心腎得交한다.

황련아교탕은 황련 · 황금으로 心火를 淸熱하고 心煩을 없애며, 아교로 腎水를 늘이고, 鷄子黃(난황)으로 心血을 늘인다. 또 아교 · 작약 · 계자황이 함께 養陰養血 · 滋陰降火하여 心腎을 交通시켜 균형을 되찾게 하는 작용을 한다.

◎黃連阿膠湯의 適應症

本方은 얼굴이 달아오르고 手足이 차며, 불면과 두통이 있고 안면에 적색을 띠는 건조성 피부염(溫淸飮보다 赤味가 가벼운 것), 건선 등에 사용된다.

(2) 水熱互結證 (猪苓湯)

제319조

少陰病, 下利六七日, 咳而嘔渴, 心煩不得眠者, 猪苓湯主之.

[소음병으로 下痢한 지 6~7일이 되고, 기침하면서 구역과 갈증이 있고, 心煩하고 잘 수 없는 자는 저령탕으로 主治한다.]

少陰下痢는 虛寒證으로 사역탕류를 사용하지만, 本條는 원래 陰虛陽盛인 사람에게 寒邪가 裏에 들어간 소음병의 下痢로, 이것이 오래 되어 陽氣가 鬱滯되고 열로 변화하여 陰虛陽亢(虛熱)이 된 상태이다. 열이 心神(精神)을 어지럽히고, 心煩不眠이 된 것으로 여기까지는 前條와 같다.

이것에 또 水飮內停이 더해지면, 虛熱과 水가 결합하여 진액이 상승하지 않게 되므로 목이 마른다. 水飮이 上逆하여 肺를 犯하고 咳嗽가 있고, 胃를 범하여 구토를

일으킨다. 本條는 陰虛陽亢과 水飮內停인 水熱互結證으로, 水飮內停 때문에 小便不
利도 있고, 현대 중의학의 臟腑辨證으로는 膀胱濕熱證이다. 저령탕을 사용하여 淸
熱, 養陰, 利水한다.

水熱互結의 猪苓湯證은 소음병 외에, 다음과 같이 양명병에도 있다.

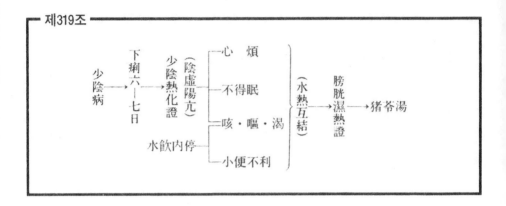

제319조

少陰病 → 下痢六-七日 → 少陰熱化證 → (陰虛陽亢) 心煩 / 不得眠 / 咳·嘔·渴 / 水飮內停 小便不利 → (水熱互結) → 膀胱濕熱證 → 猪苓湯

제226조

陽明病, 脈浮而緊, 咽燥口苦, 腹滿而喘, 發熱汗出, 不惡寒反惡熱, 身重.…… 若脈
浮發熱, 渴欲飮水, 小便不利者, 猪苓湯主之.

〔양명병으로 脈은 浮하고 緊하며, 咽燥口苦하고, 腹滿하면서 喘이 있고, 發熱하면
서 땀이 나오는데, 惡寒하지 않고 오히려 惡熱하며 몸은 무겁다.……만약 脈이 浮하
면서 發熱하고 갈증이 나서 물을 마시고자 하는데 소변이 잘 나오지 않는 자는 저령
탕으로 主治한다.〕

　제226조는 양명병으로 熱證이지만, 소변불리와 방광의 氣化장애에 의한 水飮內
停으로, 水와 熱이 결합하여 口渴하고 물을 마시고 싶어한다. 脈浮는 제181조의 백
호탕의 脈·浮滑과 같고, 陽明의 熱證이 강하므로 裏熱이 체표에 전해지기 때문에
脈도 熱과 함께 浮하게 되고, 實熱證이므로 脈緊이다. 腹滿, 喘, 發熱汗出, 身重, 不
惡寒, 反惡熱은 陽明經證으로서 舌質은 紅, 舌苔는 燥黃이다. 이것은 虛熱證의 제
319조와 發生機序는 다르지만, 같은 水熱互結이므로 저령탕을 사용한다.

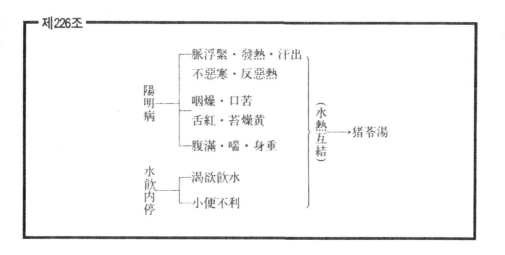

제227조

陽明病, 汗出多而渴者, 不可與猪苓湯, 以汗多胃中燥, 猪苓湯復利其小便故也.

〔양명병으로 땀이 많이 나면서 갈증이 있는 자는 저령탕을 부여해서는 안 된다. 땀이 많으면 胃中이 건조해지는데, 저령탕 또한 소변을 잘 나오게 하기 때문이다.〕

제227조의 口渴은 發汗過多 때문에 胃中까지 건조해져 있는 진액의 손상과 소모(탈수)가 더욱 심하게 된 상태이므로, 저령탕을 사용하면 尿가 증가하여 탈수가 심하게 되므로 저령탕을 사용하면 안 된다. 이것은 陽明經證이므로 백호가인삼탕을 사용한다.

제227조

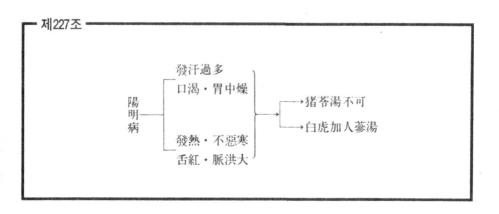

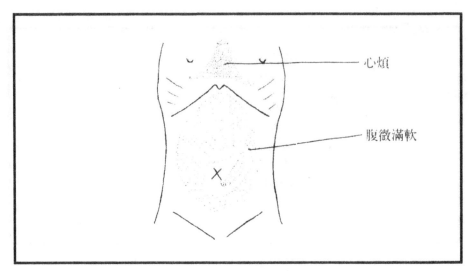

心煩

腹微滿軟

그림5·8 **猪苓湯 腹證圖**

◎猪苓湯方

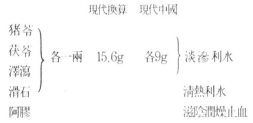

現代換算　現代中國

猪苓
茯苓 } 各一兩　15.6g　各9g } 淡滲利水
澤瀉

滑石　　　　　　　　　　　　　清熱利水

阿膠　　　　　　　　　　　　　滋陰潤燥止血

이상으로 養陰淸熱利水한다.

저령탕은 복령·저령·택사·활석으로 강력하게 淸熱利水하고, 아교로 滋陰潤燥止血
한다.

◎猪苓湯의 適應症

尿道炎, 血尿를 수반하는 急性膀胱炎, 急性腎盂腎炎, 尿路結石症, 急性腎炎, 네프
로제, 腎結核, 下痢, 下半身의 浮腫, 불면증, 경련 등을 치료한다. 만성인 경우에는
사물탕을 합방하여 장기간 連用한다.

猪苓湯證의 정리와 비교		
	猪 苓 湯	五 苓 散
病 因	陽明病 또는 少陰熱化證에 의한 水熱互結 (膀胱濕熱證)	太陽病腑證 膀胱氣化장애로 水와 邪가 결합 (膀胱蓄水證)
症 狀	脈浮 · 發熱 · 口渴 · 煩躁 · 小便不利 · 喘 · 嘔吐 · 腹滿	
	排尿痛 · 發汗 · 口苦 · 不惡寒 心煩 · 不眠 · 咳嗽 · 身重 舌紅 · 苔薄黃 · 脈浮緊	惡寒 · 無汗 · 頭痛 · 眩氣症 · 물을 마시면 嘔함, 心下痞 舌苔白(滑) · 脈浮(數)
治 則	養陰 · 淸熱 · 利水	溫陽 · 化氣 · 行水
成 分	猪苓 · 茯苓 · 澤瀉	
	阿膠 · 滑石	桂枝 · 白朮

(3) 少陰咽痛症

(가) 虛火咽痛 (猪膚湯)

제310조

少陰病, 下利咽痛, 胸滿心煩, 猪膚湯主之.

〔소음병으로 下痢하고 咽痛이 있으며 胸滿하고 心煩하는 자는 저부탕으로 主治한다.〕

少陰陰虛熱化證으로 邪熱이 大腸에 들어가서 생긴 下痢이다. 또 少陰寒化證의 下痢라도 오래 끌면 진액을 손상 소모시켜 陰虛가 되어 化熱해서 熱化證의 下痢가 된다. 手의 少陰心經은 心中에서 시작하여 小腸에 통하고 支脈은 咽頭를 끼고, 足의 少陰腎經은 발에서 上行하여 腎에서 횡격막을 뚫고 肺에 들어가, 舌의 근원을 끼우기 때문에, 少陰陰虛證으로 虛火가 소음경을 어지럽히면서 올라가면 胸滿, 心煩, 咽痛을 일으킨다.

下痢가 오래되면 陰液을 손상 소모시키는 것뿐만 아니라, 脾를 상하게 하여 진액이 만들어지지 않게 되어 陰液은 점점 부족하게 된다(탈수). 이때 猪膚湯으로 滋陰潤燥, 和中止痛한다. 舌質은 紅, 舌苔는 적고, 脈은 沈細數이다.

제310조

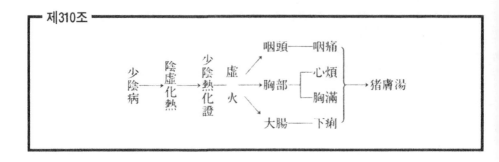

◎猪膚湯方

現代換算

猪膚	一斤	250g을 물2L로 끓여서 1L로 한다.	潤燥退熱
白蜜	一升	200cc	咽痛止痛
米粉	五合	100cc	和中止利

이상으로 滋腎淸熱潤燥, 和中止痛한다.

저부탕은 潤燥退熱의 효과가 있는 돼지의 껍데기를 삶은 汁에 咽痛止痛作用이 있는 白蜜, 和中止利하는 米粉을 첨가한 뒤 불을 통하게 하여 6회분으로 나누어 복용한다.

※중국어의 猪는 豚을 가리킨다.

◎猪苓湯의 適應症

慢性 咽頭痛 외에, 중국에서는 혈소판 감소성 자반병, 재생불량성 빈혈에도 효과를 보고 있다.

(나) 少陰客熱咽痛 (甘草湯 · 桔梗湯)

제311조

少陰病二三日, 咽痛者, 可與甘草湯, 不差者, 與桔梗湯.

〔소음병으로 2~3일이 지나 咽痛이 있는 자는 감초탕을 주어야 한다. 낫지 않는 자는 길경탕을 부여한다.〕

소음병으로 下痢가 없는 초기에 咽痛이 나타나는 경우는, 客熱(熱邪)이 少陰經脈에 있기 때문으로 아직 병이 가볍고 얕으며, 다른 증후가 없으므로 생감초 1가지로 구성된 감초탕으로 淸熱解毒, 緩急止痛한다. 이때 咽頭는 가볍게 發赤腫脹하고 舌·紅, 少苔, 脈·細數이다.

만약 湯을 복용한 후에도 낫지 않으면, 肺의 痰濕 때문에 宣發작용이 방해를 받은 것이므로, 감초와 길경의 길경탕으로 宣肺豁痰, 利咽止痛한다.

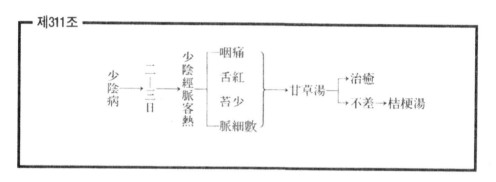

┌─ 제311조 ──────────────────────────

少陰病 → 二―三日 → 少陰經脈客熱 ┌ 咽痛
舌紅
苦少
└ 脈細數 ┘ → 甘草湯 ┌→ 治癒
└→ 不差 → 桔梗湯

◎甘草湯方

		現代換算	現代中國
生甘草	二兩	31.3g	6g
水	三升	600cc로 달여서 300cc로 한다.	

이상으로 淸熱解毒, 緩急止痛한다.

◎甘草湯의 適應症

감초탕은 咽頭에 發赤, 腫痛, 疼痛이 있는 것과, 구내염에 입을 헹구거나 복용한다. 또 위궤양과 腹痛, 四肢痛, 痔核, 脫肛, 臁瘡(생인손)에도 효과가 있고, 진한 煎湯을 局所에 溫濕布로서도 사용한다. 중국에서는 독초 중독, 십이지장궤양에도 현저한 효과를 얻고 있다.

◎桔梗湯方

	現代換算	現代中國	
桔梗 一兩	15.6g	3-10g	宣肺祛痰
生甘草 二兩	31.3g	6-10g	清熱解毒 緩痛

이상으로 宣肺豁痰 利咽止痛한다.

◎桔梗湯의 適應症

길경탕은 發赤, 腫脹, 동통이 심한 급성편도선염, 인두염, 폐농양에 이용한다. 엑기스제로는 길경, 석고도 있다.

(다) 痰熱阻閉咽痛 (苦酒湯)
제312조

少陰病, 咽中傷生瘡, 不能語言, 聲不出者, 苦酒湯主之.

〔소음병으로 咽中이 상하여 瘡이 생기고, 말을 할 수 없으며, 소리가 나오지 않는 자는 고주탕으로 主治한다.〕

소음병으로 咽頭痛이 있고, 목구멍에 糜爛이 생기고, 목이 쉬어 소리가 나오지 않거나 하는 것은 邪熱과 痰濁이 인두에 鬱閉하여 생긴 것으로, 苦酒湯으로 입을 행구면 부은 것이 가라앉고 상한 것이 나으면서 통증이 그친다.

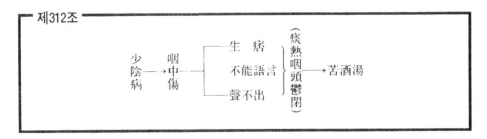

◎苦酒湯方

	現代換算	
半夏 十四枚	12.5g	化痰散結
鷄子 一枚	1個	潤燥止痛
苦酒		適量	消腫斂瘡

이상으로 散結祛痰 淸熱消腫 斂瘡止痛한다.

苦酒湯을 일본에서는 半夏苦酒湯이라고 하는데, 달걀껍질에 반하를 넣고 2~3배로 묽게 한 苦酒(酢)를 첨가하여 불에 가하여 끓인 후 반하를 없애고, 半個分量의 달걀흰자를 첨가하여 다시 끓여서 식힌 후 조금씩 입에 머금으면서 마신다.

◎苦酒湯의 適應症

咽頭痛이 극심해서 목소리가 쉬고, 咽頭에 미란이 생기고, 궤양이 생길 정도로 심한 것에 사용한다.

(라) 少陰客寒咽痛 (半夏散及湯)
제313조

少陰病, 咽中痛, 半夏散及湯主之.
〔소음병으로 咽中이 아프면 半夏散及湯으로 主治한다.〕

이 咽痛은 前條와는 달리 風寒의 邪가 少陰經脈을 범하여 경맥을 통해 폐, 咽頭 그리고 다시 邪의 일부가 태양의 체표로 나와서 太陽證도 겸한 상태라고 설명하는 것이 있다. 그러나 風寒의 邪가 小陰經과 동시에 태양을 침입하여 表證도 동시에 있는, 다음 項의 太陽少陰兩感證이라고 생각해도 괜찮을 것이다.

咽頭는 암적색으로 腫脹하고 嚥下痛도 있다. 방제의 구성에서 생각해보면 惡寒, 發熱 등의 表證(桂枝가 유효)에 기침, 痰, 嘔氣 등(半夏가 유효)을 수반하고 있어도 괜찮다. 舌質 · 淡紅, 舌苔 · 薄膩, 脈 · 遲 혹은 弦緊이다.

┌─ 제313조의 정리 ─────────────────────

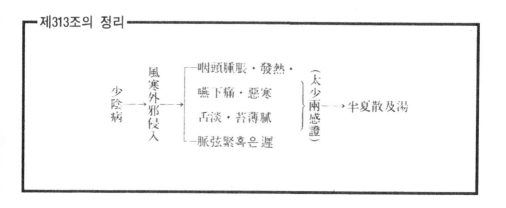

```
                  ┌─咽頭腫脹·發熱·
              風   │                  （太
          少   寒   │  嚥下痛·惡寒     少
          陰   外 ─→│                  兩    ─→ 半夏散及湯
          病   邪   │  舌淡·苔薄膩     感
              侵   │                  證）
              入   └─脈弦緊혹은遲
```

└────────────────────────────────

◎半夏散及湯方

半夏 ⎫　　化痰開結
桂枝 ⎬ 等量　散寒解表　通陽
炙甘草 ⎭　　緩急止痛　調和諸藥

반하산급탕은 通陽散寒解表의 계지, 化痰止嘔의 반하, 緩急止痛의 감초로 되어 있고, 이상으로 化痰開結, 散寒止痛한다.

◎半夏散及湯의 適應症
急慢性 咽頭·편도선염, 식도염, 식도암에도 사용할 수 있다.

┌─ **咽痛의 정리** ──────────────────────────┐

　　　·虛　　證
　　　　急　性　病
　　　　　陽虛　　甘草乾薑湯·四逆湯
　　　　慢　性　病
　　　　　陰虛陽亢　　猪膚湯
　　　·實　　證 (少陰陰虛가 적고 邪가 주된 虛實挾雜證)
　　　　熱邪 ⎰ 甘草湯 (輕　症)
　　　　　　 ⎱ 桔梗湯 (中等症)
　　　　寒邪　半夏散及湯 (重症)
　　　　痰熱　苦酒湯 (潰瘍形成)

└────────────────────────────────┘

甘草湯證, 桔梗湯證의 정리와 비교

	甘草湯	桔梗湯	半夏散及湯	苦酒湯	猪膚湯	四逆湯
病理	邪熱이 少陰經에 침입		寒邪가 少陰經에 침입 [太陽少陰 兩感證]	邪熱·痰濁이 咽頭에 鬱閉	少陰陰虛 虛火上亢	少陰陽虛 眞寒假熱
症狀	咽 痛 (發赤·腫脹)		咽痛腫脹 (嚥下痛) 發熱·惡寒 咳·痰·嘔氣	咽中生瘡 (糜 爛) 言語不能	咽痛·下痢 胸滿·心煩	咽痛·吐痢 惡寒·微熱 發汗·多尿
舌·脈象	舌質 紅 舌苔 少 脈 細數		舌質 淡紅 舌苔 薄膩 脈遲或弦緊	舌質 紅 舌苔白黃膩 脈 滑數	舌質 紅 舌苔 少 脈 沈細數	舌質 淡 舌苔 白滑 脈 沈微細
治則	淸熱解毒 緩急止痛	宣肺豁痰 利咽止痛	化痰開結 散寒止痛	散結祛痰 淸熱消腫 斂瘡止痛	滋腎潤燥 和中止痛 淸 熱	回陽救逆
成分	生甘草	生甘草 桔梗	半 夏 桂 枝 炙甘草	半 夏 鷄 子 苦 酒	猪 膚 白 蜜 米 粉	生附子 乾 薑 炙甘草

§3 少陰病兼證

(1) 少陰兼太陽證 (麻黃附子細辛湯 外)

제301조

少陰病, 始得之, 反發熱, 脈沈者, 麻黃附子細辛湯主之.

〔소음병에 처음 걸렸는데, 오히려 열이 나면서 脈이 沈한 자는 마황부자세신탕으로 主治한다.〕

少陰虛寒인 사람에게 外感寒邪가 들어와 발생한 太陽少陰兩感證이다. 병이 소음에 있으면 發熱하지 않지만, 지금 熱이 나고 있는 것은 순수한 소음병이 아니기 때문이다. 太陽病은 發熱, 惡寒, 頭痛, 脈浮이지만, 지금 脈이 沈한 것은 순수한 태양병이 아니기 때문이다. 원래 少陰心腎陽虛인 사람이 風寒의 邪에 침범당하여 태양병이 되고, 邪의 일부는 동시에 소음에까지도 침입하기 때문에 少陰虛寒證이 함께 나타난다. 舌質 · 淡胖 혹은 가장자리에 齒痕이 있고, 舌苔는 薄白 또는 薄白膩, 脈 · 沈細이다. 이런 太少兩感證은 마황부자세신탕으로 解表와 溫裏를 作用하여 表裏兩解한다. 마황부자세신탕은 마황으로 外感風寒을 外解表寒하고, 附子로 溫經扶陽하고, 細辛으로 少陰의 寒邪를 溫經散寒한다.

◎麻黃附子細辛湯方

		現代換算	現代中國	
麻 黃	二兩	31.3g	6g	外解表寒
細 辛	二兩	31.3g	3g	辛散　溫經散寒
炮附子	一枚	25.0g	6g	溫經扶陽

이상으로 溫經解表, 表裏同治한다.

이 방제의 마황 · 세신은 發汗力이 강하지만 附子로 扶陽하므로, 解表로 인해 陽氣를 손상시키는 일은 없다.

┌ 제301조의 정리 ─────────────

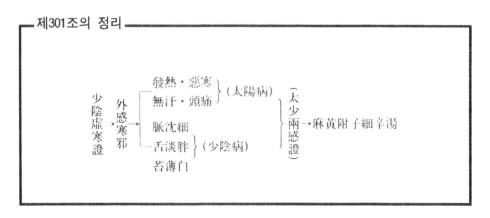

◎麻黃附子細辛湯의 適應症

노인과 허약자의 감기, 기관지염, 축농증, 폐렴으로 發熱해도 熱感이 없고, 등이 춥고 안색이 나쁘고, 피로감이 강한 두통, 咳嗽가 있을 때 사용한다. 나른하면서 등에 추위를 느끼는 기관지천식, 알레르기 비염 등에 사용한다.

제302조

少陰病, 得之二三日, 麻黃附子甘草湯, 微發汗, 以二三日無裏證, 故微發汗也.

〔소음병을 얻은 지 2~3일에 마황부자감초탕으로 약간 땀을 낸다. 2~3일에 裏證이 없기 때문에 약간 땀을 내는 것이다.〕

前條는 발병 초기로 급성 상태이지만, 本條는 발병 후 날짜가 경과해서 正氣가 虛하고 邪가 깊이 소음에 들어간 裏의 虛寒證이지만 病情은 온화하다. 發熱, 惡寒, 頭痛 등의 표증이 가벼우므로 강한 發汗劑는 사용할 수 없다. 마황부자감초탕으로 微發汗시킨다.

條文 중에 「無裏證」의 裏證이라는 것은 구토, 下痢 등의 증상을 가리킨다고 생각된다. 이런 급성 증상이 있으면 표증보다도 먼저 치료하지 않으면 안 되지만(先裏後表), 심한 증상이 아니므로 마황부자감초탕으로 微發汗溫經하여, 表證 · 裏證을 동시에 치료한다(表裏同治).

◎麻黃附子甘草湯方

		現代換算	現代中國	
麻 黃	二兩	31.3g	6g	外解表寒
炙甘草	二兩	31.3g	6g	甘緩 溫經解表
炮附子	一枚	25.0g	6g	溫經扶陽

이상으로 扶陽微汗解表한다.

이 방제는 細辛을 제거하여 發汗過多를 피하고, 자감초의 온화한 溫經解表와 益氣和中의 작용으로 正氣를 보호한다.

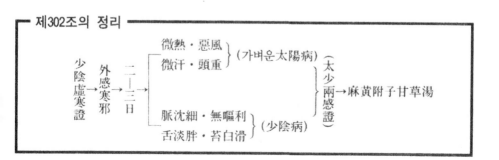

제302조의 정리

少陰虛寒證 → 外感寒邪 → 二 三 日 →
- 微熱 · 惡風 / 微汗 · 頭重 } (가벼운 太陽病)
- 脈沈細 · 無嘔利 / 舌淡胖 · 苔白滑 } (少陰病)
→ (太少兩感證) → 麻黃附子甘草湯

-235-

麻黃附子細辛湯證의 정리와 비교		
	麻黃附子細辛湯	桂枝加附子湯
病 理	太陽少陰兩感證	
	表實裏虛	表裏俱虛
症 狀	惡寒 · 發熱 無 汗	多汗 · 惡風 小便難
脈 · 舌象	脈　沈細 舌質　淡胖大 舌苔　薄白 혹은 薄白膩	脈　浮大虛 舌質　淡 舌苔　白薄
治 則	扶陽解表	扶陽固表 調和營衛
成 分	附子 · 炙甘草	
	麻黃 · 細辛	桂枝 · 芍藥 · 生薑 · 大棗

(2) 少陰兼陽明證 (大承氣湯)

제320조

少陰病, 得之二三日, 口燥咽乾者, 急下之, 宜大承氣湯.

〔소음병을 앓은 지 2~3일에 口燥하고 咽乾하는 자는 급히 이것을 下시켜야 하므로, 대승기탕이 적합하다.〕

소음병으로 陰虛陽亢하고, 陽氣鬱滯하고 化熱하여 熱이 심해지고, 마침내 陽明腑實證이 됨으로서 진액이 灼傷되어 腎陰이 傷耗한다(土燥水竭). 이렇게 되면 진액 부족 때문에 口燥咽乾 증상이 나타나므로, 대승기탕으로 陽明腑實을 급히 瀉下시켜 소음의 眞陰을 구제한다.

제321조

少陰病, 自利淸水, 色純靑, 心下必痛, 嘔乾燥者, 急下之, 宜大承氣湯.

〔소음병에 自利淸水하는데, 색이 純靑色이고, 心下가 반드시 아프고, 입이 乾燥한 자는 급히 이것을 下시킨다. 대승기탕이 적절하다.〕

少陰虛寒證의 下痢는 下利淸穀(水樣便)으로 熱臭가 없고, 口中和(입이 마르지 않다)하며, 급히 따뜻하게 해서 치료한다. 本條의 自利는 下痢便의 색이 靑黑色인 下痢便이지만, 黃色이 아니고 빌리루빈의 색이 진한 泥水로 臭氣가 강하고 입이 건조한 熱證이다. 이것은 少陰熱化한 陽明燥實內結證으로, 이 下痢는 熱結傍流이다.

燥熱의 實邪가 胃腸에 阻滯하여 腑氣가 통하지 않으므로 腹滿拒按, 臍周圍痛이 있다. 熱結傍流가 심해지면 진액도 傷耗되어 腎陰이 고갈될 염려가 있으므로, 대승기탕으로 급히 實邪를 瀉下시키면 진액이 회복되어 치유된다.

제322조

少陰病六七日, 腹脹不大便, 急下之, 宜大承氣湯.

[소음병의 6~7일에 腹脹하고, 대변을 보지 못하는 경우는 급히 이것을 下시킨다. 대승기탕이 적합하다.]

원래 陰虛陽盛이라고, 소음병의 邪氣가 化熱化燥하기 쉽고, 熱化하여 오래 끌면 陽明病에 轉屬하여 燥實內結하고(便이 단단해진다), 濁氣壅滯(便이 막힌다), 腑氣不通(便이 통하지 않는다)이 되어 發熱, 복통, 변비, 腹部脹滿이 나타난다. 이것에는 대승기탕을 투여하여 서둘러 瀉下시킨다.

本條에서는 少陰에서 陽明으로 轉屬하고, 虛에서 實로 이행하는 도중의 虛實挾雜證이다. 陰虛가 亢進하면 진액 부족으로 便이 단단해져 변비가 되는 것은 노인에게서 자주 볼 수 있다.

그러나 노인의 변비에는 麻子仁丸 쪽이 자주 사용된다.

陽明病篇에 있는 마자인환은 대황·지실·후박의 小承氣湯에 潤腸通便시키는 마자인·행인과 鎭痙補陰시키는 백작약을 첨가한 것이므로, 소승기탕에 망초가 加해진 대승기탕보다 훨씬 本條에 적절한 방제이다. 더욱이 潤腸力이 강한 通便藥인 潤腸湯⁺ 쪽이 더욱 좋을 것이다.

※潤腸湯方 (萬病回春)

大黃·枳實·厚朴·麻子仁·杏仁·桃仁·當歸·熟地黃·生地黃·黃芩·炙甘草.

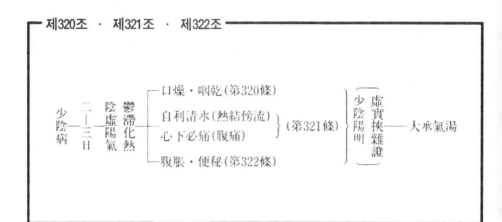

제320조 · 제321조 · 제322조

```
少    二    陰    鬱      ┌ 口燥・咽乾(第320條)
陰  | 虛    滯
病  三   陽    化        自利淸水(熱結傍流)      ┐              ┌ 少  虛
    日   氣    熱        心下必痛(腹痛)         ├ (第321條)    │ 陰  實
                                                               │ 陽  挾 ── 大承氣湯
                        └ 腹脹・便秘(第322條)   ┘              │ 明  雜
                                                               └    證
```

(3) 氣滯陽鬱證 (四逆散)

제318조

少陰病四逆, 其人或咳, 或悸, 或小便不利, 或腹中痛, 或泄利下重者, 四逆散主之.

〔소음병에 四肢가 厥冷하며, 그 사람이 혹은 咳하고, 혹은 悸하고, 혹은 小便不利
가 있고, 혹은 腹中痛이 있고, 혹은 泄利下重하는 자는, 사역산으로 主治한다.〕

條文에서는 소음병이지만, 상한론에서 四逆(四肢厥逆)은 궐음병에 들어가 있다.
따라서 本條는 「四逆」에 구애되면 궐음병편에 넣는 편이 나은 條文이다.

그러나 현대 중의학에서 本條의 방제, 四逆散의 證은, 궐음병의 陽虛陰盛에 의한
四逆이 아니고 肝氣鬱結證이다. 肝氣는 몸 전체를 순조롭게 흘러(疏泄) 臟腑의 작용
을 활발하게 한다. 스트레스로 肝氣의 疏泄 장애가 일어나면, 肝氣가 上逆하여 口苦,
惡心, 식욕부진, 한숨, 트림 등을 일으킨다. 肝氣의 흐름이 나쁘기 때문에 胸脇苦滿,
心下痞를 일으킨다. 더욱이 氣鬱 때문에 우울해지거나 안절부절 못하거나 한다.

또 氣滯陽鬱하여 열이 나면서 더위를 타지만, 四肢 末端으로 陽氣의 흐름이 나빠
지므로 四逆(手足冷)이 된다(熱厥). 그러나 이때는 手足 末端에서 가볍게 볼 수 있는
정도이다. 胸悶, 腹脹, 腹痛은 肝氣鬱結 때문에도 일어나지만, 肝脾不和로 脾의 작용
이 나빠져도 腹脹, 腹痛, 下痢가 된다. 이 下痢는 심하지 않고, 변비와 교대로 오는
경우도 있다.

泄利下重이라는 것은 제370조에서는 裏急後重이 있는 熱性의 急性 下痢를 가리

키고, 제100조에서는 심한 寒濕困脾에 의한 寒性이 심한 下痢를 말하는데, 여기에서는 肝鬱氣滯에 의한 것으로, 힘주어도 좀처럼 나오기 어렵고, 殘便感이 있는 慢性下痢로, 이것도 가벼운 裏急後重이라고 할 수 있다.

肝鬱化火한 肝이 肺를 剋하여 咳(肝火犯肺證의 가벼운 상태), 子의 心을 괴롭혀 心悸・胸悶을 일으키고, 脾의 運化장애가 심해지면, 水濕停滯하여 膀胱의 氣化 장애로 小便不利(脾胃濕熱證의 가벼운 상태)까지도 생길 것이다.

舌質은 紅하고 舌苔는 黃膩하고 脈은 弦數하다.

약간 억지를 쓴 것도 있지만 이것이 本條의 四逆散證이다. 本條는 厥陰肝의 병증이고, 四肢厥逆도 있으므로 역시 궐음병에 넣는 것이 좋을 것이다. 사역산증을 소음병에 넣는 說도 있다. 그러나 本條의 사역산은 사역탕의 잘못이라고 생각할 수도 있다.

그래서 다시 한번 條文대로 소음병으로 되돌아가 생각해 본다. 소음병은 陽虛寒盛으로 寒에 치우쳐 四逆이 있고, 寒水가 上逆하여 폐를 범한 咳, 凌心한 心悸, 寒이 脾를 범한 脾陽虛에 의한 運化장애로 腹痛・下痢가 있고, 腎陽虛로 寒水가 腸에 모여 下痢는 더욱 심해진다(下重). 腎陽虛에 의한 氣化 障害가 비교적 가벼운 경우에는 水飮內停하여 小便不利가 된다. 舌質淡, 舌苔白滑, 脈沈細弱하다. 이렇게 되면 四逆湯證이다. 本條가 四逆散인지 四逆湯인지 결론은 今後의 연구를 기다려 보기로 한다.

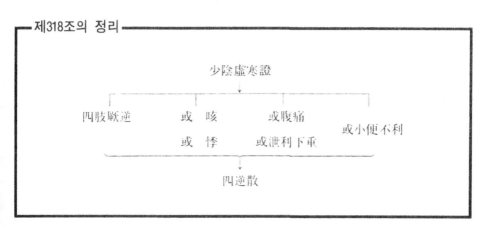

제318조의 정리

少陰虛寒證

四肢厥逆　　或 咳　　　或腹痛　　　或小便不利
　　　　　　或 悸　　或泄利下重

四逆散

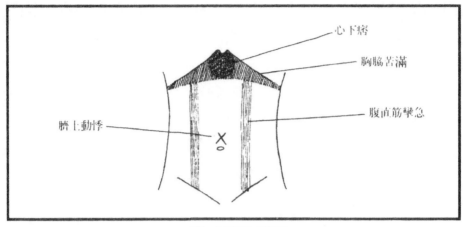

그림5·9 四逆散 腹證圖

표5·14 四逆散과 四逆湯의 비교

	四 逆 散	四 逆 湯
病 理	鬱熱壅滯熱厥 (少陰病?)	陽虛陰盛寒厥 (少陰·厥陰病)
症 狀	身熱·四肢厥逆 (手足末梢만) 或然證 { 咳·悸·腹中痛 泄利下重 小便不利	眞寒·四肢厥逆 (肘·膝보다도 위쪽까지) 但 欲 寢 下利淸穀 小便淸長
脈·舌象	脈 弦數 舌質 洪 舌苔 黃膩	脈 微細 舌質 淡 舌苔 白滑
治 則	透邪解鬱 疏肝理氣	回陽救逆 溫補脾腎
成 分	柴胡·枳實·芍藥·炙甘草	生附子·乾薑·炙甘草

(本表는 원문에 따라 비교했다)

◎四逆散方

```
            現代換算    現代中國
柴 胡 ⎫                        疏肝解鬱
枳 實 ⎬ 各十分  39g      6g     行氣散結
芍 藥 ⎪                        和營調肝脾
炙甘草 ⎭                        緩急和中
```
이상으로 理氣疏肝解鬱한다.

◎四逆散의 適應症

위염, 위십이지장궤양, 장염, 담낭염, 담석증, 간염, 급성 · 만성골반염, 기관지염, 천식, 늑간신경통, 비염, 축농증, 冠不全, 어깨 결림, 신경증 등에 현재 사용된다.

四逆散證의 정리와 비교

	四 逆 散	小柴胡湯
病 理	肝氣鬱結證	半表半裏證
症 狀	微 熱 胸脇苦滿 心 下 痞 口 苦 惡心 · 트림 食欲不振 心悸 · 한숨 胸悶 · 안절부절 못함 · 우울 咳 · 手足의 가벼운 冷感 腹脹 · 腹痛 · 下痢 · 便秘	往來寒熱 胸脇苦滿 脇下痞鞭 口苦 · 咽乾 · 目眩 喜 嘔 默默不欲飮食 心 下 悸 心煩 · 胸中煩 咳 腹 中 痛
脈 象	弦 數	弦 細
舌 象	舌質 紅 舌苔 黃膩	舌質 紅 舌苔 薄白
治 則	疏肝解鬱	和解少陽
成 分	柴胡 · 炙甘草 枳實 · 芍藥	柴胡 · 炙甘草 黃芩 · 人蔘 · 半夏 大棗 · 生薑

(本表는 원문에 얽매이지 않고 비교했다)

第6篇 厥陰病

§序

厥陰病에는 여러 가지 病證이 모여 있다. 外感病이 오래되어 寒熱錯雜과 四肢厥逆이 주된 症狀이 된 것이 제1의 厥陰病이다.

또 手厥陰은 心包, 足厥陰은 肝이므로, 厥陰病은 肝과 心包의 기능이 장애를 받아 일어나는 病變도 일부 포함된다. 病邪가 궐음에 침입하면, 肝의 疏泄 기능(氣를 순환 시키는 작용)이 失調되고, 氣의 흐름이 울체되며, 臟腑의 활동이 방해받아 陰陽의 평형이 失調되어 생긴 병이 제2의 厥陰病이다.

따라서 厥陰病篇은 주로

① 手足厥逆의 條文

② 厥陰肝의 病의 條文

중의 하나 또는 兩者가 함께 있는 條文으로 구성되어 있다.

또 厥陰病에서는 陰이 없어지고 陽이 생겨, 寒이 極해지면 熱을 발생시키므로,

① 陰盛陽衰하면 陽虛로 手足厥冷이 된다(寒厥).

② 陽長陰消하여 微發熱하는 것은 치유되고 있다는 것이다.

③ 陽熱內盛하면 發熱하고, 그 후 手足厥冷이 된다(熱厥).

④ 陰盛亡陽의 死證

으로 나누어진다.

또 厥陰病은 陰中에 陽이 있으므로,

① 寒熱이 동시에 錯雜하여 나타나는 證

上熱下寒證

② 陽氣의 盛衰에 따라서 陰陽消長하여, 寒熱이 時期가 겹치지 않으며 번갈아 나타나는 證

熱少寒微 ⎫　（自癒）
熱多寒少 ⎭

寒多熱少 (增惡)

등이 있다.

§1 厥陰病提綱

제326조

厥陰之爲病, 消渴, 氣上撞心, 心中疼熱, 飢而不欲食, 食則吐蚘, 下之, 利不止.

〔厥陰病은 消渴이 있고, 氣가 올라가 心을 치받아 心中疼熱하고, 배가 고파도 음식을 먹고자 하지 않고, 먹으면 즉시 蚘를 토하며, 瀉下시키면 설사가 그치지 않는다.〕

邪가 厥陰에 들어가면 心包의 火가 炎上하여 上焦의 熱이 되어, 心火가 下降하지 않게 되므로 腎水가 따뜻해지지 않게 되고 下焦가 寒이 된다. 이리하여 上熱下寒의 寒熱錯雜證이 된다.

上焦의 熱이 진액을 소모시켜 消渴한다. 궐음의 脈은 胃를 끼고 횡격막을 뚫고 올라가므로, 氣가 상승하여 心에 붙어 心中疼熱하고, 안절부절 못한다.

下焦의 寒이 脾의 運化를 방해하여 설사를 하며, 공복이 되어도 먹고자 하지 않는다. 무리하게 먹으면 토하고, 회충이 있으면 회충은 寒을 싫어하므로 상부로 올라가서 토한다. 이때 寒熱兩者를 동시에 치료하면 좋지만, 만약 熱을 苦寒藥으로 攻下시키기만 하면 上熱이 사라지지 않을 뿐만 아니라, 下寒도 심하게 되어 설사가 그치지 않게 된다.

本條는 厥陰病의 提綱(에센스)으로, 厥陰病 특유의 上熱下寒證의 내용을 설명하고 있다.

제337조

凡厥者, 陰陽氣不相順接, 便爲厥. 厥者, 手足逆冷者是也.

〔무릇 厥하는 자는, 陰陽의 氣가 順接하지 않아 곧 厥하게 된다. 厥이라고 하는 것은 手足厥冷하는 者 바로 이것이다.〕

厥陰病에는 手足厥逆이 보인다. 厥陰病에서는 음양의 평형이 失調되어 表裏의 氣가 연속해서 흐르지 않게 되고, 陽虛로 四肢末端이 따뜻하지 않으므로 厥이 된다.

또 蛔蟲, 痰飮, 食滯, 肝鬱, 熱邪 등의 實邪가 체내에 머무르고, 陽氣가 사지로 흘러가는 것이 방해 받으면 厥이 된다. 이것이 음양의 氣의 不相順接으로, 여러 가지 厥證의 發生機序이다. 手足厥逆은 厥證의 전형이다.

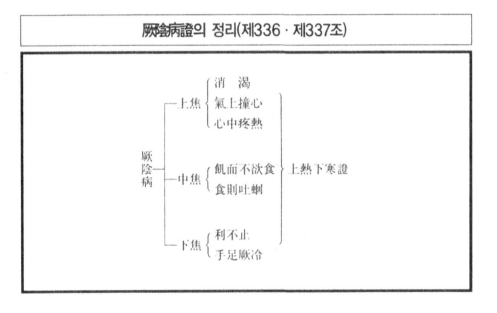

厥陰病證의 정리(제336 · 제337조)

§2 厥陰病寒證

(1) 裏寒外熱證(眞寒假熱)

(가) 四逆湯類

厥陰病寒證은 寒邪를 感受하여 脾腎의 陽氣가 부족한 것으로(寒厥), 少陰病篇

(六)(四逆湯類)의 項으로 정리하여 기술했다. 少陰病편의 條文에는 전부 少陰이라는 문자가 반드시 들어 있다. 소음이 들어가지 않은 條文의 四逆湯類가 厥陰病寒證이다.

(나) 甘草乾薑湯
제29조

傷寒, 脈浮, 自汗出, 小便數, 心煩, 微惡寒, 脚攣急, 反與桂枝, 欲攻其表, 此誤也. 得之便厥, 咽中乾, 煩躁吐逆者, 作甘草乾姜湯與之, 以復其陽.……

〔상한으로 脈은 浮하고 自汗이 나오며, 소변은 잦고, 心煩하며, 약간 惡寒이 있고, 脚攣急하는데, 도리어 계지를 주어 表를 공격하고자 하는 것은 잘못이다. 그렇게 하여 곧 厥하게 되고 咽中이 마르고 煩躁하며 吐逆하는 者는 감초건강탕을 만들어 부여한다. 그럼으로써 그 陽을 회복시킨다.……〕

傷寒・脈浮・自汗出・微惡寒은 태양표증이다. 心煩・小便이 잦은 것은 陽虛로 수분을 제어할 수 없게 된 상태이다. 脚攣急은 陰虛로 筋脈을 윤택하게 할 수 없게 된 상태이다.

症狀의 조합을 바꾸어보면, 傷寒・脈浮・自汗出・微惡寒・脚攣急은 桂枝加附子湯證, 小便數・心煩・微惡寒・脚攣急은 四逆湯證으로, 정리하면 外感・陰陽俱虛이다. 이것은 先裏後表로 먼저 四逆湯을 사용할 證이다.

桂枝加附子湯으로 扶陽解表하는 것이라면 아직은 괜찮은데, 桂枝湯을 사용해버렸기 때문에 陰陽俱虛가 더욱 악화되어 완전히 裏證이 되어버려 陽虛 때문에 四肢厥逆하게 된다. 陰虛 때문에 肺・胃가 윤택하지 못하므로 虛火上炎하여 咽中乾하게 된다. 陰陽失調하여 煩躁・吐逆한다. 이것에 惡寒・發汗도 있고 脈은 浮遲無力해져 있을 것이므로, 裏寒外熱의 厥陰病으로 脾肺陽虛의 虛寒證이다.

陽虛 쪽이 심하기 때문에, 먼저 甘草乾薑湯을 사용하여 陽을 회복시키는데, 陽이 회복되면 手足이 따뜻하게 된다. 여기에서는 腎陽이 虛衰하지 않으므로 四逆湯에서 生附子를 없앤 甘草乾薑湯을 사용한다 (표6・2).

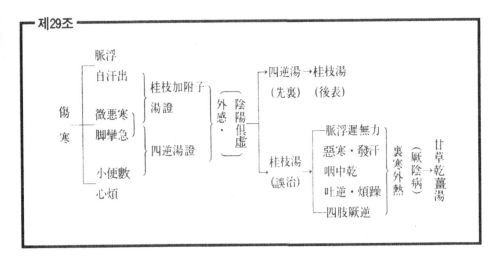

◎甘草乾薑湯方

		現代換算	現代中國	
炙甘草	四兩	62.5g	10g	補中益氣潤肺
乾薑	二兩	31.3g	6g	溫中散寒回陽

이상으로 溫中散寒, 健脾化飮한다.

감초로 益氣潤肺·緩急止痛하고, 乾薑으로 溫中散寒·回陽하며, 두 가지 함께 사용하면 가슴 및 脾胃의 陽氣를 회복시킨다.

◎甘草乾薑湯의 適應症

임상에서는 협심증, 관상동맥경화증의 胸痛, 위궤양, 만성위장염의 腹痛·下痢 産後의 後陣痛, 弛緩性 출혈의 통증 등에 이용한다.

(다) 乾薑附子湯

제61조

下之後, 復發汗, 晝日煩躁不得眠, 夜而安靜, 不嘔不渴, 無表證, 脈沈微, 身無大熱者, 乾薑附子湯主之.

〔그것을 瀉下시킨 후 다시 發汗하고, 낮에는 煩躁하여 잠을 잘 수 없다가, 밤에는

표6·1 甘草乾薑湯과 四逆湯의 비교

	甘草乾薑湯	四逆湯
病 理	中焦陽虛 脾肺虛寒證	中下焦陽氣虛弱 (脾腎陽虛) 陰寒內盛 (內眞寒外假熱)
症 狀	惡寒 四肢厥逆·脚攣急 咽中乾不渴 煩躁吐逆 小便數·遺尿 咳嗽·痰涎 無熱·自汗	惡寒蹉臥 四肢厥冷·四肢拘急 口渴·喜熱飮 心煩·乾嘔 小便利白(多尿) 下利淸谷 微熱·出汗
脈 舌	脈浮數 혹은 沈微	脈沈微細
	舌質淡·舌苔白滑	
治 則	溫中散寒 健脾化飮	溫中救逆
成 分	甘 草 4兩 乾 薑 2兩	生附子 1枚 甘 草 2兩 乾 薑 1兩半

곧 안정을 찾으며, 嘔逆하지도 渴하지도 않고, 表證은 없으며, 脈은 沈微하고 몸에
大熱이 없는 자는 乾薑附子湯으로 主治한다.〕

낮에는 陽이 왕성한 시간이다. 陽이 虛하면 陰을 억제하지 못해서 음양이 서로 다
투어 낮에는 煩躁한다. 밤에는 陰이 왕성하게 되어 陽이 약하게 되는 시간이다. 陽이
다시 虛해서 약하게 되면, 陰과 싸울 수 없으므로 밤에는 안정된다. 이것은 陽氣大虛
한 煩躁이다.

또 條文과 같이, 太陽表證은 아니므로 大靑龍湯證의 煩躁는 아니다. 구토가 없으
므로 少陽病의 心煩은 아니다. 口渴이 없으므로 陽明證의 煩躁도 아니고, 大汗·大
下 後의 陰虛口渴에 의한 煩躁도 아니다. 이것은 脈沈微로 陽虛陰寒內盛의 厥陰病의
煩躁이다.

陽氣虛衰하고 虛陽浮越하므로, 發熱하지만 微熱이고 身大熱은 아니다. 이 症狀은

虛脫(쇼크)의 前兆로서, 급격하게 악화 진전되기 쉬우므로 乾薑附子湯으로 서둘러
回陽해야 한다.

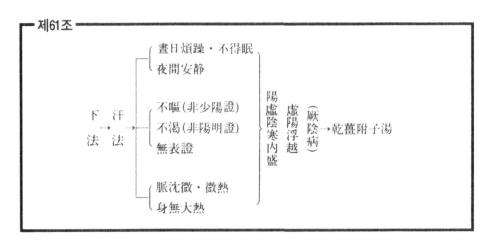

◎乾薑附子湯方

		現代換算	現代中國	
乾 薑	一 兩	15.6g	10g	溫中散寒
生附子	一 枚	25.0g	10g	破陰回陽

이상으로 回陽救逆, 溫脾腎陽한다.

乾薑附子湯은 四逆湯에서 감초를 제거한 것으로(표6 · 2), 回陽救逆 · 溫脾腎陽한
다. 모든 약을 조화시키고 작용을 완화하는 감초를 제거했으므로, 頓服으로 작용이
신속하고 강한 효과를 얻을 수 있다.

◎乾薑附子湯의 適應症
本方은 心臟性 부종, 腎性 부종, 간경변의 腹水, 저혈압의 현기증, 메니에르병 등
에 사용된다.

표6 · 2 甘草乾薑湯 · 乾薑附子湯의 구성

$$四逆湯 \begin{cases} 2\ 兩 \quad 炙甘草 \\ 1.5\ 兩 \quad 乾\ 薑 \\ 1\ 枚 \quad 生附子 \end{cases} \begin{cases} 4\ 兩 \\ 2\ 兩 \end{cases} 甘草乾薑湯 \\ \begin{cases} 1\ 兩 \\ 1\ 枚 \end{cases} 乾薑附子湯$$

표6 · 3 陽虛煩躁證의 비교

	乾薑附子湯	茯苓四逆湯
病理	陽氣大虛 陰寒內盛 (陽虛煩躁證)	陰陽虛極 眞氣欲脫 (陽虛厥逆煩躁證)
症狀	晝日煩躁不得眠 夜間安靜 身無大熱 · 微熱	煩躁 · 心悸 四肢厥逆 · 乏尿 無熱 · 無汗
	脈 沈 微	
治則	回陽救逆溫陽	回陽救逆養陰
成分	生附子 1枚 乾 薑 1兩	乾 薑 1兩半 炙甘草 2兩 茯 苓 4兩 人 蔘 1兩

(2) 胃寒證 (吳茱萸湯)

제377조

乾嘔, 吐涎沫, 頭痛者, 吳茱萸湯主之.

〔乾嘔하고 涎沫을 토하며 두통이 있는 자는 吳茱萸湯으로 主治한다.〕

厥陰肝經이 寒邪를 받아(肝寒證) 肝氣가 橫逆하고, 寒邪가 胃에 미쳐(肝寒犯胃) 胃腸을 상하게 하여 胃寒證이 되고, 胃氣上逆하여 嘔吐한다. 胃寒證에서는 胃濁의 上泛이 극심하므로 涎沫(胃液)을 吐出한다. 肝經脈은 頭頂에 올라와 있으므로 寒濁의 氣도 상승하여 頭痛을 일으킨다.

-250-

吳茱萸湯의 條文은 이 외에 陽明病편, 少陰病편에도 다음과 같은 條文이 있다.

제245조

食穀欲嘔, 屬陽明也, 吳茱萸湯主之. 得湯反劇者, 屬上焦也.

〔곡식을 먹으면 구토하려 하는 것은 양명에 속하는 것이다. 吳茱萸湯으로 主治한
다. 湯을 먹고 도리어 심해지는 者는 上焦에 속한다.〕

먹으면 구토해 버리는 症狀은 여러 가지 병증으로 나타난다. 방제에서 證을 추측
하면, 胃陽不足에 의한 胃虛寒證이다. 이것을 陽明이라고 말하고 있지만, 이 陽明은
陽明病 胃家實證은 아니고 陽明胃의 병으로, 中焦의 虛寒證이므로 太陰病에 넣어야
할 것이다.

後半에 吳茱萸湯을 복용하고, 오히려 구토가 심해지는 것은 上焦라고 말하고 있
는 것은 上焦熱證의 경우이다. 吳茱萸湯은 中焦의 寒을 따뜻하게 하지만, 上焦의 熱
을 도리어 조장하므로 上焦의 熱證에는 사용하지 않는다.

이 경우에는 胸脇苦滿이 있으면 半表半裏의 小柴胡湯, 胃熱로 복통이 있으면 上
熱下寒의 黃連湯, 마찬가지로 胃熱로 설사가 있으면 乾薑黃芩黃連人參湯, 心下痞가
있으면 寒熱錯雜의 半夏瀉心湯, 表證이 있으면 葛根加半夏湯이 좋을 것이다 (표6·
6, 6·7).

제309조

少陰病, 吐利, 手足厥冷, 煩躁欲死者, 吳茱萸湯主之.

〔少陰病으로 吐利하고, 手足厥冷하며, 煩躁하여 죽으려고 하는 자는 吳茱萸湯으
로 主治한다.〕

少陰病은 脾腎陽虛로, 嘔吐下痢, 手足厥冷이 된다. 寒飮의 邪가 다시 胃에 上逆하
여, 胃寒에 의해 구토가 심해지므로 매우 괴롭다(煩躁欲死).

이상 3條의 吳茱萸湯證은 어느 것이나 구토를 공통의 症狀으로 하고 있다.

吳茱萸湯證의 정리에서 비교했다.

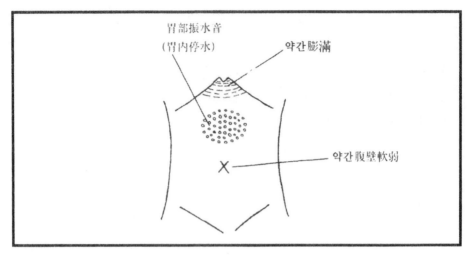

그림 6·1 吳茱萸湯 腹證圖

◎吳茱萸湯方

		現代換算	現代中國	
吳茱萸	一升	75g	9g	溫肝緩胃
生 薑	六兩	94g	15g	溫中散寒 降逆止嘔
人 蔘	三兩	47g	9g	
大 棗	十二枚	42g	4g	補氣健脾

이상으로 溫胃散寒, 降逆止嘔한다.

吳茱萸湯은 오수유로 溫中散寒, 降逆下氣하고, 생강으로 散寒止嘔하며, 인삼·대조로 補虛和中하여 전체적으로 溫胃散寒, 降逆止嘔한다.

◎吳茱萸湯의 適應症

舌質·淡, 舌苔·白滑, 脈·沈遲의 신경성 두통, 혈관신경성 두통, 편두통, 삼차신경통, 만성위염, 신경성위염, 십이지장궤양, 결장과민증, 딸꾹질, 장딴지에 나는 쥐, 子癎, 尿毒症, 메니에르증후군 등이다.

吳茱萸湯證은 四肢厥冷이 없어도 厥陰肝經에 寒邪를 받은 병이므로 厥陰病에 넣고 있다. 또 本證은 陽明胃의 병이므로 實證은 아닌데도 양명병에도 들어가 있다. 吳茱萸湯證은 構成成分에서 살펴봐도 太陰病에 들어가는 것이 마땅하다.

吳茱萸湯證의 정리(제245조 · 제309조 · 제377조)		
病機	陽明病 (제245조)	少陰病 (제309조)	厥陰病 (제377조)
病證	胃虛寒證	脾腎陽虛證	肝寒犯胃證
症狀	胃氣上逆		
	食穀欲吐	嘔吐 · 下痢 手足厥冷 煩躁欲死	乾嘔 · 吐涎沫 頭痛
舌 · 脈象	舌質 淡 · 舌苔 白滑 脈 沈遲		
治則	溫胃散寒 · 降逆止嘔		
方劑	吳茱萸湯		
成分	吳茱萸 · 生薑 · 人蔘 · 大棗		

(3) 胃陽虛水停證 (茯苓甘草湯)

제73조

傷寒, 汗出而渴者, 五苓散主之. 不渴者, 茯苓甘草湯主之.

〔상한으로 땀이 나면서 갈증이 있는 자는 五苓散으로 主治한다. 갈증이 없는 者
는 茯苓甘草湯으로 主治한다.〕

상한증을 發汗시켜도 낫지 않고 오히려 口渴 · 小便不利가 된 것은 오령산의 적응
이지만, 發汗시켜도 물을 마시면 尿가 잘 나오고 口渴도 없다(제71조). 그러나 물을
너무 많이 마셔 胃를 상하게 하거나, 원래 胃가 약해 胃陽虛가 되어 胃에 水飮內停한
것은 茯苓甘草湯으로 치료한다(제71조).

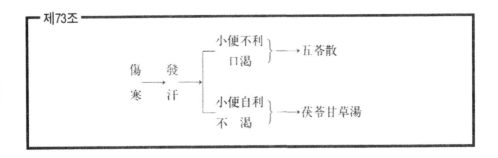

-253-

제131조

太陽病, 小便利者, 以飮水多, 必心下悸. 小便少者, 必苦裏急也.

〔태양병으로 소변이 잘 나오는 자는 물을 많이 먹으면 반드시 心下悸한다. 소변이
적은 자는 반드시 裏急하여 고통스럽다.〕

태양병으로 口渴·小便不利하는 것은 五苓散證이지만, 尿가 잘 나오고 口渴도
없는 것은 물을 많이 먹었기 때문에 胃를 상하게 하여 胃陽虛가 되고, 水飮이 胃에
內停하여 心으로 쳐올라가 心下悸를 일으킨다. 이것은 茯苓甘草湯의 適應症으로,
心下痞와 胃의 振水音도 있다.

물을 많이 마셔도 소변이 잘 나오지 않으면, 尿가 괴어 나올 것 같으면서 나오지
않는 것이므로, 하복부가 팽팽해 고통스럽다(苦裏急). 이때는 오령산을 사용한다.

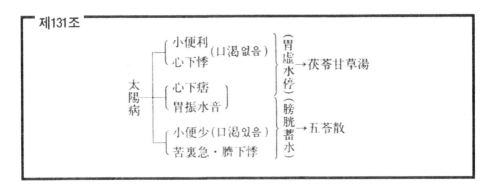

제355조

傷寒厥而心下悸, 宜先治水, 當服茯苓甘草湯, 却治其厥. 不爾, 水漬入胃, 必作利
也.

(상한으로 厥하면서 心下悸하는 자는 마땅히 먼저 물을 다스려야 하고, 또 茯苓
甘草湯을 복용하여 오히려 그 厥을 다스린다. 그렇지 않으면 물이 胃를 흠뻑 적시며
胃로 들어가 반드시 설사가 된다.)

傷寒表證을 誤治하여 邪가 內陷했을 때, 평소부터 胃陽虛였다면 脾胃의 運化장애
로 寒飮이 胃에 內停하고 또 陽氣의 흐름을 막아버리기 때문에, 手足의 말단까지 陽

氣가 돌지 않게 되어 四肢가 厥冷하게 된다. 水邪가 心으로 상승하면 心陽이 虛衰하여 心下悸가 일어난다.

茯苓甘草湯으로 水를 없애면 陽氣가 돌게 되어 厥冷이 치유된다. 이때 먼저 水를 제거하지 않으면 胃腸이 물에 흠뻑 젖어서 四肢 厥冷에 덧붙여 설사도 일어난다. 이렇게 되면 四逆湯을 쓴다.

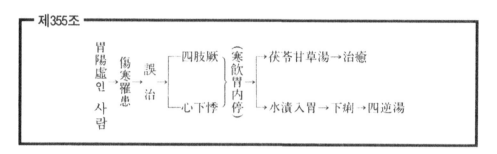

茯苓甘草湯은 水飮內停의 위치가 五苓散의 膀胱에 대하여 中焦의 胃로서, 病位가 높으므로 苓桂朮甘湯과 같이 太陰病에 넣는 것이 나은 방제이다(표6·5).

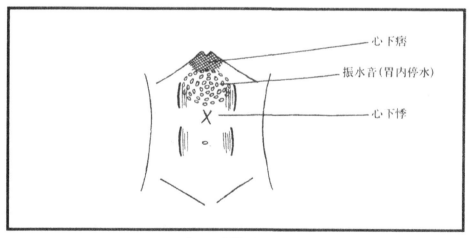

그림 6·2 茯苓甘草湯 腹證圖

◎茯苓甘草湯方

		現代換算	現代中國	
茯 苓	二兩	31.3g	20g	淡滲利水
桂 枝	二兩	31.3g	10g	通陽化氣
生 薑	三兩	47g	10g	宣散水氣
炙甘草	一兩	15.6g	10g	健胃和中

이상으로 溫胃化飮, 通陽行水한다.

茯苓甘草湯은 오령산에서 백출·택사·저령을 없애고, 생강·자감초를 더한 것
이다(표6·5). 복령으로 淡滲利水하여 물의 偏在를 조정하고, 계지로 通陽化氣·化
水氣하며, 생강으로 宣散水氣하여 두 가지가 함께 水氣의 上衝을 억제하여 水를 분
산시킨다. 자감초로 中焦의 胃氣의 작용을 개선하고 생강과 같이 辛甘散水한다.

◎茯苓甘草湯의 適應症
복령감초탕은 口渴이 없고, 小便自利, 浮腫, 胃內停水, 發汗이 있고, 動悸하며 手
足이 차고, 脈·弦, 舌苔·白滑의 심장판막증, 심장신경증, 발작성 빈맥증 등에 이용
한다. 또한 發汗過多에 의해 手足厥冷하고 面紅, 動悸·胸悶 등의 급성 症狀에 현저
한 효과가 있다.

茯苓甘草湯證의 정리

```
                            心 ──→心下悸
                          上│水
                          衝│邪
    胃陽虛 ──→ 水飮胃內停 ──→心下痞
                          下│水
                          降│邪
                          四肢 ──→厥冷
```

표6·4 茯苓甘草湯및 기타 水停證의 비교(2)

	五苓散	茯苓甘草湯	苓桂朮甘湯
	太陽膀胱蓄水證	厥陰胃陽虛水停證	太陰脾陽虛水停證
病理 및 症狀	表證이 있음 微熱·頭痛 發汗·喘	中焦의 證만 보임 發汗	上焦의 證도 있음 氣短·咳 胸脇支滿
	膀胱氣化障害 口渴·消渴 煩躁 小便不利	胃陽虛 口渴 없음 小便自利	脾陽虛 口渴 없음 煩躁 없음 小便不利
	中·下焦水停 心下痞 胃部振水音 臍下悸 下腹部滿 腹痛 下痢·嘔吐 浮腫·眩氣症 身重痛	心下水停 心下痞 胃部振水音 心下悸 下痢 없음 浮腫 四肢厥冷	中焦水停 心下逆滿 胃部振水音 心悸 腹壁軟 大便軟·嘔吐 眩氣症
脈舌	脈浮 또는 浮數 舌苔 白(滑)	脈弦 舌苔 白滑	脈沈緊 또는 弦滑 舌苔 白滑
治則	利水滲濕 溫陽化氣	溫胃化飮 溫陽行水	溫陽化水 健脾利濕
成分	茯苓·桂枝 白朮 澤瀉·猪苓	茯苓·桂枝 甘草 生薑	茯苓·桂枝 白朮·甘草

표6·5 茯苓甘草湯과 기타 방제의 비교

방제 \ 생약	茯苓	白朮	澤瀉	猪苓	桂枝	生薑	甘草
五苓散	1.8 兩	1.8	1.6	0.8	0.5		
茯苓甘草湯	2				2	3	1
苓桂朮甘湯	4	2			3		2

§3 厥陰病의 上熱下寒證

(1) 乾薑黃芩黃連人蔘湯
제358조

傷寒本自寒下, 醫復吐下之, 寒格, 更逆吐下, 若食入口卽吐, 乾薑黃芩黃連人蔘湯
主之.

〔傷寒에 원래 자연히 寒下하는데, 의사가 도리어 이것을 吐下시키면 寒格하여 다
시금 吐下를 맞게 되는데, 만약 음식이 입에 들어가자 곧 토한다면 乾薑黃芩黃連人
蔘湯으로 主治한다.〕

원래 中陽不足하여(脾陽虛證) 설사하는 裏寒證의 사람이 太陽傷寒證에 걸렸기 때
문에, 裏寒挾表로, 桂枝人蔘湯으로 溫裏解表시키는 것이 마땅한 證이다.

이것을 實證의 熱利로 잘못 알아 吐下의 방법을 사용해버렸기 때문에, 下의 寒이
심해져 上의 陽의 작용을 막아버린 것이다 (寒格).

下의 寒 때문에 胃氣下降하지 못하고, 胃의 열이 쌓여 上逆하여, 음식을 먹으면
바로 토해버린다. 더욱이 吐下시키면 脾陽까지도 손상을 받아 下寒이 심해져 脾氣가
올라가지 않게 되므로 설사가 심해진다.

上熱下寒, 寒熱格拒(割據)해버리기 때문에 苦寒淸熱劑만으로는 下寒을 더욱 심하
게 하고, 溫陽散寒劑만으로는 上熱을 더욱 왕성하게 하므로, 乾薑黃芩黃連人蔘湯으
로 寒熱倂治한다.

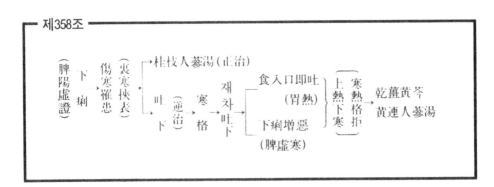

◎乾薑黃芩黃連人蔘湯方

```
                現代換算    現代中國
黃 芩 ⎫
黃 連 ⎪                            ⎫ 苦寒清熱
乾 薑 ⎬ 各三兩    各47g    各10g  ⎬ 辛溫散寒
人 蔘 ⎭                            ⎭ 益氣補中 · 止利
```

이상으로 淸上(熱)溫下(寒), 淸熱祛寒, 回陽降逆한다.

이 방제는 황금 · 황련으로 苦寒淸熱하고, 乾薑으로 辛溫散寒하고, 인삼으로 益氣補中 · 止利하고, 전체적으로 淸上溫下, 辛開苦降하여 上熱下寒의 寒熱錯雜證을 치료한다.

本證은 같은 上熱下寒의 黃連湯보다도 설사 · 구토가 심한 證이다. 本條는 黃連湯과 마찬가지로 胃熱이기 때문에 陽明厥陰兼證이라고도 말할 수 있다. 뒤편에서도 類似 方劑의 비교표를 거론했다.

표6 · 6 上熱下寒證 기타 방제의 비교

方劑	病理	症狀	半夏	乾薑	人蔘	甘草	大棗	黃連	黃芩	桂枝
乾薑黃芩黃連人蔘湯	上(胃)熱下寒	下痢嘔吐		3兩	3兩			3兩	3兩	
黃連湯	熱下寒	腹痛嘔吐	半升	3兩	2兩	3兩	12枚	3兩		3兩
半夏瀉心湯	寒熱錯雜	痞滿嘔吐	半升	3兩	3兩	3兩	12兩	1兩	3兩	
小柴胡湯	半表半裏	口苦喜嘔	半升	(生薑)3兩	3兩	3兩	12兩	(柴胡)半斤	3兩	

⑵ 麻黃升麻湯
제356조

傷寒六七日, 大下後, 寸脈沈而遲, 手足厥逆, 下部脈不至, 喉咽不利, 唾膿血, 泄利不止者, 爲難治, 麻黃升麻湯主之.

〔상한 6~7일에 크게 下시킨 후에, 寸脈이 沈하고 遲하며 手足厥逆하고, 下部의 脈이 이르지 않고, 咽喉가 利하지 않으며, 膿血을 뱉고, 泄利가 그치지 않는 者는 치료하기 어렵다고 한다. 麻黃升麻湯으로 主治한다.〕

太陽傷寒證이 6~7일 경과하여 寒邪가 熱로 변화하기 시작했더라도, 이것을 誤下해버렸기 때문에 正氣를 손상하고, 表邪가 일부를 남기고 內陷하여 궐음까지 들어와 버린 상태로, 裏證의 沈脈과 厥陰肝鬱로 陽氣가 鬱하여 氣血의 흐름이 나빠진 遲脈과 沈遲脈이 되어, 양기가 사지에 이르지 못하므로, 手足厥逆하여 足의 脈이 만져지지 않고, 음양의 氣가 조화하지 못하고, 寒熱錯雜하여, 下焦는 寒盛으로 설사가 그치지 않고, 上焦는 熱盛으로 肺絡을 손상하여 咽喉腫脹, 膿血痰이 생긴다. 음양, 허실, 표리, 한열이 혼재한 難治證이 된다.

이것은 麻黃升麻湯에 의해 上下의 균형을 잘 맞추어 치료한다.

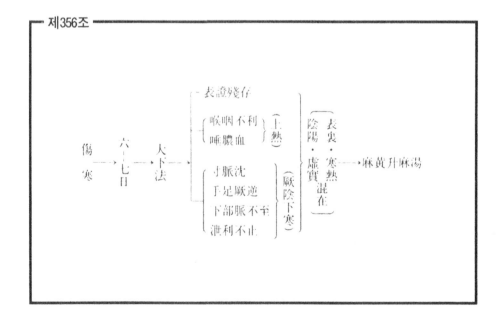

◎麻黃升麻湯方

		現代換算	現代中國	
麻 黃	二兩半	39g	7g	發越陽氣(越婢湯)
石 膏	六銖	3.9g	1g	
炙甘草	六銖	3.9g	1g	調和營衛(桂枝湯)
桂 枝	六銖	3.9g	1g	
芍 藥	六銖	3.9g	1g	
黃 芩	十八銖	11.7g	1g	昇淸解毒淸上熱
知 母	十八銖	11.7g	2g	
天門冬	六銖	3.9g	1g	
升 麻	一兩一分	19.5g	3g	
白 朮	六銖	3.9g	1g	補脾利水溫下寒
乾 薑	六銖	3.9g	1g	
茯 苓	六銖	3.9g	1g	
當 歸	一兩一分	19.5g	3g	滋陰養血潤肺
葳 蕤	十八銖	11.7g	2g	(現在는 玉竹을 사용한다)

이상으로 淸上溫下, 解表散邪, 滋陰養血한다.

마황 · 석고 · 감초는 越婢湯의 主藥으로 內鬱한 陽氣를 發散시킨다. 감초 · 계지 · 작약은 계지탕의 主藥으로 調和營衛 작용을 한다. 황금 · 지모 · 천문동 · 승마는 昇淸解毒하여 上熱을 맑게 한다. 백출 · 건강 · 복령으로 補脾利水하고, 下寒을 따뜻하게 한다. 당귀, 葳蕤(玉竹)로 滋陰潤肺 · 養血하고, 陽氣의 과잉 발산을 방지한다.

◎麻黃升麻湯의 適應症
감기에 걸려 만성화된 설사로, 脈沈遲, 無汗, 手足冷일 때 사용한다.

本方은 상한론에서는 異例的인 14종의 다수 생약으로 구성되어 있으며, 현대 중의학적인 사고방식으로 구성된 방제이다. 표6 · 7에 上熱下寒證을 중심으로 病位를 비교하여 표로 나타냈다.

(3) 烏梅丸
제338조

傷寒, 脈微而厥, 至七八日膚冷, 其人躁無暫安時者, 此爲臟厥, 非蚘厥也. 蚘厥者,
其人當吐蚘. 令病者靜, 而復時煩者, 此爲臟寒, 蚘上入其膈, 故煩, 須臾復止, 得食而
嘔, 又煩者, 蚘聞食臭出, 其人常自吐蚘. 蚘厥者, 烏梅丸主之. 又主久利.

〔상한에 脈이 微하면서 厥하고, 7~8일에 이르러 膚冷하며, 그 사람이 躁하여 잠
시도 편안한 때가 없는 者는, 이것을 臟厥로 행하고, 蚘厥이 아니다. 蚘厥은 그 사람
이 蚘를 토하는 것이 마땅하다. 지금 병자는 조용하나, 역시 때때로 煩하는 것, 이것
은 臟寒이 원인으로, 蚘가 올라가서 그 膈에 들어간다. 그러므로 煩하는 것이다. 잠
시 동안에 다시 그치며, 음식을 먹으면 嘔하고, 다시 煩하는 者는 蚘가 食臭를 맡고
나와서, 그 사람이 항상 저절로 蚘를 토한다. 蚘厥은 烏梅丸으로 主治한다. 또 久利
를 主로 治한다.〕

脈微하고 四肢厥逆하는 것은 厥陰病이다. 이것이 7~8일이나 계속되면 陽虛寒盛
으로 온몸이 冷하고, 體表의 피부도 冷해진다. 더욱이 煩躁가 그치지 않는 者는 훨씬
심해진 陰盛格陽의 通脈四逆湯證으로, 深部의 陽氣가 체표에 浮上한다. 그렇게 되면
內臟까지도 冷해져 버리므로 「臟厥」이라 한다.

이때 회충이 있으면, 회충은 寒을 싫어하므로, 회충이 吐出되는 것이 「蚘厥」이다.
이때 煩躁가 出沒하는 것은 寒熱錯雜한 경우이다. 이것은 臟厥보다도 가벼운 「臟寒」
으로, 이때 腹部의 寒에 의해 회충이 胸膈으로 올라오면 煩躁하고, 상부의 熱로 인해
회충이 내려가면 煩躁가 그친다. 臟寒은 脾胃虛寒證에 해당하는 태음병으로, 심해지
면 복통도 첨가된다.

또 식사를 하면 食臭 때문에 회충이 올라오므로, 회충을 구토하면서 煩躁한다. 이
것에는 烏梅丸을 사용한다. 烏梅丸은 회충과 관계없는 寒熱錯雜, 上熱下寒의 慢性下
痢에도 효과가 있다.

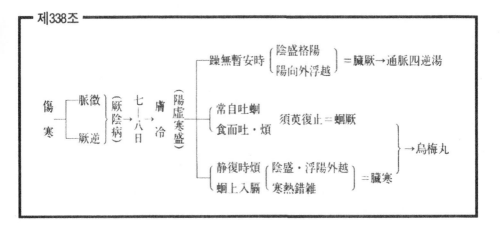

제338조

```
                                          ┌ 躁無暫安時 ┌ 陰盛格陽  ┐ ＝臟厥 → 通脈四逆湯
                                          │          └ 陽向外浮越 ┘
傷 ┌─ 脈微   ┌(厥   ┌ 七   ┌ 膚  (陽虛寒盛)├ 常自吐蚘        須莫復止 ＝蚘厥
寒 │   陰)   │ ～  │ 冷                │ 食而吐・煩                                    ┐
   └─ 厥逆  └ 病)  └ 八    └                                                          ├→ 烏梅丸
                       日                │ 静復時煩 ┌ 陰盛・浮陽外越 ┐                 │
                                          └ 蚘上入膈 └ 寒熱錯雑     ┘ ＝臟寒          ┘
```

◎烏梅丸方

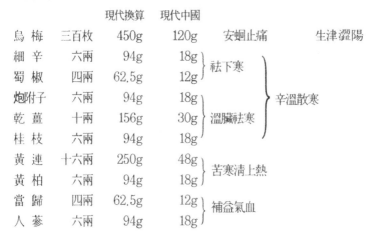

		現代換算	現代中國		
烏 梅	三百枚	450g	120g	安蚘止痛	生津澁陽
細 辛	六兩	94g	18g	祛下寒	
蜀 椒	四兩	62.5g	12g		
炮附子	六兩	94g	18g		辛溫散寒
乾 薑	十兩	156g	30g	溫臟祛寒	
桂 枝	六兩	94g	18g		
黃 連	十六兩	250g	48g	苦寒淸上熱	
黃 柏	六兩	94g	18g		
當 歸	四兩	62.5g	12g	補益氣血	
人 蔘	六兩	94g	18g		

이상으로 扶正驅蚘, 淸熱散寒, 酸澁固脫한다.

◎烏梅丸의 適應症

蚘蟲症 一般, 특히 膽道蚘蟲症과 手足冷, 脈・微弱하며 煩躁가 있는 上熱下寒의 腹痛・嘔吐・下痢가 있는 慢性胃腸炎, 脾彎曲部症候群, 慢性結腸炎과 睾丸腫痛 등의 치료에도 사용된다.

표6·7 胃寒證, 上熱下寒證 기타 病位의 比較

病　　位	胃寒證	上　熱　下　寒　證			寒熱錯雜	半表半裏	太陽陽明合病
表　證							
上焦　頭							
心　肺							
胸　膈							
中焦　胃							
脾							
下焦　腸							
四　肢							

凡例: ▤ 熱證　▦ 寒證　■ 寒熱錯雜

處方: 吳茱萸湯 / 黃連湯 / 乾薑黃芩黃連人蔘湯 / 麻黃升麻湯 / 烏梅丸 / 半夏瀉心湯 / 小柴胡湯 / 葛根加半夏湯

표6·8 上熱下寒·寒熱錯雜證의 比較

	半夏瀉心湯	黃連湯	乾薑黃芩黃連人蔘湯	麻黃升麻湯	烏梅丸
病理	寒熱錯雜 虛實挾雜 太陰痞證	上熱下寒 陽明太陰兼證	上熱下寒 寒熱格拒 陽明厥陰兼證	表邪內陷邪陽鬱 厥陰上熱下寒	厥陰上熱下寒 寒熱錯雜混淆
症狀	心下痞滿 嘔逆 下痢 舌質紅 舌苔白薄膩·微黃 脈滑·濡·弦	欲嘔吐 腹中痛 舌質紅 舌苔黃白膩 脈滑	食入則吐 下痢清穀	咽喉不利 膿血痰 泄利不止 手足厥逆 脈沈遲	嘔吐·吐蛔蟲 煩躁·腹痛 食事로 인해 增惡 手足厥逆 脈微弱
治則	散寒泄熱 和胃降逆 開結除痞	清上溫下 和胃降逆 調和中氣	清上溫下 清熱祛寒 回陽降逆	清上溫下 解表散邪 滋陰養血	清熱散寒 扶正驅蛔 酸澁固脫

§4 血虛寒凝證 (當歸四逆湯 · 當歸四逆加吳茱萸生薑湯)

제351조

手足厥寒, 脈細欲絶者, 當歸四逆湯主之. 若其人內有久寒者, 宜當歸四逆加吳茱萸生薑湯.

〔手足厥寒하고, 脈이 細하여 끊어지려 하는 者는 當歸四逆湯으로 主治한다. 만약 그 사람이 內에 久寒이 있는 경우는 當歸四逆加吳茱萸生薑湯이 적합하다.〕

肝의 藏血작용이 失調하여 血虛가 되어 있는 곳에 寒邪가 침입하여 심한 血虛 · 陽虛 · 寒鬱이 되고(血虛寒凝證), 氣血의 흐름이 방해를 받아 脈 · 細欲絶이 되고, 腹痛, 四肢厥冷이 된 것이다. 脈 · 微欲絶은 厥陰陽虛이지만 脈 · 細欲絶은 厥陰血虛이다. 이것에는 當歸四逆湯을 사용한다.

【當歸四逆湯】

少陰病의 陽衰陰盛에서도 厥陰病의 肝血虛 · 氣鬱陽不伸 중 어느 쪽에서도 四肢厥逆이 된다. 이것을 치료하는 방제이므로, 모두 四逆湯이라고 命名하고 있다. 本證의 方은 소음병의 四逆湯과 구별하여 當歸四逆湯이라고 하고 있지만, 構成生藥이 四逆湯과는 완전히 다르다 (표6 · 9).

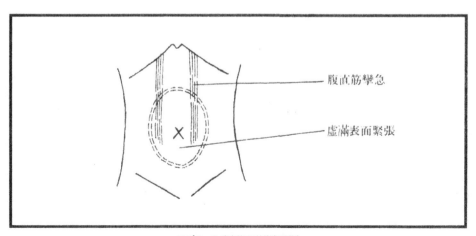

腹直筋攣急

虛滿表面緊張

그림6 · 3 當歸四逆湯腹證圖

◎當歸四逆湯方

		現代換算	現代中國	
當 歸	三兩	47g	9g	⎫ 養血和營
芍 藥	三兩	47g	12g	⎭
桂 枝	三兩	47g	9g	⎫ 溫經散寒
細 辛	三兩	47g	6g	⎭
大 棗	二十五枚	87.5g	9g	⎫ 補中益氣
炙甘草	二兩	31.3g	3g	⎭
通 草	二兩	31.3g	6g	通利血脈(現在는 木通을 사용)

이상으로 溫經散寒, 養血通脈한다.

當歸四逆湯은 당귀의 補血과 세신의 溫經通陽散寒으로 四肢에 血을 통하게 하고, 생강을 제거한 계지탕으로 調和營衛하고, 溫經通脈散寒하고, 통초(또는 木通)로 通利血脈하는 것에 의해 전체적으로 溫經散寒 · 養血通脈한다.

四逆湯의 부자 · 건강은 袪寒작용이 강하지만, 陰血을 손상시키기 때문에 血虛인 本證에는 사용하지 않고, 血에 작용하는 당귀 · 백작약과, 溫經通陽하는 세신 · 계지를 사용하고 있다.

표6 · 9 當歸四逆湯과 小建中湯의 鑑別

	當歸四逆湯	小建中湯
病 理	血虛寒凝證 → 寒凝血脈	陰陽氣血兩虛 → 虛勞裏急
症 狀	下腹部痛 手足厥冷 肢體痺痛	腹部痠攣痛 喜溫 · 喜按 心悸 · 心煩
舌 脈 象	舌質 淡 舌苔 白 脈 細欲緩	舌質 淡嫩 舌苔 白潤 脈 澀 · 弦 · 緩弱
治 則	溫經散寒 養血通脈 溫通이 重點	溫中補虛 和裏緩急 溫裏가 重點
成 分	桂枝 · 芍藥 · 大棗 · 炙甘草	
	當歸 · 細辛 · 通草	膠飴 · 生薑

◎當歸四逆湯의 適應症

當歸健中湯의 생강 대신에 통초와 세신을 첨가한 것으로, 舌質·淡白, 舌苔·白, 脈·沈細弱의 冷이 심한 하복통, 요통, 좌골신경통 등에 사용한다.

【當歸四逆加吳茱萸生薑湯】

寒邪가 오래 막혀 있으면, 脾의 運化 장애로 寒飮이 생기고, 手足厥冷, 脈·細欲絶 외에 구토, 설사 등 吳茱萸湯의 症狀이 더해지게 된다. 寒邪가 經絡에 阻滯되면 생리통, 생리불순으로 월경량이 적고 經血은 暗色이 된다.

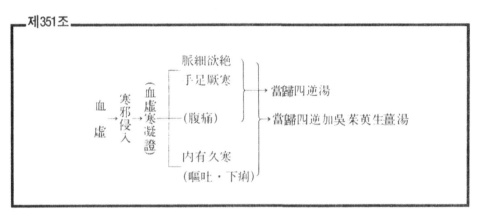

제351조

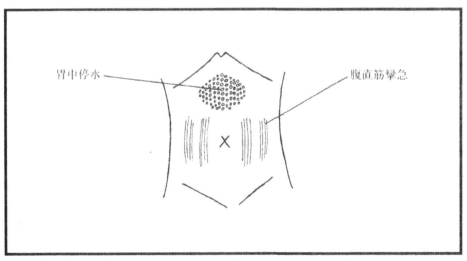

그림6·4 當歸四逆加吳茱萸生薑湯 腹證圖

-267-

◎當歸四逆加吳茱萸生薑湯方

<table>
<tr><td></td><td>現代換算</td><td>現代中國</td><td></td></tr>
<tr><td>當歸四逆湯</td><td></td><td></td><td>溫通散寒養血</td></tr>
<tr><td>吳茱萸　二升</td><td>150g</td><td>9g</td><td>降逆止嘔</td></tr>
<tr><td>生 薑　半斤</td><td>125g</td><td>6g</td><td>溫胃止嘔</td></tr>
</table>

當歸四逆湯에 오수유 · 생강을 첨가하여 溫中祛寒, 降逆和胃 · 止嘔시킨다.

當歸四逆加吳茱萸生薑湯證의 정리와 비교

方劑	四逆湯	當歸四逆湯	當歸四逆加 吳茱萸生薑湯
病證	少陰 病 厥陰 眞寒假熱	厥陰病 血虛寒凝證	
病因	脾腎陽虛	素體血虛	
		復感寒邪	久 寒
症狀	四　肢　厥　逆		
	厥冷은 重함 但欲寐 舌淡 · 苔白 脈 微欲絕	顔色이 희고, 광택이 없음. 唇爪淡白 關節疼痛 舌淡 · 苔白 脈 細欲絕	嘔吐 · 下痢 生理痛 生理不順
治則	回陽救逆	養血散寒	降逆止嘔
成分	生附子 乾薑 · 甘草	當歸 · 桂枝 · 芍藥 細辛 · 甘草 · 通草	加 吳茱萸 生薑

◎當歸四逆加吳茱萸生薑湯의 適應症

이 방제는 虛證으로 冷症인 사람의 저혈압, 차가워지면 일어나는 下腹痛 · 嘔吐 · 下痢에 사용한다. 동상, 생리통, 생리불순, 두통, 늑간신경통, 요통, 좌골신경통, 下肢痛(附子를 첨가한다), 알레르기성 비염, 進行性 指掌角化症, 혈관염, 레이노병, 脫疽, 冷性에 의한 不姙症, 만성충수염 등에 사용한다.

§5 厥陰病熱證

(1) 熱利 (白頭翁湯)

제370조

熱利下重者, 白頭翁湯主之.

〔熱利下重하는 者는 白頭翁湯으로 主治한다.〕

제372조

下利欲飮水者, 以有熱故也, 白頭翁湯主之.

〔下利하면서 물을 마시려고 하는 者는 熱이 있기 때문이다. 白頭翁湯으로 主治한다.〕

肝熱이 대장에 들어가면, 대장의 熱邪를 아래로 驅除하려고 하지만, 穢濁이 대장에서 항문으로 나와도 熱이 다 나가지 않아 시원하지 않은 상태이다. 肝經이 돌고 있는 하복부에 絞痛이 생기고 설사, 裏急後重을 반복한다. 더욱이 熱邪가 血絡을 손상하여 鮮紅色의 膿血便이 된다. 그 외 發熱, 口渴이 있고, 舌質·紅, 舌苔·黃, 脈·滑數이다.

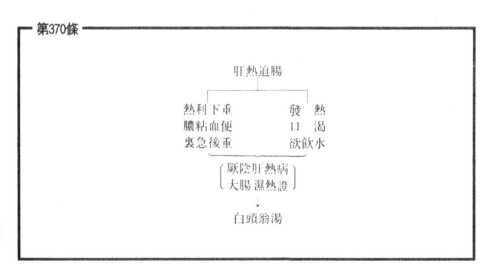

第370條

肝熱迫腸

熱利下重　　　發　熱
膿粘血便　　　口　渴
裏急後重　　　欲飮水

〔厥陰肝熱病〕
〔大腸濕熱證〕
↓
白頭翁湯

-269-

◎白頭翁湯方

		現代換算	現代中國	
白頭翁	二兩	31.3g	15g	苦寒淸熱
黃 連	三兩	47g	6g	} 淸熱燥濕
黃 柏	三兩	47g	12g	
秦 皮	三兩	47g	10g	淸肝凉血

이상으로 淸熱燥濕, 凉肝解毒止利한다.

白頭翁湯은 백두옹으로 苦寒淸熱하고, 황련·황백으로 淸熱燥濕하고, 秦皮로 淸肝凉血하고, 전체적으로 淸熱燥濕, 凉肝解毒한다.

◎白頭翁湯의 適應症

本方은 세균성 설사에 사용된다. 이미 기술한 다른 熱利의 방제와의 비교를 표 6·10에 거론 했다. 또한 熱利와 寒利의 감별표도 표6·11에 거론했다

(2) 기타

厥陰病熱證에는 그 외에 궐음의 邪가 少陽으로 나와 嘔하고 發熱하는 小柴胡湯證 (제379조). 邪熱이 深伏하고 陰이 鬱하여 신장되지 않고, 陽이 四肢에 도달할 수 없는 것으로, 脈·滑하며 四肢厥冷하는 白虎湯證(熱厥) (제350조). 대장에 燥屎(硬便)가 있기 때문에 腹部脹滿이 일어나고, 설사·헛소리 증상이 있는 小承氣湯證(제374조). 설사한 후에 餘熱이 완전히 사라지지 않고 胸膈에 鬱하여, 心下濡한 梔子豉湯證(제375조) 등, 모두 他篇에서 이미 기술했거나 앞으로 기술할 예정이므로 여기에서는 생략한다.

표6·10 熱利의 鑑別

方劑	葛根芩連湯	黃芩湯	白頭翁湯
病因·病證	表邪內陷 陽明協熱下痢 裏熱＞表證	少陽邪熱內迫 腸道 裏熱＋少陽證	肝熱迫腸下痢 厥陰肝熱病 大腸濕熱證
症狀	頭痛·發熱 口渴·喘 汗出	發熱·口苦 腹痛이 심함 小便黃赤	發熱·口渴 腹痛
	粘液便 또는 粘血便 肛門灼熱感 裏急後重顯著	惡臭가 있는 下痢便 肛門灼熱感 裏急後重	粘血便 또는 膿血便 肛門灼熱感 裏急後重
	舌質紅·舌苔黃 脈 滑數	舌質紅·舌苔黃 脈 弦數	舌質紅·舌苔黃 脈 滑數
治則	解表淸熱 昇淸止利	和解少陽 淸熱止利	淸熱解毒 凉肝止利
成分	葛根·黃芩 黃連·生甘草	黃芩·白芍 大棗·生甘草	白頭翁·黃柏 黃連·秦皮

표6·11 熱利와 寒利의 鑑別

病證	熱 利	寒 利
症狀	裏急後重 肛門灼熱感 粘膿血便으로 血色深紅 臭氣가 심함	下痢·失禁하기 쉬움 肛門灼熱感 膿血便으로 血色은 暗色 혹은 淡赤色 臭氣가 심하지 않음
	腹痛이 심함 口渴	腹部喜溫 不口渴
	舌紅·苔黃 脈 數	舌炎·苔薄白 脈遲虛弱
治則	淸熱解毒止利	澁腸固脫止利
方劑	白頭翁湯 葛根芩連湯 黃芩湯	桃花湯 赤石脂禹餘糧湯 猪膚湯

第7篇 太陽病變證 (2)

상한론의 흐름을 이해하기 위해, 지금까지 太陽病부터 厥陰病까지를 일단 기술해
왔다. 다음으로 지금까지 빠져 있었던 방제는 太陽病篇을 중심으로 거론한다.

§1 表邪胸中內陷證 (太陽·陽明中間證)

(1) 喘證 (麻杏甘石湯)

제63조

發汗後, 不可更行桂枝湯. 汗出而喘, 無大熱者, 可與麻黃杏仁甘草石膏湯.

〔發汗한 후에 다시 계지탕을 행하는 것은 옳지 않다. 汗出하면서 喘하고, 大熱이
없는 자는 麻黃杏仁甘草石膏湯을 부여해야 한다.〕

제167조

下後, 不可更行桂枝湯. 若汗出而喘, 無大熱者, 可與麻黃杏子甘草石膏湯.

〔瀉下시킨 후, 다시 계지탕을 사용하는 것은 옳지 않다. 만약 汗出하면서 喘하고,
大熱이 없는 자는 麻黃杏仁甘草石膏湯을 부여해야 한다.〕

太陽病을 잘못하여 설사시키거나 發汗을 너무 많이 시키거나 하면, 正氣를 상하
게 해버려서, 그 틈에 表邪가 化熱하여 內陷해버린다. 깊이 裏에 들어간 것이 陽明病
이지만, 邪가 아직 깊이 들어가지 않고 胸의 위치에 있는 것을 상한론에서는 太陽病
篇에 넣고 있다. 이것을 정리하여 表邪胸中內陷證이라 했다 (그림7·1).

邪가 胸膈에 들어가면 肺氣의 흐름을 방해하여 喘을 일으킨다. 邪熱이 안에 있지
만, 아직 發熱해도 가벼우므로 陽明證과 같은 大熱은 아니라고 말하고 있다.

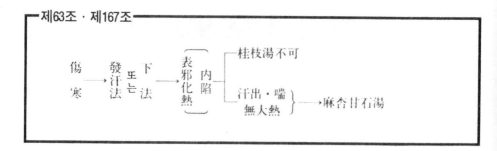

제63조 · 제167조

傷寒 → 發汗法 또는 下法 → 表邪化熱 內陷 ┌ 桂枝湯不可
│ 汗出 · 喘 無大熱 ┘ → 麻杏甘石湯

◎麻杏甘石湯方

		現代換算	現代中國	
麻黃	四兩	62.5g	6g	發汗解表 宣肺平喘
杏仁	五十個	17.6g	6g	宣肺降氣 平喘止咳
石膏	半斤	125g	30g	清熱瀉火
炙甘草	二兩	31.3g	3g	補中益氣 調和諸藥

이상으로 清宣肺熱, 降氣定喘한다.

麻杏甘石湯은 마황으로 辛溫解表, 止咳한다. 杏仁으로 宣肺降氣, 止咳한다. 석고로 清裏熱한다. 감초로 辛甘發散하고 전체적으로 清熱泄肺한다.

◎麻杏甘石湯의 適應症

本方은 不惡寒으로, 熱渴喘咳의 四大症狀이 있고, 脈 · 浮數 혹은 滑數, 舌 · 尖紅, 舌苔 · 薄白乾燥 혹은 薄黃의 급성기관지염, 만성기관지염, 천식성 기관지염, 기관지천식, 급성폐렴, 痔核, 고환염, 부종 등에 사용한다.

(2) 胸滿證 (桂枝去芍藥湯 · 桂枝去芍藥加附子湯)
제22조

太陽病, 下之後, 脈促胸滿者, 桂枝去芍藥湯主之. 若微惡寒者, 桂枝去芍藥加附子湯主之.

〔太陽病으로 그것을 瀉下한 후, 脈促으로 胸滿하는 者는 桂枝去芍藥湯으로 主治한다. 만약 약간 惡寒하는 자는 桂枝去芍藥加附子湯으로 主治한다.〕

麻杏甘石湯証의 정리와 喘證의 比較

	桂枝加 厚朴杏仁湯	麻黃湯	小靑龍湯	大靑龍湯	麻杏甘石湯	葛根芩連湯
病理	營衛不和 肺失宣降	風寒束表 肺氣不宣	外感風寒 表寒裏飮	表寒· 裏熱盛	熱邪迫肺 肺失肅降 (表寒<裏熱)	裏熱熾盛 肺와 大腸에 熱移行 (表熱<裏熱)
症狀	發熱·惡風 汗出·微喘 無痰～少痰	發熱·惡寒 無汗·喘 頭痛·身疼	發熱·惡寒 無汗·咳·微喘 痰淸稀薄 心下有水氣	氣熱·惡寒 無汗·咳·喘 身痛·口渴 煩躁·小便不利	汗出 또는 無汗 大喘·氣短·口渴 身無大熱·心煩 無下痢	發熱·頭痛 汗出·口渴 喘 下痢
舌·脈象	舌苔 薄白 脈 浮緩	舌苔 薄白 脈 浮緊	舌苔 白 혹은 滑 脈 弦緊 혹은 浮緊	舌質 紅 舌苔白혹은兼黃 脈浮緊 혹은 浮緩	舌質 尖紅 舌苔薄白乾 혹은 薄黃 脈浮數 혹은 滑數	舌質 紅 舌苔 黃 脈 滑數
治則	解肌祛風 降氣平喘	祛風散寒 宣肺平喘	散寒化飮	發汗解表 淸裏熱	淸熱宣肺 降氣定喘	苦寒淸裏 泄熱平喘止利

太陽病을 잘못 瀉下시켜서 正氣(陽氣)를 손상시키고, 邪氣가 胸中에 內陷했지만, 正氣의 손상이 아직 가볍기 때문에 正邪가 胸中에서 서로 싸워 肺氣가 울체하므로 胸滿을 일으킨다. 이 싸움이 격해지면 促脈(數脈)이 된다.

계지탕에서 작약을 없애는 것은 작약의 수렴작용으로 胸中에 邪를 가두어버릴 우려가 있기 때문이다. 이 때문에 계지탕의 調和營衛하는 힘이 조금 약하지만, 나머지 桂薑棗草가 함께 解表通陽하는 작용을 한다.

胸滿이 있어도 促脈은 아니고 脈이 微微하면서 惡寒이 있으면, 이것은 陽氣의 손상이 심한 太陽少陰合病이므로, 부자를 첨가하여 陽氣를 補한다. 여기에서는 原文 그대로「促脈이고 微惡寒」이라는 의견도 있다.

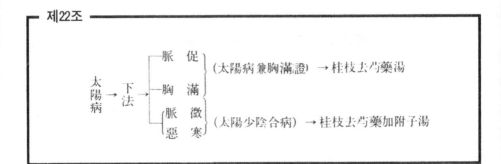

제22조

太陽病 → 下法 →

- 脈 促 ┐
- 胸 滿 ┘ (太陽病 兼胸滿證) → 桂枝去芍藥湯

- 脈 微 ┐
- 惡 寒 ┘ (太陽少陰合病) → 桂枝去芍藥加附子湯

◎桂枝去芍藥湯方

		現代換算	現代中國	
桂 枝	三兩	47g	9g	⎫
生 薑	三兩	47g	9g	宣陽解表
大 棗	十二枚	42g	5g	
炙甘草	二兩	31.3g	6g	益氣調中

이상으로 調和營衛, 通胸陽한다.

◎桂枝去芍藥加附子湯

		現代換算	現代中國	
桂枝去芍藥湯				調和營衛 通胸陽
炮附子	一枚	25g	6g	溫經復陽

이상으로 調和營衛, 溫經復陽한다.

◎桂枝去芍藥湯의 適應症

桂枝去芍藥湯은 舌苔·薄白, 脈·促의 惡風, 胸滿의 症狀에 사용한다. 또 심장병으로 發汗, 惡風, 發熱, 頭痛, 數脈의 것과, 간경변의 腹水에 강한 下劑를 투여하여 不整脈이 된 것 등에는 桂枝去芍藥湯에 生脈數(人蔘, 麥門冬, 五味子)를 합방한다.

本方과 麻黃附子細辛湯을 合方한 것이 金匱要略의 桂薑棗草黃辛附湯으로, 노인, 허약자의 만성기관지염, 천식, 신경통, 류머티스, 반치病, 脫疽(탈저), 副鼻腔炎, 부종 등, 만성화된 난치성질환에 사용된다.

桂枝去芍藥加附子湯의 계지와 부자를 增量한 것이 桂枝附子湯이 된다(제179조).

표7·1 桂枝加附子湯·桂枝去芍藥加附子湯, 桂枝附子湯의 구성비교

	계 지	작 약	생 강	대 조	자감초	포부자
桂枝加附子湯	3 兩	3 兩	3 兩	12 枚	3 兩	1 枚
桂枝去芍藥加附子湯	3 兩		3 兩	12 枚	2 兩	1 枚
桂枝附子湯	4 兩		3 兩	12 枚	2 兩	3 兩

(3) 虛煩證(熱擾胸膈證)

(가) 梔子豉湯類

제78조

發汗吐下後, 虛煩不得眠, 若劇者, 必反覆顚倒, 心中懊憹, 梔子豉湯主之. 若少氣者, 梔子甘草豉湯主之. 若嘔者, 梔子生薑豉湯主之.

〔發汗 吐下 後, 虛煩하여 잠을 잘 수 없고, 만약 劇한 자는 반드시 反覆顚倒하고 心中懊憹한다. 梔子豉湯으로 主治한다. 만약 少氣하는 者는 梔子甘草豉湯으로 主治한다. 만약 嘔逆하는 자는 梔子生薑豉湯으로 主治한다.〕

太陽病을 發汗시키거나 吐法, 下法으로 誤治했을 때, 대부분의 寒邪가 없어져도, 正氣를 상하게 해버리므로, 일부의 邪는 化熱하고 虛를 틈타 胸膈으로 들어가 울체하여 안절부절 못하게 된다(煩).

陽明腑實證의 燥屎(단단한 便)를 有形의 熱邪라고 말하고 있는데 대하여, 여기서는 形이 없는 熱邪이므로 無形의 熱邪이다. 아직 結胸(결흉은 다음 항에서 기술한다)은 아니므로, 不硬不痛하지만 正氣가 虛하므로 이 煩을 虛煩이라고 한다. 이것은 虛實挾雜證이다.

內熱이 항진되어 心神(정신)을 어지럽게 하므로 잘 수 없게 된다. 심하게 되면 자다가 몸을 뒤척이는 것을 반복하고, 心이 어지럽게 되어 가위에 눌리게 된다.

無形의 熱邪가 全身에 퍼져 있는 것이 陽明經證이고, 胃腸에 有形의 燥熱이 있는 것이 陽明腑實證이다. 虛煩은 無形의 熱邪가 아직 흉격에 있어서 전신에 퍼지지 않고 胃腸에도 아직 集結되지 않은 것으로, 熱擾胸膈證이라고도 한다. 이것은 太陽陽明中間證의 하나이다(그림7·1). 중의학에서는 本證을 陽明病에 넣고 있는 책이 있다. 이것은 열성병, 만성위장병, 노이로제 등에서 볼 수 있는 상태로 梔子豉湯을 사용한다.

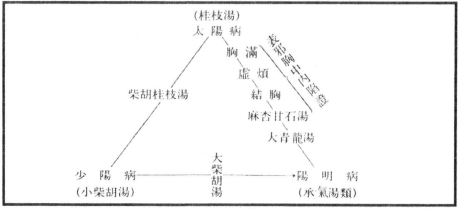

그림7·1 三陽證의 關係圖

만약 호흡이 얕고 숨이 차는 것이 쉽게 나타나면 正氣의 손상이 심하여 氣虛가 되었기 때문에, 氣를 보충하기 위해 자감초(補中益氣)를 더한 梔子甘草豉湯을 사용한다.

虛煩의 內熱이 胸膈에서 胃로 영향을 주어, 胃氣上逆하여 嘔吐를 수반하는 경우는 생강(降逆止嘔)을 더한 梔子生薑豉湯을 사용한다.

◎梔子豉湯方

		現代換算	現代中國	
梔 子	十四個	14.6g	10g	苦寒淸熱除煩
香 豉	四合	46.8g	10g	苦寒解表除煩

이상으로 淸宣鬱熱除煩한다.

梔子豉湯은 淸熱除煩의 작용이 있는 치자(치자나무의 열매)와 解表除煩의 향시 (黑大豆를 가공한 것으로, 豆豉, 淡豆豉라고도 한다)를 첨가한 것으로 胸中의 鬱熱을 취한다.

현대 중의학에 의하면, 치자는 肝氣鬱結에 의한 열을 제거하는 작용(淸肝熱)이 있기 때문에 이 虛煩은 중의학의 肝氣鬱結證이 化熱하여(肝鬱化火), 肝火上炎이 되기 시작한 肝熱 때문에 생긴 疏泄障碍에 의한 虛煩證이다.

◎梔子豉湯의 適應症

本方은 舌質·紅, 舌苔·微黃 또는 黃膩, 脈·數의 급성식도염, 간염, 구내염, 피부병, 불면증, 바세도우씨병, 노이로제, 육혈과 혈뇨 등에 사용된다.

◎梔子甘草豉湯方

	現代換算	現代中國	
梔子豉湯			淸熱除煩
炙甘草 二兩	31.3g	6g	益氣和中

이상으로 淸熱除煩, 益氣和中한다.

◎梔子甘草豉湯의 適應症

급성 식도염, 구내염, 타액선 결석, 입술이 건조하여 혀로 입술을 핥게 되는 것 등에 이용된다.

◎梔子生薑豉湯方

	現代換算	現代中國	
梔子豉湯			淸熱除煩
生薑 五兩	78g	10g	降逆止嘔

이상으로 淸熱除煩, 降逆止嘔한다.

◎梔子生薑豉湯의 適應症

급성위염의 위통·구토에 사용한다.

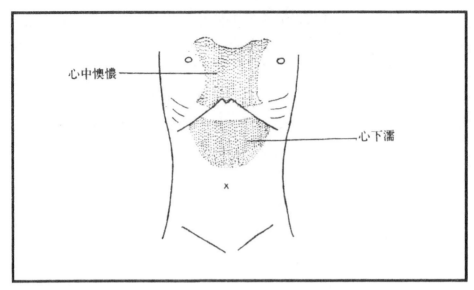

그림7·2 梔子豉湯 腹證圖

표7·2 梔子豉湯類의 비교표(1)

	梔子豉湯證	梔子甘草豉湯證	梔子生薑豉湯證	梔子乾薑湯證	梔子厚朴湯證	枳實梔子豉湯證
病因	汗吐下한 후, 혹은 병의 회복기, 혹은 初病이 나은 후의 熱擾胸膈					
病理	單純性 胸膈鬱熱	兼 中氣損傷	兼 胃氣上逆	兼 脾陽受傷	兼 腑氣維滯	兼 腑氣結滯
症狀	虛煩·不得眠·心中懊憹·혹은 反覆轉倒·臥起不安·혹은 身熱					
		兼 少氣	兼 嘔吐	兼 軟便 혹은 腹滿 腹痛	兼 腹滿	兼 心下痞塞
治則	淸宣鬱熱除煩					
		兼 益氣和中	兼 降逆止嘔	兼 淸上溫中	兼 寬中消滿	兼 開結消痞
成分	치자·향시	치자·향시 감초	치자·향시 생강	치자 건강	치자 후박·지실	치자·향시 지실

표7 · 3 梔子豉湯類의 비교표(2)

	梔子 (個)	香豉 (合)	甘草 (兩)	生薑 (兩)	乾薑 (兩)	厚朴 (兩)	枳實 (枚)
梔子豉湯	14	4					
梔子甘草豉湯	14	4	2				
梔子生薑豉湯	14	4		5			
梔子厚朴湯	14					4	4
梔子乾薑湯	14				2		
枳實梔子豉湯	14	10					3

제79조

發汗, 若下之而煩熱, 胸中窒者, 梔子豉湯主之.

〔發汗하거나 瀉下시켜, 煩熱이 있고 胸中이 막힌 자는 梔子豉湯으로 主治한다.〕

太陽病에 發汗과 下法을 행하여, 邪熱이 胸中에 內陷하여 煩熱(熱이 울체하여 煩이 심하게 된 것)하고, 熱邪가 胸中에 鬱滯하여, 氣의 흐름도 울체하므로, 胸中窒息感을 일으키지만 無痛이다. 이것도 虛煩이므로 梔子豉湯을 사용한다.

제80조

傷寒五六日, 大下之後, 身熱不去, 心中結痛者, 未欲解也, 梔子豉湯主之.

〔상한병으로 5~6일이 지나 크게 瀉下시킨 후, 身熱이 없어지지 않고 心中結痛하는 자는 아직 풀리려 하지 않는 것이다. 梔子豉湯으로 主治한다.〕

상한병이 5~6일이나 경과하면 寒邪가 化熱하고 이것이 胸中에 內陷하여 身熱이 있고 (前條보다도 陽明病에 가깝기 때문에 身熱이라고 한다), 그러나 陽明腑實證은 아니므로 下劑를 부여하여 瀉下시켜도 身熱이 없어지지 않고, 心中結痛은 前條의 胸中窒보다도 무거운 虛煩의 상태이지만, 아직 결흉은 되지 않았으므로(그림7 · 1) 心下痞와 心下硬은 없어서 부드러우며, 역시 虛煩이므로 이것도 梔子豉湯을 사용한다.

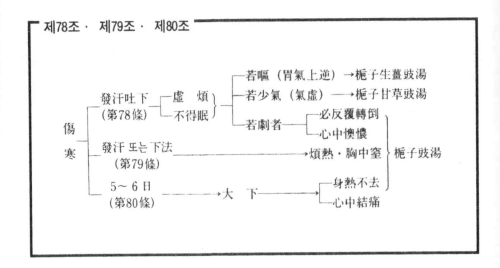

제78조 · 제79조 · 제80조

傷寒

發汗吐下
(第78條) ┬ 虛 煩
        └ 不得眠

若嘔 (胃氣上逆) →梔子生薑豉湯
若少氣 (氣虛) ──→梔子甘草豉湯
若劇者 ┬ 必反覆轉倒
      └ 心中懊憹

發汗 또는 下法
(第79條) ──→ 煩熱 · 胸中窒 } 梔子豉湯

5~6日
(第80條) ──→大 下 ┬ 身熱不去
              └ 心中結痛

제81조

傷寒下後, 心煩腹滿, 臥起不安者, 梔子厚朴湯主之.

〔상한으로 瀉下한 후 心煩하고 腹滿하며, 누워있는 것이 불안하여 일어나는 者는 梔子厚朴湯으로 主治한다.〕

상한병을 誤下했기 때문에, 寒邪가 化熱하여 胸中에 內陷하고, 울체되어 心煩하며, 불안하며 가만히 누워있을 수 없어서 일어나버린다. 게다가 胸中의 熱이 강하므로 복부에도 침입하여 氣의 흐름마저도 방해하는 氣滯도 있으므로 腹滿한다. 陽明經證이 合倂되어 있지만, 아직 陽明腑實證은 아니므로 이 腹滿은 不硬不痛으로 변비도 없다.

만약 不煩으로 腹滿, 無熱이면 太陰病中焦陽虛의 虛寒證이지만, 여기에서는 虛煩證에 복부의 氣滯가 加해져 있으므로 梔子厚朴湯을 사용한다.

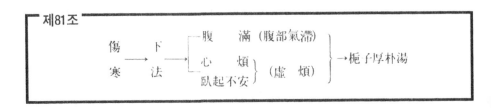

제81조

傷寒 ──→ 下法 ┬ 腹 滿 (腹部氣滯)
             │ 心 煩 } (虛 煩)
             └ 臥起不安 } →梔子厚朴湯

◎梔子厚朴湯方

		現代換算	現代中國	
梔子	十四個	14.6g	10g	淸熱除煩
厚朴	四兩	62.5g	10g	行氣除滿
枳實	四枚	57.8g	10g	行氣消痞

이상으로 淸熱除煩, 寬中消滿한다.

梔子厚朴湯은 치자에 氣를 돌게 하여 氣滯를 제거하고 除滿하는 후박과, 行氣
消痞 하는 지실을 첨가한 것으로, 淸熱除煩, 消滿하여 胸腹同治한다.

◎梔子厚朴湯의 適應症

本方은 舌質·紅, 舌苔·黃膩, 脈·滑數의 급성위장염, 소화불량, 만성위장염,
간담췌장질환으로 心煩腹滿, 大便溏臭, 尿가 黃色인 것에 사용한다.

제82조

傷寒, 醫以丸藥大下之, 身熱不去, 微煩者, 梔子乾薑湯主之.

〔상한병인데 의사가 환약으로 크게 瀉下시켜도 身熱이 없어지지 않고, 微煩하는
자는 梔子乾薑湯으로 主治한다.〕

太陽病에 강한 下劑(丸藥)를 잘못 부여했으므로, 正氣를 상하게 하고, 虛를 틈타
化熱한 熱邪가 흉격에 內陷하여 身熱이 없어지지 않는다. 微煩은 虛煩을 가리킨다.
湯液에서 證을 추측해보면, 강한 下劑로 脾胃의 陽氣마저도 상하게 하여 腹滿時에
아프고, 식욕부진, 軟便 등의 中焦虛寒證을 倂發하고 있다.

本條는 虛煩證이 태음병으로 치우친 것으로 上熱下寒이다. 같은 上熱下寒이라도
黃連湯의 복통, 구토는 胃熱·脾虛寒이지만, 本證은 胸熱·脾虛寒의 煩熱下痢로, 梔
子乾薑湯으로 淸上熱·溫中寒한다.

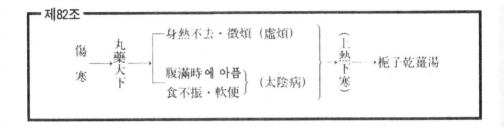

◎梔子·乾薑湯方

		現代換算	現代中國	
梔 子	十四個	14.6g	10g	淸上焦之邪熱
乾 薑	二兩	31.3g	6g	溫中焦之虛寒

이상으로 淸上溫中同治한다.

치자건강탕은 上焦의 鬱熱을 제거하는 치자와 中焦의 虛寒을 취하는 乾薑을 병용하여 寒溫倂治하는 약이다.

◎梔子·乾薑湯의 適應症

本方은 上熱下寒의 급성간염, 만성 遷延性 간염, 만성위염, 만성담낭염 등에 이용한다. 또 濕熱 혹은 寒熱挾雜의 위장병에는 半夏瀉心湯과 合方하여 사용한다.

제226조

陽明病, 脈浮而緊, 咽燥口苦, 腹滿而喘, 發熱汗出, 不惡寒, 反惡熱, 身重. 若發汗則躁, 心憒憒, 反譫語. 若加溫針, 必怵惕, 煩躁不得眠. 若下之, 則胃中空虛, 客氣動膈, 心中懊憹, 舌上胎者, 梔子·豉湯主之. 若渴欲飮水, 口乾舌燥者, 白虎加人蔘湯主之. 若脈浮發熱, 渴欲飮水, 小便不利者, 猪苓湯主之.

〔양명병으로 脈은 浮하고 緊하며, 목구멍이 마르고 입이 쓰며, 腹滿하고 喘하며, 發熱하고 汗出하면서 惡寒은 하지 않고 오히려 惡熱하며 몸이 무겁다. 만약 發汗시키면 곧 煩躁해지고 心憒憒하며 도리어 헛소리를 한다. 만약 溫針을 加하면, 반드시 怵惕하고 煩躁하여 잠을 잘 수 없다. 만약 그것을 사하시키면 곧 胃中空虛하고 客氣가 膈으로 움직이고, 心中懊憹하며, 舌上에 胎가 있는 자는 梔子·豉湯으로 主治한

다. 만약 갈증이 있어 물을 먹고자 하고, 입이 마르고 舌이 건조한 자는 白虎加人蔘湯으로 主治한다. 만약 脈浮에 發熱하고, 갈증이 나서 물을 마시고자 하며, 소변이 不利인 자는 猪苓湯으로 主治한다.]

양명병은 燥熱의 邪가 內外에 충만하여, 正邪의 싸움이 극렬하므로, 脈은 浮해도 沈해도 緊이다. 太陽病의 浮緊脈은 뜨게 해도 緊하지만 가라앉히면 減衰해버린다. 소음병의 陰陽俱緊의 脈은 裏寒證이므로 沈하면서 緊하다.

燥熱의 邪가 위로 올라가서 咽乾口苦를 일으킨다. 소양병의 咽乾口苦는 胸脇滿, 脈弦이지만, 本證은 腹滿하고 脈·浮緊으로, 소양병은 아니다. 口苦는 소양병 특유의 것이 아니고 열증의 대부분에 口苦가 보인다.

또한 양명병이므로 燥熱이 심하게 왕성하기 때문에, 복부에서 陽氣가 울체하여 腹滿이 있으며, 燥熱이 진액을 소모하고 肌肉의 滋養을 방해하여 身重이 있지만, 아직 陽明腑實證은 아니므로 변비와 腹部硬痛까지는 일어나지 않고 있다.

심한 燥熱이므로, 폐에 燥熱上逆하여 喘을 일으킨다. 發熱汗出, 不惡寒, 反惡熱은 어느 것이나 陽明經證으로, 여기까지는 白虎湯의 적응이다. 無形의 燥熱이 全身에 왕성한 것으로, 아직 위장에 結聚하여 有形의 燥屎가 된 陽明腑實證은 아니다.

이 脈浮緊, 發熱을 太陽病으로 誤認하여 辛溫解表劑로 發汗시키면, 진액을 상하게 하여 邪熱을 조장하고 心神을 어지럽혀 煩躁(憒憒=心煩亂不安)하여 헛소리를 하게 된다. 이것은 陽明病腑實證이 되어버렸기 때문에 大承氣湯의 적응이다.

만약 脈浮緊하고 身重한 것을 寒濕證으로 오인하여 燒針으로 강하게 發汗시키면, 火熱을 조장하여 놀라 전율케 하고(怵惕=心驚), 煩躁不眠이 되어버린다. 이것도 역시 대승기탕의 적응이 된다.

만약 陽明腑實證으로 오인하여 下劑를 투여하면, 脾胃를 상하게 하고 胃氣가 虛해서(胃中空虛), 熱邪가 虛를 틈타 胸膈을 어지럽히고(客氣動膈), 반드시 心中懊憹한다. 太陽病편의 梔子豉湯證은 바깥에서 흉격에 熱邪가 들어온 경우이지만, 여기는 양명경증의 無形의 熱邪가 안에서 흉격으로 이동한 경우로, 역시 梔子豉湯을 사용한다. 이때는 舌苔가 膩하게 되지만 만약 熱이 극렬하기 때문에 진액을 상하게 하여 부족하게 되면(脫水), 입도 혀도 舌苔도 마르고 물을 마시고 싶어한다. 이때는 白

虎加人蔘湯의 적응이다.

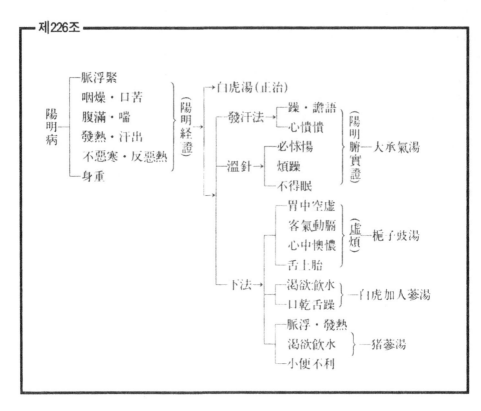

┌─ 제226조 ─────────────────────────────┐

陽明病 ─┬─ 脈浮緊
        │   咽燥·口苦
        │   腹滿·喘   ┐(陽明經證) ┬→ 白虎湯(正治)
        │   發熱·汗出   │   │
        │   不惡寒·反惡熱 │   ├─ 發汗法 ─┬─ 躁·譫語   ┐(陽明腑實證) ── 大承氣湯
        └─ 身重   ┘   │   └─ 心憒憒   │
                                      ├─ 溫針 ─┬─ 必怵惕   │
                                      │   ├─ 煩躁   │
                                      │   └─ 不得眠   ┘
                                      └─ 下法 ─┬─ 胃中空虛   ┐(虛煩) ── 梔子豉湯
                                               │   客氣動膈 │
                                               │   心中懊憹 │
                                               │   舌上胎   ┘
                                               ├─ 渴欲飮水   ┐── 白虎加人蔘湯
                                               │   口乾舌躁 ┘
                                               └─ 脈浮·發熱 ┐── 猪苓湯
                                                   渴欲飮水 │
                                                   小便不利 ┘
└───────────────────────────────────────┘

만약 脈浮, 發熱로 양명증의 열이 왕성하다면, 진액을 상하게 하여 水液의 정상적 運行이 방해를 받아 熱과 結合(水熱互結)하여 下焦에 蓄水해 버리면, 氣化作用의 障害로 小便不利가 되어버리므로 淸熱·養陰·利小便의 작용이 있는 猪苓湯의 적응이 된다 (표7·4)

제231조

陽明病, 下之, 其外有熱, 手足溫, 不結胸, 心中懊憹, 飢不能食, 但頭汗出者, 梔子豉湯主之.

〔양명병을 瀉下시켰는데, 밖에 열이 있고, 수족은 따뜻하며 結胸은 없고 心中懊憹하며, 배가 고파도 먹을 수 없고, 단지 머리에만 땀이 나는 자는 梔子豉湯으로 主治한다.〕

本條는

① 陽明腑實證으로, 下劑를 사용하여 대변이 나오고, 有形의 邪(燥屎=硬便)가 없어지며 열도 내려가지만, 餘熱이 남아있어 흉격에 열이 울체된 경우

② 양명경증이 아직 腑實이 되지 않았는데, 下法을 잘못 행하여, 正氣를 상하게 하고 흉격에 열이 울체된 경우, 이 두 가지 경우를 생각할 수 있다.

이 餘熱이 밖으로 나오므로 身熱(外熱)이 있다. 또 설사해도 太陰虛寒證이 되지 않았으므로 手足溫이다. 心中懊憹 하지만 아직 결흉이 되지 않았다. 인접한 胃에 陽明의 熱邪가 잔존하여, 공복시에 가슴이 타고 작열감이 있으며 熱邪 때문에 소화가 방해를 받아 식욕이 없어진다.

또 餘熱이 위쪽으로 올라가므로 頭汗出 등의 症狀이 있다. 本條도 흉격의 虛煩이므로 梔子豉湯을 사용한다.

표7·4 제226조의 3가지 방제의 비교

	梔子豉湯證	白虎加人蔘湯證	猪苓湯證
病 位	上焦	中焦	下焦
病 因	熱鬱胸膈	熱灼津液	水熱互結
病理	溫病 氣分輕證	溫病 氣分熱盛證	下焦濕熱證
症 狀	手足溫 · 不結胸 饑不能食 心中懊憹 舌上苔 但頭汗出	口乾 · 舌燥 煩渴 · 大汗	脈浮 · 發熱 小便不利
舌·脈象	舌質 紅 舌苔 微黃~黃膩 脈 數無力	舌質 紅 舌苔 乾燥白 脈 洪無力	舌質 紅 舌苔 薄黃 脈 浮緊
治 則	宜(淸宣鬱熱) 除 煩	淸(淸熱生津)	泄 { 淸泄鬱熱 養陰利水 }
禁 忌	病人舊微泄者 脾陽虛 · 虛寒證	表不解 · 裏熱不盛者 (非陽明經證)	汗多 · 胃中燥者 (陽明腑實證)

-287-

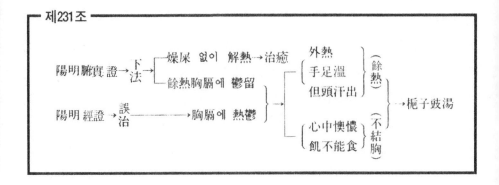

제374조

下利後更煩, 按之心下濡者, 爲虛煩也, 宜梔子豉湯.

〔下利 후 더욱 煩하고, 누르면 心下가 부드러운 자는 虛煩이 된다. 梔子豉湯이 적합하다.〕

설사가 그친 후에도 계속 煩燥하는 경우에는,

① 陽衰陰盛한 궐음병의 설사라면 극렬하므로, 마침내 음액이 고갈되어 설사가 그친다. 그리고 煩躁하고 腹部柔軟한 것은 이 條文 그대로이지만, 이때는 四肢厥冷하며, 發汗도 그치고, 虛陽浮越의 面赤도 없어져 脈微欲絶이 된다. 이것은 四逆加人蔘湯의 적응이지만,

② 여기서는 熱性의 설사로, 치료를 하여 설사가 그쳐도 餘熱이 흉격에 남아 心煩이 심한 상태로, 아직 결흉이 되지 않았으므로, 心下는 부드러운 虛煩이다. 따라서 梔子豉湯을 사용한다.

┌─ 제374조 ──────────────────

厥 熱 陰 利 → 白頭翁湯 → 利止 → {胸中鬱 餘熱殘存} → ┌ 心煩更甚 ┐ (虛煩) → 梔子豉湯
病   └ 心下濡 ┘

└──────────────────────────

제392조

大病差後, 勞復者, 枳實梔子豉湯主之.

〔大病이 나은 후 피로로 인해 다시 발병한 자는 枳實梔子豉湯으로 主治한다.〕

大病 후, 몸이 쇠약하고 餘熱이 남아 安靜養生이 필요한데, 노동을 너무 빨리 시작해버려 병이 재발해 餘熱이 흉격을 어지럽히며 發熱·口渴·煩悶·心中懊憹·心下痞塞·胸脘脹滿 등의 腑氣結滯·心下氣結의 존재를 추측할 수 있다. 이것은 枳實梔子豉湯의 적응이다.

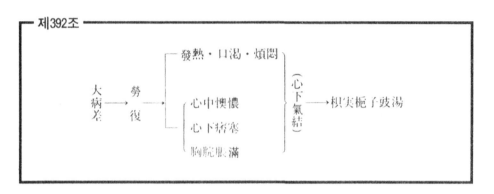

제392조

◎枳實梔子豉湯方

		現代換算	現代中國	
枳 實	三枚	43.4g	10g	開結消痞
梔 子	十四個	14.6g	10g	淸熱除煩
香 豉	一升	117.0g	10g	宣散鬱熱

이상으로 淸熱除煩, 開結消痞한다.

枳實梔子豉湯은 梔子豉湯의 香豉를 2.5배로 늘려서 완고한 鬱熱을 발산시키고, 지실로 氣를 잘 돌게 하여 心下痞를 제거 한다 (行氣消痞). (표7·3)

◎枳實梔子豉湯의 適應症

本方은 舌質·紅, 舌苔·厚, 脈·細數의 각종 만성적인 상복부의 간·담·위질환에 사용한다.

【虛煩證의 정리】

虛煩證의 발생 機序는 (표7 · 2)

① 太陽傷寒病이 오래 끌어 寒邪가 化熱하고 흉격에 內陷하여 鬱留함 (제80조)

② 太陽病을 誤治하여 寒邪化熱하고 흉격에 들어가 鬱留함 (제81조 · 제82조)

③ 太陽病을 誤治하여 寒邪를 제거해도 餘熱이 남고 흉격에 들어가 鬱滯함 (제78
조 · 제79조)

④ 陽明經證을 誤下시켜 正氣를 상하게 하고 흉격에 열이 鬱留함 (제226조 · 제
231조)

⑤ 陽明腑實證에 바른 攻下法을 행했지만 餘熱이 남아 胸膈에 鬱留함 (제231조)

⑥ 熱病의 회복기에 餘熱이 胸膈에 殘留함 (제374조 · 제392조)

등에 의해 일어난다.

虛煩證의 主證은

① 虛煩, 不得眠 (제78조)

② 外熱, 心中懊憹, 飢不能食, 頭汗出 (제231조)

③ 反覆轉倒, 心中懊憹 (제78조)

④ 煩熱, 胸中窒 (제79조)

⑤ 身熱, 心中結痛 (제80조)

⑥ 惡熱, 胃中空虛, 客氣動膈, 心中懊憹 (제226조)

등으로, 이것에는 梔子豉湯을 사용한다.

虛煩證의 兼證은

① 少氣(氣虛)-梔子甘草豉湯 (제78조)

② 嘔吐(胃氣上逆)-梔子生薑豉湯 (제78조)

虛煩證의 變證은

① 腹滿, 心煩, 臥起不安(氣滯)-梔子厚朴湯 (제81조)

② 腹滿 혹은 腹痛, 食少, 便溏, 身熱, 微煩(上焦有熱, 中焦有寒)-梔子乾薑湯 (제

82조)

③ 發熱, 口渴, 胸脘脹滿(勞復而熱擾胸膈)-枳實梔子豉湯 (제392조)

제83조

凡用梔子湯, 病人舊微泄者, 不可與服之.

〔무릇 梔子湯을 사용하는 데는, 病人이 원래 微泄하는 자는 그것을 복용해서는 안 된다.〕

苦味寒性의 치자는 비위의 陽氣를 상하게 하므로, 평소 脾胃虛寒으로 軟便이 있는 사람이 치자탕을 복용하면 中陽을 더욱 상하게 해 버리므로 금기이다.

따라서 만성위염, 만성장염, 만성간염, 간경변, 위십이지장궤양 등에서도 舌苔白膩로 腹脹, 軟便인 것에는 치자탕을 사용하면 안 된다. 이것은 태음병으로 理中湯類의 적응이다.

제82조에서는 中焦虛寒證이어도 虛煩證도 있으므로, 치자와 乾薑을 倂用하고 있다.

표7·5 梔子豉湯과 大靑龍湯의 비교

	梔子豉湯	大靑龍湯
病 理	熱鬱胸膈 (病位心胸)	表寒裏鬱熱 (病位肺胃)
症 狀	虛煩 : 心中懊憹 餘熱 : 手足溫 輕症 : 飢不能食 口乾	煩躁 實熱 : 發熱無汗 重症 : 咳·大喘 口渴
舌·脈象	舌質 紅·舌苔 薄黃或黃膩 脈 數無力	舌質 紅·舌苔 白黃 脈 浮緊有力
治 則	淸熱除煩	解表淸熱

(나) 竹葉石膏湯

제396조

傷寒解後, 虛贏少氣, 氣逆欲吐, 竹葉石膏湯主之.

〔상한병이 풀린 후, 虛贏少氣하고 氣가 逆하여 吐하고자 하는 자는 竹葉石膏湯으로 主治한다.〕

열병의 회복기, 大病이었기 때문에 氣陰兩傷(氣虛兼津液不足)이 되어 수척해지고 숨결이 약하며, 녹초가 되어 초췌해져 있지만, 아직 餘熱이 中焦에 남아있어 胃에 영향을 주어, 胃失和降(胃氣가 정상적으로 내려가지 않는다)하기 때문에, 氣逆(胃氣上逆)하고 欲吐(惡心)가 있고 먹을 수 없는 상태이다(胃陰虛證). 이것에는 竹葉石膏湯을 사용한다.

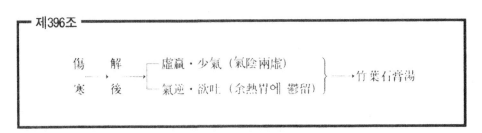

胃腸症狀이 있는 점에서는 梔子生薑豉湯證과 유사하지만, 本證은 胃의 陰虛인 虛熱이므로 清肝熱인 치자는 안 된다. 또 氣陰兩傷이므로 白虎加人蔘湯證과 유사하지만 竹葉石膏湯은 白虎加人蔘湯에서 清肺熱하는 知母를 제거하고 清胃熱하는 石膏의 보조로서 清心火의 죽엽을 첨가하여 열성질환 회복기의 餘熱을 내려 清熱除煩한다. (표7·6)

표7·6 竹葉石膏湯과 다른 湯의 비교표

	竹葉石膏湯	白虎加人蔘湯	梔子生薑豉湯
病 因	熱病회복기	熱病熱盛	熱憂胸膈
病 理	氣陰兩傷 + 虛 熱 證	熱灼傷津 實 熱 證 + 氣陰兩傷	胸膈鬱熱 (虛實挾雜證) 兼胃氣上逆
症 狀	憔悴虛羸 少氣·欲吐 虛煩·不得眠 咽燥·口渴	大熱·大汗 大渴·身重 心 煩 腹滿·喘	心中懊憹 身熱嘔吐 虛煩·不得眠
舌·脈象	舌紅·少苔 脈 數 虛	舌紅·少苔 乾燥 脈 滑 數	舌紅·黃苔 脈 數
治 則	清熱養陰 和胃降逆	清陽明燥熱 益氣生津	清上溫下 和胃降逆

◎竹葉石膏湯方

		現代換算	現代中國		
竹 葉	二把	24.0g	15g	清心火	} 清熱除煩
石 膏	一斤	250.0g	30g	清胃熱	
人 蔘	二兩	31.3g	6g	} 養氣生津	
炙甘草	二兩	31.3g	3g		
麥門冬	一升	143.0g	9g	} 滋養胃陰	
粳 米	半升	86.0g	15g		
半 夏	半升	55.7g	6g	和胃降逆止嘔	

이상으로 清熱養陰, 益氣和胃降逆한다.

인삼·감초로 益氣生津하고, 胃의 症狀에는 맥문동·갱미로 胃氣·胃液을 滋養하며, 반하로 和胃降逆止嘔한다. 또는 석고·맥문동의 寒膩과 반하의 溫燥한 성질로 균형을 이루고 있다. 따라서 本方은 清熱하면서도 胃를 상하게 하지 않고, 滋補하면서도 邪를 머무르게 하지 않는다. 그리고 전체적으로 清熱養陰·益氣和胃降逆한다 (표7·7)

표7·7 氣陰兩傷藥의 비교표

	竹葉 (把)	知母 (兩)	石膏 (斤)	人蔘 (兩)	甘草 (兩)	粳米 (合)	麥門冬 (升)	半夏 (合)	大棗 (枚)
竹葉石膏湯	2		1	2	2	5	1	5	
白虎加人蔘湯		6	1	3	2	6			
麥門冬湯 (金匱要略)				2	3	5	1	5	12

◎竹葉石膏湯의 適應症

竹葉石膏湯의 적용은 高熱이 내려가도 氣力·體液을 잃고, 氣陰兩虛하여 상대적으로 陽亢하며 虛熱이 있는 상태이다. 따라서 舌質·紅乾燥, 舌苔·少, 脈·虛數으로, 湯液에서 症狀을 추측하면, 胃熱과 心火도 조금 있고 發熱, 煩躁, 虛煩, 惡心, 不眠, 陰虛의 咳嗽, 多汗, 盜汗 등의 症狀이 있는 경우이다.

따라서 竹葉石膏湯은 熱性 질환이 오래 끌어서 解熱되지 않고, 입술 건조, 口渴, 皮膚乾燥, 痰이 끊어지지 않으면서 극렬한 기침이 계속되고, 목이 잠기고, 煩躁상태로서 尿量이 적은 상태의 호흡기계 전염병, 폐렴, 만성기관지염의 再燃 등으로 發熱이 계속되는 것에 사용한다.

현대중의학적으로 보면, 梔子豉湯은 肝熱에 의한 虛煩證에 사용되고, 竹葉石膏湯은 氣陰兩虛로 心肺胃虛熱에 의한 虛煩證에 사용한다. 엑기스제로는 麥門冬湯과 白虎加人蔘湯을 合方하면 좋을 것이다. (표7·7)

(4) 結胸證

虛煩證은 邪熱에 의한 胸中內陷證이었지만, 結胸證은 邪熱과 水飲이 결합하여 흉부에서부터 복부까지 痰飲·水邪가 貯溜하는 병증이다. 條文에 여러 가지 脈證이 상세하게 적혀있는 것이 특징이다. 이 脈證은 실제 임상에서는 진단상 꽤 어려운 점도 있지만, 병증을 이해하는데 참고는 된다. 어렵지만 자세히 살펴보자.

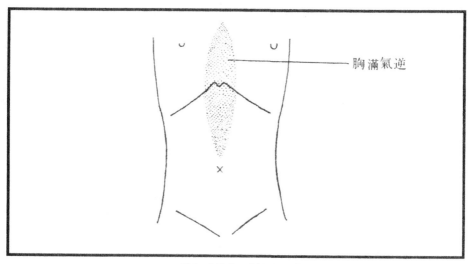

그림 7 · 3 竹葉石膏湯 腹證圖

㈎ 序
제132조의 1

問曰 : 病有結胸, 有藏結, 其狀如何? 答曰 : 按之痛, 寸脈浮, 關脈沈, 名曰結胸也.
……

〔물어 말하기를 : 병에 結胸이 있고 藏結이 있는데 그 증상은 어떻습니까? 답하여 말하기를 : 이것을 눌러 아프고, 寸脈이 浮하고, 關脈이 沈한 것을 일컬어서 結胸이라고 한다. …〕

結胸은 원래 胸膈에서 心窩部에 水飮의 邪가 있는 사람에게 밖에서 熱邪가 들어와서, 胸中에서 兩者가 결합하여 생긴 病證으로, 上腹部가 아프고 단단해져 압통이 뚜렷하다.

또한 結胸證의 脈은 寸脈浮, 關脈沈으로, 寸脈은 上焦 부위의 病狀을 나타내고, 여기에서는 熱의 陽邪이므로 浮하다. 關脈은 中焦의 心窩部의 病狀으로, 沈은 水飮인 陰邪의 존재를 나타낸다.

結胸證의 病位는 넓어서 흉부에서 복부에까지 이른다. 藏結에 대해서는 後述하겠다 (제132조 2).

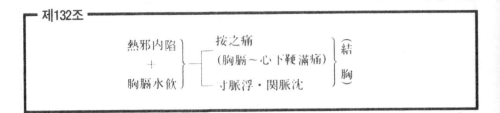

제134조

病發于陽, 而反下之, 熱入因作結胸. 病發於陰, 而反下之, 因作痞也. 所以成結胸者, 以下之太早故也.

[병이 陽에서 發했는데 도리어 이것을 瀉下시켜 熱이 들어가서 그로 인해 結胸이 되었다. 병이 陰에서 發했는데 도리어 이것을 瀉下시켜, 그로 인해 痞가 되었다. 結胸이 되는 이유는, 이것을 瀉下시키는 것을 너무 일찍 했기 때문이다.]

表證의 병이라면 發汗法을 행하는 것이 당연한데, 도리어 下劑를 주게 되면 邪熱이 內陷해 버린다.

① 陽氣가 왕성하고 몸이 튼튼해도 비만한 사람은 胸脘(胸膈에서 胃脘部)에 담음이 滯溜해 있으므로, 邪熱과 이 痰飮이 胸脘에서 결합하여 結胸證이 되어 버린다.

② 원래 脾가 약한 陰寒證인 사람에게 攻下法을 행하면, 脾胃를 더욱 상하게 하여 虛寒이 생겨, 內陷한 邪熱과 中焦에서 하나가 되어, 寒熱錯雜하여, 心下痞證이 되어 버린다. (제156조)

結胸은 攻下法을 너무 빨리 써서 발생하지만, 痞證은 攻下法을 행하지 않아도 조만간에 발생한다

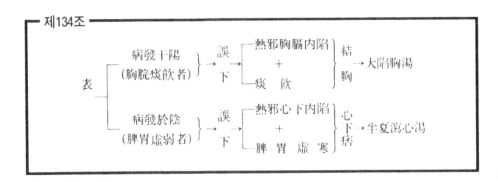

(나) 大結胸證 1 (大陷胸湯)
제138조

太陽病, 脈浮而動數, 浮則爲風, 數則爲熱, 動則爲痛, 數則爲虛, 頭痛發熱, 微盜汗出, 而反惡寒者, 表未解也. 醫反下之, 動數變遲, 膈內拒痛, 胃中空虛, 客氣動膈, 短氣躁煩, 心中懊憹, 陽氣內陷, 心下因鞕, 則爲結胸, 大陷胸湯主之. 若不結胸, 但頭汗出, 餘處無汗, 劑頸而還, 小便不利, 身必發黃.

〔태양병에 脈이 浮하면서 動數한데, 浮는 곧 風이고, 數은 곧 熱이며, 動은 곧 痛이고, 數은 곧 虛이다. 頭痛發熱이 있고, 약간 盜汗이 나면서 도리어 惡寒이 있는 者는 表가 풀리지 않은 것이다. 의사가 오히려 이를 瀉下시켜서 動數하던 脈이 遲로 변하고, 膈內가 拒痛하고, 胃中이 空虛하여, 客氣가 흉격을 동요시켜, 短氣躁煩하고, 心中懊憹하고, 陽氣內陷하고, 心下部가 이로 인하여 딱딱해지는 것은 곧 結胸으로 된다. 大陷胸湯으로 主治한다. 만약 結胸이 되지 않고, 다만 머리에 땀이 나고, 다른 곳에 땀이 나지 않으면서 목 주위를 에워싸고, 소변이 不利하면, 몸에 반드시 황달이 나타난다.〕

태양병의 脈浮는 表에 風邪가 있는 것을 나타낸다(浮則爲風). 數脈은 熱이 있을 때의 脈이고(數則爲熱), 動脈이라는 것은 滑數有力한 脈으로 역시 熱이 있음을 나타낸다. 따라서 表熱證이므로, 당연히 身體疼痛이 있다. 그래서 「動則爲痛」이라 한다.

數은 熱이라도 여기에서는 아직 表證으로 陽明病 熱盛證의 數脈은 아니므로, 裏에 實邪는 없다. 그래서 「數則爲虛」라 한다. 그러나 여기에서는 正氣虛, 즉 虛證은 아니다. 實邪가 없는 것을 말하고 있다.

微盜汗은 잠잘 때 衛氣가 陰으로 가는데, 陰이란 곧 裏로, 衛氣가 裏(體內)로 옮겨가서, 體表의 腠理를 衛氣가 단단히 하지 않으면 盜汗이 난다. 그러나 裏證의 微盜汗이 있는데도, 여기서는 오히려 惡寒이 있는 것은 風熱의 表邪가 아직 裏로 완전히 들어가지 않았기 때문이므로 「表未解也」라 한다.

이것은 太陽病表證으로, 頭痛, 發熱, 惡寒, 身體疼痛, 脈浮滑數有力의 증상이 있으며, 동시에 裏證도 일부 있지만, 전부 裏證은 아니므로 陽明病에 사용하는 攻下法은 사용해서는 안 된다.

잘못하여 下劑를 부여해 설사를 하게 하면 正氣가 虛하여, 外邪가 虛를 틈타 胸中에 化熱內陷해버린다. 이때 환자의 胸中에 전부터 水飮이 있으면, 이것과 內陷한 熱이 결합하여 結胸이 되고, 脈은 動數에서 遲로 변한다(脈沈遲有力).

誤下에 의해 胃氣마저도 虛해져(胃中空虛) 음식을 먹을 수 없다. 胃氣上逆하여 嘔한다. 또 虛를 틈타 邪가 흉격에서 어지러이 움직인다(客氣動膈).

肺는 氣를 주관하고, 胸은 氣의 바다이므로, 이때 邪 때문에 흉격의 氣의 흐름이 방해를 받아 호흡이 促迫해진다. 더욱이 邪熱이 안으로 흩어져 胸苦하고, 不安 焦躁에 사로잡힌다(躁煩, 心中懊憹).

陽氣(여기에서는 化熱한 表邪)가 內陷하여, 熱과 水가 결합해 有形의 實邪를 만들기 때문에, 結胸證은 無形의 邪熱에 의한 虛煩證의 腹滿, 嘔吐보다도 重症으로, 心下固鞕(硬痛)이 되어 버린다.

氣의 흐름이 不通되면 膈內(여기에서는 橫膈膜下=心窩部)에 壓痛 · 拒按의 증상이 나타난다. 이것이 結胸으로, 病位는 胸膈에서 心下部까지를 포함한다.

結胸證에는 熱實結胸과 寒實結胸이 있고, 熱實結胸에는 大結胸과 小結胸이 있다. 이것은 大結胸證으로 大陷胸湯을 사용해서 치료한다.

誤下해도 結胸이 되지 않는 경우가 있다. 그것은 처음부터 脾의 運化 障碍가 있어서, 中焦의 濕이 많은 경우(현대 중의학의 濕困脾胃證)로, 이때는 邪熱이 中焦에 들어가 濕邪와 결합해, 中焦(脾胃) 濕熱證이 된다.

그렇게 되면 몸은 發汗하여 熱을 밖으로 내보내려 하지만, 濕은 粘性이 강하여 엉겨 붙어서 밖으로 나오기 어려우므로 땀도 나지 않는다. 그러나 熱은 위로 올라가므로, 濕도 함께 상승하여, 머리에서는 땀이 나지만, 목 以下로는 濕熱이 체내를 돌기만 할 뿐, 밖으로 나가지 않기 때문에 頭頸 이외의 몸은 無汗이다.

또 濕을 소변을 통해 밖으로 내보내려고 하여도, 濕에 熱이 차 있어서 濕이 下行하는 것을 방해하기 때문에 小便不利가 된다.

이렇게 하여 濕熱의 출구가 없어져 버리므로 더욱 脾胃를 상하게 하여, 濕熱이 증가하고, 곧 옆에 있는 肝膽의 疏泄 작용까지도 방해를 받아, 肝氣鬱結하고, 담즙이 넘쳐서 黃疸이 된다. 이것은 현대 중의학의 肝膽濕熱證으로, 茵陳蒿湯을 사용한다 (黃疸의 項 참조).

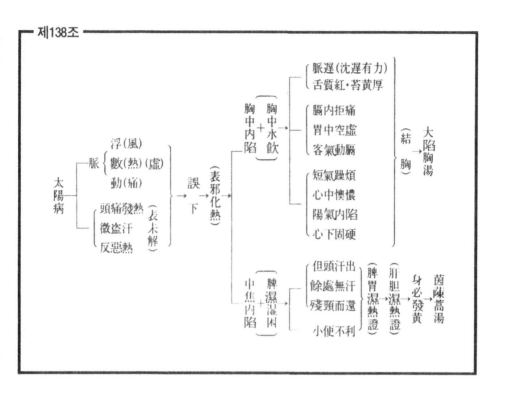

大結胸證은 현대 중의학의 痰熱蘊肺證과 가벼운 痰熱擾心證에 해당하며, 上焦의
濕熱證이라고 해도 좋은 것으로, 일부에 陽明腑實證도 포함한다.

◎大陷胸湯方

		現代換算	現代中國	
大 黃	六兩	94.0g	9g	清熱瀉下破結
芒 硝	一升	170.0g	15g	清熱軟堅瀉下
甘 遂	一錢	1.6g	1g	清熱逐水破結

이상으로 瀉熱逐水破結한다.

大陷胸湯은 대황으로 상·중초를 清熱하고 변비를 제거한다. 망초로 軟堅破結하
여 實熱의 石硬滿痛과 便秘를 없앤다. 甘遂는 辛苦寒한 峻藥으로, 清熱逐水破結하
고, 전체적으로 강력한 瀉熱逐水破結하는 작용이 있다.

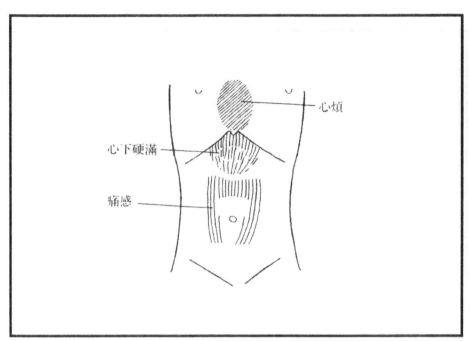

心煩

心下硬滿

痛感

그림7·4 大陷胸湯 腹證圖

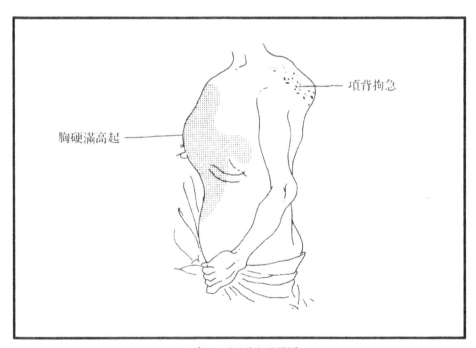

項背拘急

胸硬滿高起

그림7·5 大陷胸丸 腹證圖

◎大陷胸湯의 適應症

本方은 舌質·紅燥, 舌苔·黃厚이고, 脈·沈緊 혹은 沈遲有力한 위십이지장 궤양, 천공, 미만성 복막염, 삼출성 늑막염, 복수가 있는 결핵성 복막염, 간경변의 복수, 만성 신염으로 胸水, 腹水가 있을 때, 尿毒症, 腸梗塞, 腦膜炎 등에 사용한다. 몸이 약한 사람과 姙婦에게는 사용할 수 없다.

제139조

傷寒六七日, 結胸熱實, 脈沈而緊, 心下痛, 按之石鞭者, 大陷胸湯主之.

[상한 6~7일에 熱證과 實證에 속하는 結胸이 생겨, 脈이 沈하면서 緊하며 心下가 疼痛하여 이를 만져보면 돌처럼 단단한 者는 大陷胸湯으로 主治한다.]

상한병이 6~7일 되면, 誤治를 하지 않아도 邪는 裏로 傳入하여 熱로 변화한다. 그리고 역시 熱과 水가 胸膈에서 결합하여 結胸이 된다.

본증은 熱證이고 實證이므로, 脈은 沈하고 緊하게 된다. 沈은 裏證의 脈이고, 緊은 實證의 脈이다. 沈緊脈은 熱實結胸의 脈이다. 心下에 水熱이 互結하여 막혀서 氣의 흐름이 통하지 않게 되므로 心下痛을 일으킨다. 또 心下部는 堅硬, 脹滿, 緊張, 疼痛, 拒按하다.

이러한 脈沈緊, 心下痛, 腹壁石鞭(硬)이 大結胸證의 三大主證으로, 大陷胸湯을 사용한다.

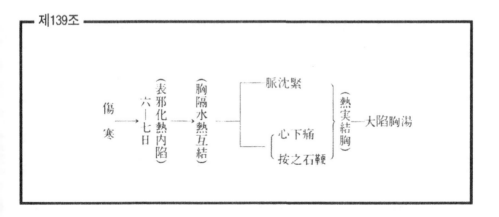

제139조

傷寒 → 六─七日 (表邪化熱內陷) → (胸隔水熱互結) ─ 脈沈緊 / 心下痛 / 按之石鞭 ─ (熱實結胸) ─ 大陷胸湯

제140조

傷寒十餘日, 熱結在裏, 復往來寒熱者, 與大柴胡湯. 但結胸無大熱者, 此爲水結在胸脇也, 但頭微汗出者, 大陷胸湯主之.

〔상한을 앓은 지 십여 일이 되어 熱結이 裏에 있다. 오히려 寒熱이 왕래하는 者는 대시호탕을 부여한다. 다만 結胸의 증상만 있고 大熱이 없다면, 이것은 水가 結하여 胸脇에 있는 것이고, 다만 머리에만 약간 땀이 나는 者는 大陷胸湯으로 主治한다.〕

상한병이 십여 일이나 되면 表邪가 化熱하여 裏로 들어가 양명병이 되어 發熱·便秘가 나타난다. 만약 모든 邪가 裏로 들어가지 않고 邪의 일부가 아직 소양에 있다면, 陽明少陽倂病이 되어 往來寒熱·口苦口渴·嘔逆·心下痞滿痛·胸脇滿悶 등이 나타난다. 이것에는 대시호탕을 適用한다.

化熱한 外邪가 흉격에서 水飮과 결합하면 結胸證이다. 이것은 燥熱한 邪가 陽明病만큼은 심하지 않으므로, 發熱이 적고(無大熱), 水飮이 主가 되며, 일부는 少陽에 기울어져 있으므로, 여기에서는 水結이 胸脇에 있다고 말하고 있다. 흉협은 소양병의 病位이다.

結胸의 病位는 胸膈에서 胸脇에도 걸쳐 있으므로, 結胸을 소양병이라고 하는 중의학 책이 있다.

水熱互結하여 막혀서 밖으로 나오지 않고, 아래로도 갈 수 없지만, 熱의 상승을 따라 水飮도 상승하므로, 머리에 약간 땀이 나지만 목 이하의 온몸에서는 땀이 나지 않는다. 여기에도 大陷胸湯을 사용한다.

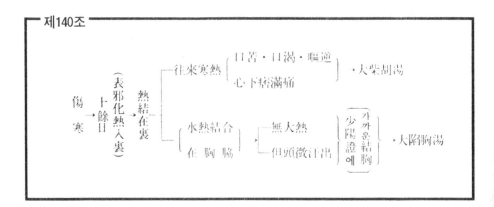

표7·8 大陷胸湯과 大承氣湯의 비교

	大陷胸湯	大承氣湯
病 理	邪熱內陷 水熱胸中互結 素有痰飮內停	邪熱內陷 燥屎胃腸阻結 胃腸素旺
症 狀	潮熱 輕 또는 無 譫語 없음 心中懊憹·短氣 心下痛·石鞭 혹은 全腹硬滿痛·拒按 燥熱傷津·不大便 口渴·舌燥·不能食	燥熱·譫語 神昏 혹은 如見鬼狀 心煩·懊憹·發汗·短氣 臍團腹痛·拒按 혹은 全腹硬滿痛 燥屎內阻·不大便 口渴·咽燥·不能食
舌·脈象	舌質 紅燥 舌苔 黃厚 脈 沈緊~沈遲有力	舌質 紅 舌苔 黃燥~黃焦黑起刺 脈 沈實~沈遲有力~滑數
治 則	瀉熱逐水破結	瀉下熱結·盪除燥實
成 分	大黃·芒硝 甘遂	大黃·芒硝 枳實·厚朴

제141조

太陽病, 重發汗而復下之, 不大便五六日, 舌上燥而渴, 日晡所小有潮熱, 從心下至少腹, 鞭滿而痛, 不可近者, 大陷胸湯主之.

〔태양병을 거듭 發汗시키고, 다시 이것을 瀉下시켜, 대변을 보지 못한 것이 5~6일 되어, 舌上이 건조하고 口渴이 있고, 日晡所(申時)에 약간 潮熱이 있다. 心下에서 少腹까지 鞭滿하면서 동통이 있어, 손을 가까이 대지 못하게 하는 者는 大陷胸湯으로 主治한다.〕

태양병을 재차 發汗시키고, 다시 下法을 행했기 때문에 外邪가 化熱하여 內陷하고, 여기에서는 양명병과 유사하게 舌乾燥, 口渴, 해질녘의 潮熱이 가볍게 있지만, 아직 陽明病은 아니다.

표7 · 9 大陷胸湯과 梔子豉湯의 비교

	大陷胸湯	梔子豉湯
病 理	邪熱內陷 水熱胸中互結	邪熱內陷 熱擾胸膈
症 狀	心下鞭滿痛 壓痛拒按 外無大熱 煩躁 · 心中懊憹 短 氣	心中懊憹 不得眠 煩 熱 胸中煩悶 頭汗出
舌 · 脈象	舌質 紅燥 舌苔 黃厚 脈 沈緊~沈遲有力	舌質 紅 舌苔 微黃~黃膩 脈 數無力
治 則	瀉熱逐水破結	淸宣鬱熱除煩
成 分	大黃 · 芒硝 · 甘遂	梔子 · 香豉

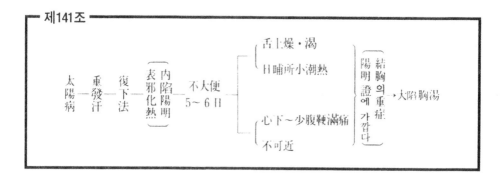

大結胸證의 重症이므로 腹部硬滿痛이 心下에서 下腹部까지 넓게 퍼져 있고, 통증이 격심하므로, 壓痛을 심하게 호소한다. 이것도 大陷胸湯의 適用이다.

표7·10 大陷胸湯과 大柴胡湯의 비교

	大 陷 胸 湯	大 柴 胡 湯
病 理	水熱 $\left\{\begin{matrix} 胸膈 \\ 胸脇 \end{matrix}\right\}$ 互結	邪熱胸脇阻結
症 狀	外無大熱 胸滿硬痛 拒 按 日晡所少潮熱 短氣·不能食 心中懊憹 不 大 便	往來寒熱 腹部膨滿感 腹 痛 心下痞 鞕 胸脇苦滿 心下急·嘔吐 鬱鬱微煩 便秘 또는 下痢
舌·脈象	舌質 紅燥 舌苔 黃厚 脈 沈緊·沈遲有力	舌質 紅 舌苔 黃燥 脈弦有力
治 則	瀉熱逐水 破 結	和解少陽 攻下裏實

㈐ 大結胸證 2 (大陷胸丸)

제135조

結胸者, 項亦强, 如柔痙狀, 下之則和, 宜大陷胸丸.

〔結胸이 있는 者가 뒷목도 역시 굳어지는 것이 柔痙의 狀과 같을 때는, 이것을 瀉下시키면 곧 和하게 되니, 대함흉환이 적합하다.〕

結胸의 水熱互結의 病位가 높게 치우쳐 있으면, 胸脇硬滿·疼痛 외에 邪가 태양 경맥에 정체해 있기 때문에 頸項强急이 된다. 이 상태가 「柔痙」과 유사하다.

金匱要略에서는 項部强直, 後弓反張, 牙關緊急을 痙病이라 하고, 이것에 發熱, 無汗, 反惡寒이 있는 것을 「剛痙」이라 하며, 發熱, 發汗, 不惡寒을 「柔痙」이라 한다.

또한 胸中의 水熱이 상승하여 頸으로 올라가므로, 頭頸部에 땀이 난다. 그래서 胸膈의 水熱을 攻下시키면, 水熱이 제거되면서 頸項强急이 부드러워진다. 이 경우에는 대함흉환을 사용한다.

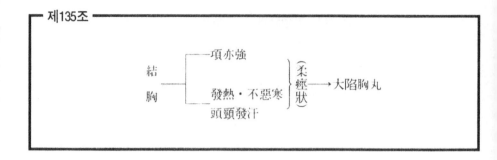

제135조

結胸 ─┬─ 項亦強
      │
      ├─ 發熱・不惡寒 ┐(柔痙狀) → 大陷胸丸
      │   │
      └─ 頭頸發汗 ────┘

◎大陷胸丸方

		現代換算	現代中國	
大 黃	半斤	125g	180g	⎱ 瀉熱破結通便
芒 硝	半升	85g	95g	⎰
葶藶子	半升	66g	95g	⎱ 淸泄肺中
杏 仁	半升	53.5g	95g	⎰ 結熱利水
甘 遂	一錢	1.6g	3g	淸熱逐水
白 蜜	二合	40cc		

이상으로 逐水破結, 峻藥緩攻한다.

大陷胸丸은 대황, 망초로 瀉熱破結하고 通便하며, 甘遂末로 淸熱逐水하고, 행인으로 宣肺降氣하고, 정력자(다닥냉이 Lepidium apetalum의 종자)로 瀉肺利水하고, 胸中의 水邪를 제거한다. 以上을 白蜜로 丸藥을 만들어, 激한 작용을 완화시키고, 上焦에 편재되어 있는 邪를 驅逐한다 (표7・11).

◎大陷胸丸의 適應症

本方은 체력이 있는 사람이 여러 가지 원인에 의해 胸水와 삼출성 늑막염이 있을 때 사용한다. 허약자와 姙婦에게는 금기이다.

표7·11 大陷胸湯과 大陷胸丸의 비교표

	大 陷 胸 湯	大 陷 胸 丸
症 狀	胸膈·胸脇·心下 (때때로 少腹) 硬滿痛 潮熱, 頭汗, 口渴, 短氣, 煩躁, 不大便	胸脇硬滿痛 頸項强急如柔痙狀 發熱, 頭頸部發汗, 不惡寒, 喘咳, 不大便
病 狀	病勢가 급박하기 때문에 신속하 게 치료하지 않으면 안 됨	病位가 上에 있으므로 완만하게 치료함
治 則	淸熱逐水하고 軟堅破結함	峻藥을 천천히 사용하여 宣肺利水함
成 分	大黃·芒硝·甘遂	大黃·芒硝·甘遂 杏仁·葶藶子·白蜜

㈃ 大結胸證 3 (豫後)

제136조

結胸證, 其脈浮大者, 不可下, 下之則死.

〔結胸證에 그 脈이 浮大하는 者는 下法을 쓰지 못하는데, 이것을 瀉下시키면 곧 죽는다.〕

結胸證의 脈은 前述한 대로 沈遲有力, 혹은 沈緊, 또는 寸浮關沈이다. 脈이 浮大有力하다면 陽明經證의 白虎湯證이고, 浮大無力하다면 桂枝加附子湯證으로 볼 수 있듯이, 正(陽)氣가 허한 상태이다.

結胸이면서 脈浮大인 것은, 陽明經證에 가까운 경우이거나 正氣가 虛해서 오는 상태이므로, 어느 경우이든 攻下法은 잘못된 것이며, 특히 후자의 虛證에 대해서 大陷胸湯으로 瀉下시키면 예후 불량으로 죽는다. 前者의 경우에도 攻下시키면 表邪內陷하여 邪가 깊이 들어가 치료가 곤란해진다.

제137조

結胸證悉具, 煩躁者亦死.

〔結胸證이 모두 갖추어지고 煩躁하는 者도 또한 죽는다.〕

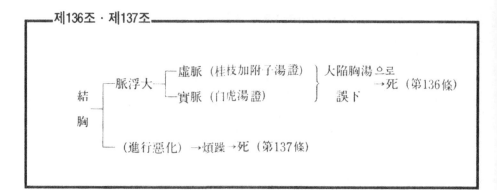

제136조 · 제137조

結胸
├ 脈浮大 ─┬ 虛脈 (桂枝加附子湯證) ┐ 大陷胸湯으로
│   └ 實脈 (白虎湯證)   ┘ 誤下 → 死 (第136條)
└ (進行惡化) → 煩躁 → 死 (第137條)

제155조

太陽少陽併病, 而反下之, 成結胸, 心下鞕, 下利不止, 水漿不下, 其人心煩.

〔太陽少陽의 併病인데, 오히려 이것을 瀉下시키면 結胸이 되어 心下가 鞕하고, 下利가 그치지 않으며, 水漿이 내려가지 않아 그 환자에게 心煩이 나타난다.〕

太陽 · 少陽併病은 表裏의 邪를 화해시킬 필요가 있으므로, 시호계지탕을 사용한다.

이에 잘못하여 下法을 행하면, 태양의 邪熱이 內陷하여 胸脇의 水邪, 痰飮과 결합하여 結胸이 되고, 心下鞕이 된다.

동시에 소양의 邪도 허를 틈타 다시 內陷하여 胃로 내려와, 脾胃를 상하게 하고 中氣下陷하여, 설사가 심해져 그치지 않고, 물도 마시지 못하게 된다(水漿不下).

結胸의 實熱證과 下痢不止의 虛寒證이 함께 어우러진 邪實正虛로서, 허해진 正氣가 實熱의 邪를 이길 수 없으므로, 正氣가 더욱 허해져 心煩이 심해지고, 증상은 重篤해서 치유되기 어렵다.

제155조

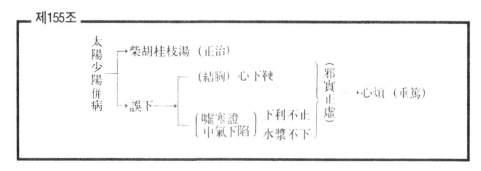

태양병이든 소양병이든 誤治했을 때 水飮 · 痰飮이 있으면, 結胸證이 될 가능성이

있다. 痰水가 없을 때는 虛煩證이 되거나, 痞證이 되거나, 혹은 少陽證에서 陽明證으로 변화한다.

【大結胸證의 정리】

지금까지 기술해 온 結胸證의 증상에는,

寸脈浮, 關脈沈 (제132조)

脈·沈遲有力, 心中懊憹, 短氣躁煩, 心下固鞕, 拒痛 (제138조)

脈·沈緊, 心下痛, 按之石鞕 (제139조)

無大熱, 頭微汗 (제140조)

不大便, 舌上燥渴, 日晡所小潮熱, 心下~少腹鞕滿痛, 拒按 (제141조)

頸強如柔痙狀 (제135조)

등이 있고, 더욱 진행하면 正氣가 邪를 이기지 못해 眞氣가 어지러워져, 煩躁가 심해지고, 가슴을 쥐어뜯으며 괴로워한다.

제138조의 躁煩과 제155조의 心煩은 유사한 증상이지만, 發生機序와 예후는 달라, 전자의 예후는 좋은 반면, 후자의 예후는 불량하다. 제137조의 煩躁는 더욱 重篤하여, 이미 大陷胸湯으로도 구할 수 없어, 죽음만 기다릴 수밖에 없게 된다.

(마) 小結胸證 (小陷胸湯)
제142조

小結胸病, 正在心下, 按之則痛, 脈浮滑者, 小陷胸湯主之.

〔小結胸病은 바로 心下에 있고, 이것을 누르면 곧 아파하며, 脈이 浮滑하는 者는 小陷胸湯으로 主治한다.〕

小結胸證은 病位가 心下(心窩)部에 국한되어 있으며 硬滿, 壓痛이 있지만 自發痛은 없다. 脈은 浮滑하다. 脈浮는 태양병처럼 陽邪가 얕은 것을 나타내고, 脈滑은 痰飮을 나타내고 있다. 정확하게는 寸脈浮滑, 關脈沈이다. 따라서 본증은 처음에 痰飮이 있고, 表邪가 化熱內陷하여 淡飮과 心窩部에서 결합한 것이다. 小結胸證의 病位

는 胃脘(心窩)部로, 心窩部에서 下腹部가 硬滿痛이 있으며 拒按이 심한 大結胸證보다도 가볍고, 舌苔·黃濁이고, 이 외에 咳嗽, 氣喘, 顔面紅色, 胸悶 등도 있다. 이것에는 小陷胸湯을 사용한다.

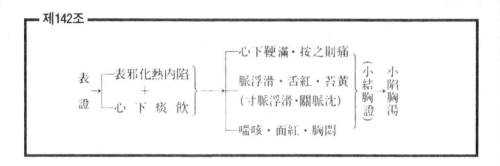

제142조

表證 → ┌ 表邪化熱內陷 ┐
      │   +   │ → ┌ 心下鞭滿·按之則痛
      └ 心 下 痰 飮 ┘   │ 脈浮滑·舌紅·苔黃
                        │ (寸脈浮滑·關脈沈)
                        └ 喘咳·面紅·胸悶

(小結胸證) → 小陷胸湯

◎小陷胸湯方

		現代換算	現代中國	
黃 連	一兩	15.6g	3g	淸熱燥濕
半 夏	半升	55.7g	6g	燥濕化痰
瓜蔞實	大一枚	46g	12g	寬胸散結

이상으로 淸熱滌痰開結한다.

小陷胸湯은 황련으로 淸熱燥濕하고, 胸中·心下의 습열을 제거하고, 반하로 燥濕化痰하여 咳嗽氣逆을 치료하고, 心下의 담음을 제거하여 降逆止嘔한다. 瓜蔞實로 寬胸散結하여 胸痺, 脇痛, 腫痛을 치료하고, 전체적으로 淸熱滌痰開結한다 (표7·12).

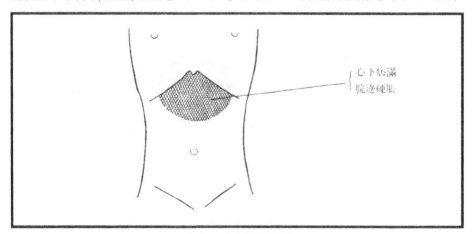

┌ 心下痞滿
└ 脘逆硬脹

그림7.6 小陷胸湯腹證圖

-310-

◎小陷胸湯의 適應症

本方은 舌苔·黃, 脈·浮滑의 만성 담도감염증, 급성 황달성 전염성간염, 급성 기관지염, 만성 기관지염의 급성 발작기, 폐렴, 늑막유착, 식도염, 식도게실, 급성 위염, 만성 위염, 위십이지장궤양, 영양불량성 부종 등에 사용한다.

(ㅂ) 寒實結胸 (三物白散)
제146조

寒實結胸, 無熱證者, 與三物白散.

〔寒實結胸으로, 熱證이 없는 者는 三物白散을 부여한다.〕

熱實結胸證은 熱邪와 水飮이 胸膈에서 결합하여 생긴 것이지만, 寒實結胸證은 추위를 맞아 침입한 寒邪와 痰飮이 胸脇보다 心下部 근처에서 결합한 것이다.

이것도 結胸證이므로, 흉협에서 심하부, 심할 때는 복부 전체가 팽만하여 아프며, 拒按(여기까지는 大結胸證과 동일)하지만 喜溫이다. 不大便이지만 熱이 없고, 口渴도 없으며, 心煩懊憹하나 潮熱도 없다.

이 외에 喘咳, 短氣가 있고, 舌苔白滑이고, 脈은 沈緊有力하다. 이것에는 三物白散을 사용한다.

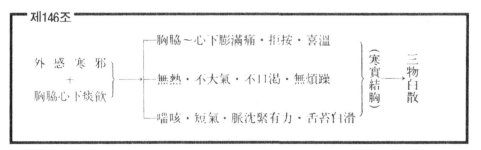

제146조

外感寒邪 + 胸脇心下痰飮 }→ 胸脇～心下膨滿痛·拒按·喜溫 / 無熱·不大氣·不口渴·無煩躁 / 喘咳·短氣·脈沈緊有力·舌苔白滑 } (寒實結胸) → 三物白散

◎三物白散方

		現代換算	
巴 豆	一分	3.9g	峻下攻寒 逐水破結
貝 母	三分	11.7g	止咳化痰淸熱散結
桔 梗	三分	11.7g	宣肺祛痰

이상으로 攻寒除痰, 逐水破結한다.

三物白散은 主藥인 파두로 峻下逐水破結하고, 貝母로 止咳化痰, 淸熱散結한다.
길경으로 宣肺祛痰하고, 흉통을 제거하며, 다른 약을 胸膈으로 모으는 작용이 있다.
전체적으로 寒水의 邪가 상부에 結滯한 것을 토하게 하고, 하부에 結滯한 것을 便으
로 내려보낸다 (표7 · 12).

◎三物白散의 適應症
本方은 舌苔 · 白滑, 脈 · 沈緊 혹은 沈遲有力한 관상동맥경화성 심질환, 만성 소
화기 질환에 사용한다. 藥性이 강하므로 허약자에게 쓸 때는 減量한다.

(5) 臟結

제132조의 2

何謂臟結? 答曰: 如結胸狀, 飮食如故, 時時下利, 寸脈浮, 關脈小細沈緊, 名曰臟
結. 舌上白胎滑者, 難治.

〔어떤 것을 臟結이라 하는가? 대답하여 가로되: 結胸의 증상과 같으면서, 음식은
평소와 같고, 때때로 下利하며, 寸脈은 浮하고 關脈은 小細沈緊한 것을 명명하여 臟
結이라 한다. 舌上에 白胎가 있으면서 滑한 者는 치료가 어렵다.〕

臟結은 結胸과 유사한 병증이지만, 본래 中焦의 陽氣가 虛(脾陽虛)한 사람의 체내
에 많이 생긴 陰寒과 체표에서 침입한 寒邪가 중초에서 결합하여 생긴 것이므로, 陰
證으로 寒證의 虛實挾雜證이다.
結胸처럼 胸脇에서 心下의 硬滿이 심하고, 때로는 하복부에까지 파급되어 아프고
拒按한다. 邪는 臟(脾)에 있고 腑(胃)에 없기 때문에 식욕은 아직 있다. 병이 진행되
면 脾陽虛가 胃에 영향을 주어 먹을 수 없게 된다. 또한 脾陽虛로 인해 가끔 설사를
한다.
邪가 체표에서 들어오므로 表를 나타내는 寸脈은 浮하지만, 체표의 陽氣가 虛하
므로 脈은 有力하지 않고 虛한 脈이다. 중초를 나타내는 關脈은 脾의 脈이고, 脾陽虛
는 태음병이므로, 沈細無力하지만, 여기에서는 實寒의 邪가 있으므로 緊하게 되어
沈緊小細이다.

舌苔·白滑은 陽氣가 더욱 쇠하고, 陰寒이 점점 왕성해진 상태로, 이렇게 되면 寒邪를 공격해도 사라지지 않고, 虛한 正氣를 보충하려 해도 회복이 되지 않는다. 따라서 치료가 곤란해진다.

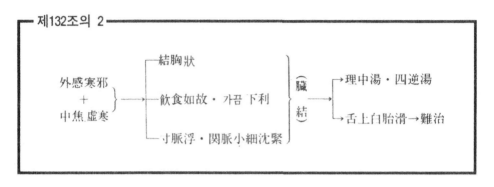

제133조

臟結無陽證, 不往來寒熱, 其人反靜, 舌上胎滑者, 不可攻也.

〔臟結하여 陽證이 없고, 往來寒熱하지 않고, 그 환자가 오히려 조용하며, 舌苔가 滑한 者는 攻下法을 사용할 수 없다.〕

臟結은 無陽證이므로, 太陽表證과 같은 發熱이 없고, 脈이 浮하지도 않다. 往來寒熱이 없으므로 少陽證도 아니다. 또 安靜하고 心煩, 懊憹, 헛소리 등도 없으므로 陽明病도 아니다.

또 舌苔白滑이므로 脾陽虛, 虛寒證으로 運化 障碍 때문에 水濕이 정체해 있는 것이므로 口渴은 없다. 따라서 攻下法은 절대로 사용해서는 안 된다.

臟結이라고 하는 것은 臟氣虛衰하고 臟에 陰寒이 凝結한 것으로, 흉협에서부터 心下에 걸쳐 硬痛, 拒按, 口不渴, 때때로 설사, 寸脈·浮, 關脈·小細沈緊, 舌苔·白滑 등이 보이는 病證으로 (표7·12), 현대의학의 관상동맥경화성 심장병과 만성소화기 질환에 해당한다.

치료약으로 후세 醫家는 理中湯, 四逆湯類를 거론하고 있다.

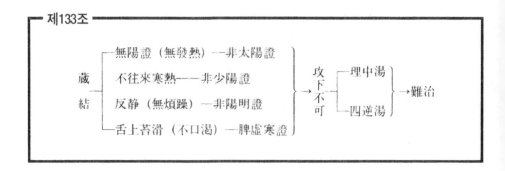

제172조

病脇下素有痞, 連在臍旁, 痛引少腹, 入陰筋者, 此名臟結, 死.

〔病이 脇下에 원래부터 痞가 있고, 連하여 臍旁에 있고, 통증이 少腹까지 땅기는 느낌이 있으며, 陰筋으로 들어가는 者는 이를 臟結이라 하는데, 죽는다.〕

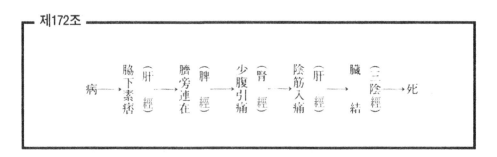

표7·12 結胸, 臟結의 鑑別表

病症	大結胸證 / 熱實結胸	小結胸證	寒實結胸	臟結
病因	胸膈水飮內停, 熱邪內陷, 水熱互結	心下痰飮內停, 熱邪內陷, 痰熱相結	胸膈·心下痰飮內停, 寒邪와 痰水相結	中焦臟器虛衰, 陰寒凝結
辨證	陽熱實證		無熱證	陰寒＋虛證 (虛實挾雜)
病位	胸膈·胸脇·心下(~少腹)	心下	胸膈·胸脇·心下(~少腹)	胸脇·心下(~少腹)
症狀 主症	石硬滿痛·拒按	硬滿·拒按 (自發痛 없음)	(大結胸과 같음) 硬滿痛·拒按	(結胸狀) 硬滿痛拒按
症狀 副症	(熱實證) 頭汗出·口渴·日晡所少潮熱·不大便·短氣·不能食·煩躁·心中懊憹	(熱實證) 喘咳 面紅 胸悶	(無熱證) 喘咳 短氣, 不大便, 不渴 不煩躁·喜溫	(虛寒證) 飮食可能 不渴, 無熱 無煩躁·때때로 下痢
症狀 舌	舌紅燥·苔黃厚	苔黃厚	苔白滑	苔白滑
症狀 脈	沈緊~沈遲有力 (寸浮·關沈)	浮滑 (寸浮滑·關沈)	沈緊有力 沈遲有力	寸浮·關沈緊 小細
病狀	비교적 重함	비교적 가벼움	비교적 重함	重篤
豫後	일반적으로 좋음	좋음	일반적으로 좋음	불량
治則	瀉熱逐水 破結滯	淸熱化痰 開結	除痰逐水 祛寒	溫裏補虛 通陽散結
方劑	大陷胸湯	小陷胸湯	三物白散	難治
成分	대황·망초·감수	황련·반하·과루실	길경·파두·패모	{理中湯 / 四逆湯} 類

　본래 脇下에 持病인 痞塊가 있고, 臟結이 오래 되어 痞가 배꼽 부근에까지 넓게 퍼지면, 寒邪가 중초에서 점점 심해져 氣血의 흐름이 울체되고, 마침내 경맥이 폐색되어 下腹까지도 통증이 심해지는데, 이 통증은 다시 陰部에까지 미친다.

　이것도 臟結의 한 病型이다(반치病과 같은 것이다). 肝經의 脇下에서부터, 脾經의 臍傍, 腎經의 少腹(下腹部), 다시 肝經의 陰部까지, 三陰 모두, 長期에 걸친 陰寒 때문에 陽氣가 사라지려고 하여 위독한 상태에 빠져 예후가 불량하다.

§2 心陽虛證

(1) 桂枝甘草湯

상한론에서는 胸部·心下(巨闕)部 또는 太陽症이다. 따라서 心의 병증은 태양병 편에 들어가 있다.

제64조

發汗過多, 其人叉手自冒心, 心下悸, 欲得按者, 桂枝甘草湯主之.

〔發汗過多로 그 사람이 손을 교차하고 스스로 心을 감싸고, 心下悸하며, 쓰다듬고자 하는 자는 桂枝甘草湯으로 主治한다.〕

중의학에서는 땀은 心의 液이라고 한다. 따라서 다량의 發汗은 陰液이 땀으로 되어 잃는 것이며, 동시에 心陽까지도 잃게 되어 心陽부족이 되고, 心下의 動悸를 일으킨다. 이 때문에 胸苦하면서 손을 가슴에 붙이고 쓰다듬게 된다(喜按).

원래 陽虛한 사람(冷症으로 안색이 창백한 사람)이 發汗을 너무 많이 하면, 心陽虛가 되기 쉽고, 녹초가 되어 피로해버리며, 이때 胸滿, 氣短, 胸苦하는 등의 증상도 더해진다. 이것에는 桂枝甘草湯을 사용한다.

제75조

未持脈時, 病人手叉自冒心, 師시敎試令咳, 而不咳者, 此必兩耳聾, 無聞也, 所以然者, 而重發汗虛故如此.

〔아직 脈을 짚지 않았을 때, 病人이 손을 교차하여 스스로 心을 감싸고, 의사가 가르쳐서 시험삼아 기침을 해보게 하여 기침을 할 수 없으면 이것은 반드시 두 귀가 먹은 것이어서 들을 수 없는 것이다. 그렇게 된 이유는 거듭 發汗시켜 虛해졌기 때문에 이와 같이 된 것이다.〕

病人이 두 손을 가슴에 두고 있는 것을 望診하면, 脈診을 하지 않아도 心悸가 있는 것을 알 수 있다. 이 환자에게 기침을 해보라고 말했는데도 하지 않으면, 귀가 들리지 않는 것을 알 수 있다 (이 條文은 다른 條文과 상당히 뉘앙스가 다른 문장이다).

이 心悸는 과도한 發汗에 의해 생긴, 心陽虛에 의한 증상으로 桂枝甘草湯을 사용한다. 發汗을 반복하면 더욱 腎氣까지도 상하게 하여 腎이 開竅하고 있는 귀를 방해하여 잘 들리지 않게 되는 경우도 있다고 한다.

제64조 · 제75조

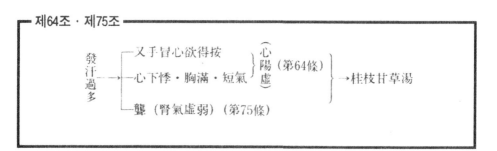

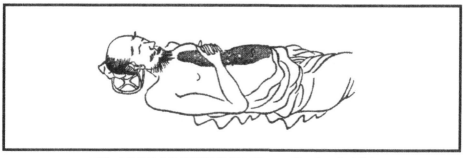

그림7 · 7 桂枝甘草湯 腹證圖([腹證奇覽]p.367 醫道의 日本刊에서)

◎桂枝甘草湯方

		現代換算	現代中國	
桂 枝	四兩	62.5g	12g	心助陽
炙甘草	二兩	31.3g	6g	補中益氣

이상으로 溫通心陽한다.

桂枝甘草湯은 계지, 감초의 두 약물로 養心助陽하고 心陽을 회복시키며, 음양을 조화시키고 心悸를 진정시킨다 (표7 · 13)

◎桂枝甘草湯의 適應症

本方은 舌質 · 淡, 舌苔 · 白, 脈 · 微 혹은 結代하는 발작성 頻脈症, 심장신경증,

갑상선 기능항진증으로 動悸가 있는 것에 사용한다.

⑵桂枝甘草龍骨牡蠣湯
제122조

火逆下之, 因燒針煩躁者, 桂枝甘草龍骨牡蠣湯主之.

〔火逆하고 瀉下시켰는데 燒針으로 인하여 煩躁하는 자는 桂枝甘草龍骨牡蠣湯으로 主治한다.〕

燒針하여 땀을 나오게 했는데 또 攻下하여 正氣가 虛해져 心陽을 점점 소모시켜, 前條보다 심한 心陽虛가 되고, 神(精神)이 心의 溫養을 잃어 神氣가 밖으로 浮越하여 煩躁하며, 心悸가 심해진다. 이때는 桂枝甘草龍骨牡蠣湯을 사용한다.

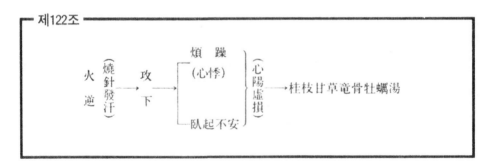

제122조

◎桂枝甘草龍骨牡蠣湯

		現代換算	現代中國	
桂 枝	一兩	15.6g	5g	} 溫通心陽
炙甘草	二兩	31.3g	6g	
龍 骨	一兩	15.6g	6~20g	} 鎭浮越
牡 蠣	二兩	31.3g	6~20g	} 安心神

이상으로 溫通心陽, 安神除煩하여 煩躁를 그치게 한다. (표7·13)

◎桂枝甘草龍骨牡蠣湯의 適應症

本方은 舌苔·白潤, 脈·細數微로서, 前條보다도 動悸가 심한 상태에 사용한다. 엑기스제는 桂枝加龍骨牡蠣湯을 사용하면 좋을 것이다.

(3)桂枝去芍藥加蜀漆牡蠣龍骨救逆湯

제123조

太陽傷寒者, 加溫針必驚也.

〔太陽傷寒인 者는 溫針을 加하면 반드시 놀랜다.〕

제115조

傷寒脈浮, 醫以火迫劫之, 亡陽必驚狂, 臥起不安者, 桂枝去芍藥加蜀漆牡蠣龍骨救逆湯主之.

〔상한으로 脈이 浮한데 의사가 火로서 劫迫하면, 亡陽이 되어 반드시 驚狂하고 臥起不安하는 자는 桂枝去芍藥加蜀漆牡蠣龍骨救逆湯으로 主治한다.〕

脈浮는 표증이지만, 잘못하여 溫針(燒針)을 사용하거나 火迫劫(열로 굽거나)하여, 땀을 너무 많이 나오게 하여 陰液을 상실하고, 양기의 소모도 심하며, 心陽虛하여 心이 慈養하지 못하므로, 心이 神을 다루지 못해 神이 表로 떠올라 안정되지 못하고(臥起不安), 驚狂(강한 정신불안 때문에 發狂상태가 된다) 증상을 일으켜버린다.

이전 條文보다 증상이 더욱 중하게 된 亡心陽의 상태이다. 本方을 생략하여 桂枝救逆湯이라고 한다.

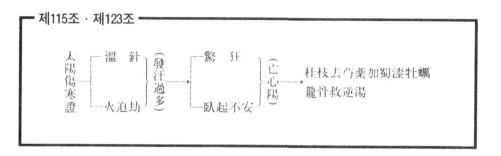

제117조

太陽病以火薰之, 不得汗, 其人必躁, 到經不解, 必淸血, 名爲火邪.

〔태양병에 火로 훈증하여도 땀이 나지 않으면, 그 사람은 반드시 煩躁하게 되며 經을 돌아도 풀리지 않게 되고, 반드시 淸血하는데, 이름하여 火邪가 된다.〕

구운 돌 등으로 쬐어 發汗시킬 때 (사우나 목욕), 쬐어도 땀이 나오지 않는 것은, 火邪가 강력하여 六經을 돌아도 치유되지 않고 火邪가 內攻하여 心神이 어지러워 煩躁不安하게 되며, 더욱이 邪는 陰에 깊이 들어가 陰經을 灼傷하여 血脈을 침입하고 下血(淸血)하게 된다(陽經을 상하게 하면 코피가 난다(靈樞). 이것은 火邪內功에 의한 火逆의 병으로, 이것에는 桂枝救逆湯을 사용한다.

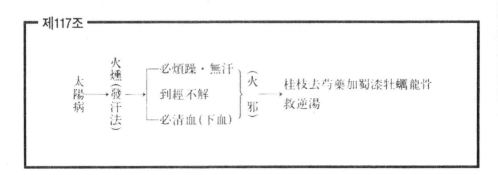

◎桂枝救逆湯方

		現代換算	現代中國	
桂 枝	三兩	47g	10g	} 溫通心陽
炙甘草	二兩	31.3g	6g	
生 薑	三兩	47g	10g	} 補益中焦
大 棗	十二枚	42g	14g	調和營
牡 蠣	五兩	78g	15~30g	} 鎭驚安神
龍 骨	四兩	62.5g	12~30g	
蜀 漆	三兩	7g	10g	亡陽에서는 痰濁이 모여서 神明을 가두므로 이것을 消痰한다. (催吐作用이 강하기 때문에 현재는 사용되지 않는다)

이상으로 溫通心陽, 重鎭開竅한다.

이와 같은 心陽虛極의 心陽暴脫證에 상한론의 방제에서는 通脈四逆加猪膽湯도 있지만, 현재는 蔘附湯과 蔘附龍牡湯을 사용한다.

◎桂枝救逆湯의 適應症

임상에서는 重한 자율신경 실조증, 更年期障碍, 신경증과 정신분열병, 히스테리에 사용한다.

(4) 桂枝加桂湯
제121조

燒針令其汗, 針處被寒, 核起而赤者, 必發奔豚. 氣從少腹上衝心者, 灸其核上各一
壯, 與桂枝加桂湯, 更加桂二兩也.

〔燒針으로 땀을 나오게 하는데, 針處에 寒을 받아 核이 일어나고 붉게 되는 자는
반드시 奔豚을 發한다. 氣가 少腹에서 心으로 上衝하는 자는 각각 一壯으로 그 核上
에 뜸을 뜰 것, 桂枝加桂湯을 부여하고 다시 桂二兩을 첨가한다.〕

燒針에 의해 체표의 腠理가 열려 發汗한다. 이때 發汗을 너무 많이 하여 땀과 같
이 陽氣를 잃게 되고 心陽虛가 되어 몸이 약하게 되었으므로, 열린 腠理로 寒邪가
침입했기 때문에 (예를 들어 땀을 흘린 뒤 水浴) 침을 맞은 자리가 빨갛게 붓는다 (몸
이 약해 감염되어?).

침입한 寒邪는 하초에 있는 冷한 腎水와 결합하여 더욱 차게 되어버리고, 心陽虛
를 틈타 강력하게 상충하므로, 하복부에서 心으로 氣가 상충하듯이, 氣가 아니고 實
은 냉해진 腎水(寒水)의 상충에 의해 奔豚(강한 동계의)발작을 일으킨다.

心과 腎은 모두 少陰으로 밀접한 관계에 있다. 心火는 腎에 내려가서 腎陽을 따뜻
하게 하고, 힘을 얻은 腎陽은 腎水를 적당하게 心으로 상승시켜 心火의 과도한 항진
을 억제한다. 이것을 心腎濟交라고 한다.

腎陰이 부족하면 腎水가 心火를 억제할 수 없게 되어, 心火가 亢進한 것이 心腎不
交이지만, 여기에서는 반대로 心陽이 부족하여 心火가 腎水의 작용을 억제할 수 없
게 되어 腎水가 상충한 상태이다. (그림 5·7)

치료는 여러 개의 붉은 침 자국에 뜸을 한 장씩 뜨고, 寒凝한 邪를 溫散(局所의 消
炎작용을 활발하게)시키고, 그런 다음 桂枝加桂湯을 투여한다.

燒針發汗 → (心陽虛) → (寒邪侵入) 針處被寒 → 核起發亦 → [寒邪腎水와 結合] → 寒水心에上衝 → 奔豚發作 → 核上灸各一壯 → (溫散寒凝) 桂枝加桂湯 → (溫通心陽)

◎桂枝加桂湯方

		現代換算	現代中國	
桂 枝	五兩	78g	15g	溫通心陽
芍 藥	三兩	47g	10g	養陰斂汗
生 薑	三兩	47g	10g	
大 棗	十二枚	42g	14g	和中益氣
炙甘草	二兩	31.3g	6g	

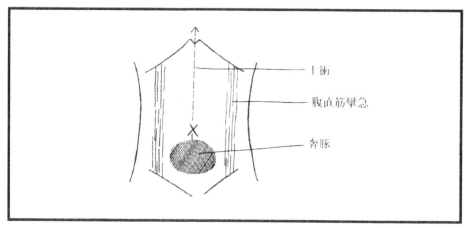

上衝

腹直筋攣急

奔豚

그림7·8 桂枝加桂湯 腹證圖

이상으로 溫通心陽, 平衝降逆한다.

계지탕의 계지를 3兩에서 5兩으로 늘리고, 溫通心陽의 힘을 강화시켜 상충한 陰寒의 氣(寒水)를 하강하여 진정 시킨다 (표7·13).

◎桂枝加桂湯의 適應症

桂枝加桂湯은 舌質·淡, 舌苔·白, 脈·弦數無力의 심장신경증, 신경성두통, 히스테리 등에 사용한다.

표7·13 心陽虛證의 비교

	桂枝甘草湯	桂枝甘草龍骨牡蠣湯	桂枝去芍藥加蜀漆牡蠣龍骨救逆湯	桂枝加桂湯
病因	太陽病發汗過多 陰虛陽衰 心陽損傷	火逆·燒針 心陽內傷 陽氣浮越	傷寒火劫 火邪內攻 亡心陽	燒針 心陽不足 寒水上衝
症狀	心下悸·喜按 脈 微緩·沈細· 結代	心悸·煩躁 脈 細數微	驚狂·起臥不安 脈 浮軟無力	奔豚發作 脈 弦數無力
治則	溫通心陽	溫通心陽 安神除煩	溫通心陽 重鎭開竅	溫通心陽 平衝降逆
成分	桂枝·甘草	桂枝·甘草 龍骨·牡蠣	桂枝·甘草 生薑·大棗 蜀漆·牡蠣 龍骨	桂枝·甘草 生薑·大棗 芍藥

(5) 苓桂甘棗湯

제65조

發汗後, 其人臍下悸者, 欲作奔豚, 茯苓桂枝甘草大棗湯主之.

〔發汗 후 그 사람의 배꼽 아래가 뛰는 자는 奔豚을 일으키려고 하는 것으로서 茯苓桂枝甘草大棗湯으로 主治한다.〕

發汗 후 心陽虛가 되면, 心陽이 腎陽을 따뜻하게 할 수 없어 腎陽虛가 되고, 냉한 腎水가 멋대로 상승하는 것을 心陽이 억제할 수 없게 된다.

만약 腎水가 멋대로 상승하면, 하복부에서 心胸으로, 다시 咽喉까지도 상충하여 奔豚(강한 동계의 발작)을 일으킨다.

그러나 지금은 腎水가 올라가려고 해도, 아직 상충해 있지 않으므로 臍下에서만 動悸가 나타나고, 奔豚을 일으킬 것 같은 상태(欲作奔豚)이다.

心陽虛에서 파생한 腎陽虛 때문에 방광의 氣化作用이 방해를 받아 小便不利가 된다. 이것에는 桂枝甘草湯에 복령·대조를 더한 苓桂甘棗湯을 사용한다.

心下悸의 桂枝甘草湯證과 本條의 臍下悸의 苓桂甘草湯證에서는 水氣의 위치의 차이에 의해 증상이 다르게 나타나는 것이다.

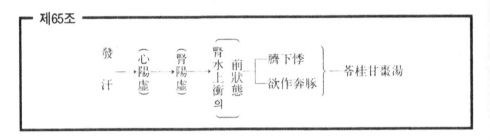

◎ 苓桂甘棗湯方

	現代換算	現代中國	
桂 枝 四兩	62.5g	12g	(桂枝甘草湯)
炙甘草 二兩	31.3g	6g	溫通心陽
茯 苓 半斤	125g	15g	利水降逆寧心
大 棗 十五枚	52.5g	17.5g	健脾利水

이상으로 溫通心陽, 化氣降逆行水한다.

苓桂甘棗湯은 苓桂朮甘湯에서 백출을 없애고, 대조를 첨가하고 복령을 倍量으로 한 것이다 (표7·14~16).

표7·14 苓桂甘棗湯과 苓桂朮甘湯의 비교

	苓桂甘棗湯	苓桂朮甘湯
病 因	心陽不足 下焦水停	脾虛水停 水氣凌心
症 狀	臍下悸 欲作奔豚 小便不利 脈 弦 혹은 弦滑	心下逆滿 氣上衝胸 起則頭眩·小便不利 脈 沈緊
治 則	溫通心陽 化氣行水	溫陽化水 健脾利濕
成 分	茯苓·桂枝 大棗·甘草	茯苓·桂枝 白朮·甘草

◎苓桂甘棗湯의 適應症

임상에서는 舌質·淡, 脈·數의 發作性 頻脈症, 심장신경증, 자율신경실조증, 更年期障碍, 히스테리, 자가중독성 구토, 신경성 설사, 위경련, 자궁경련 등에 이용한다.

苓桂甘棗湯證의 정리

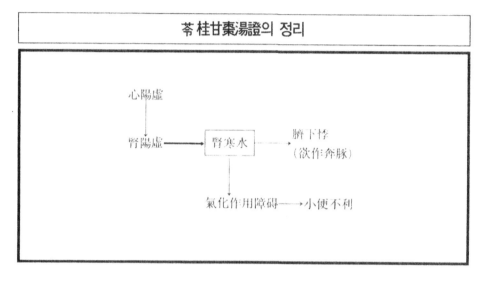

다음에 本證과 같은 水飮內停에 의한 動悸의 證을 정리하여 비교했다 (표7·15).

표7·15 水飮內停心悸證의 비교

		辨　證	水停部位	水氣의 範圍	悸의 部位
五苓散	太陽病	蓄水證	膀胱	中·下焦	臍　下
苓桂甘棗湯		心陽虛	臍下	上衝 없음	臍　下
苓桂朮甘湯		太陰脾陽虛	心下	上衝→頭	心　下
眞武湯		少陰腎陽虛	下焦	上泛→頭	心　下
茯苓甘草湯		厥陰胃陽虛	心下	上衝 없음	心　下

표7·16 桂枝加桂湯과 苓桂甘棗湯의 비교

	桂枝加桂湯	苓桂甘棗湯
病 理	心陽不足 腎水凌心 腎氣奔豚(旣發)	心陽不足 腎水凌心(前狀態) 腎氣奔豚(未發)
症 狀	奔豚發作 脈 弦數無力	臍下悸 脈 弦 혹은 弦滑
治 則	溫通心陽 平衝降逆	溫通心陽 化氣降逆行水
成 分	桂枝·甘草·大棗 芍藥·生薑	桂枝·甘草·大棗 茯苓

§3 陰陽兩虛證 (炙甘草湯)

제182조

傷寒, 脈結代, 心動悸, 炙甘草湯主之.

〔상한으로 脈結代하고 心動悸하면 炙甘草湯으로 主治한다.〕

태양과 소음은 표리관계에 있으므로, 그 臟腑는 서로 통하고 經脈은 연결되어 있다. 따라서 태양병에 잘못된 發汗法과 誤下 등을 행하면 正氣를 소모시키므로 少陰心이 원래 허한 사람에서는 表邪가 心까지 쉽게 전입해버려 心을 상하게 한다.

상한론에서는 흉부를 태양증에 넣고 있으므로 본조도 태양병편에 들어가 있다.

心은 血脈을 주관하고 음양기혈을 따뜻하게 하지만, 心陽不足에서는 心을 움직이게 하는 힘이 약하게 되고, 脈·細弱數으로 結代를 발생시킨다. 心氣不足에서는 宗氣의 생성이 부족하여 숨이 차는 것도 나타난다. 心陰不足에서는 心이 다스려지지 않게 되어 動悸하고 불안하게 된다. 또 心神이 머무르는 곳이 없어져 不眠도 생긴다.

본증은 心의 陰陽兩虛證이지만, 몸 전체의 氣血도 부족하여 안색이 희고 피로하기 쉬우며, 手足이 차고, 쉽게 땀을 흘리게 되고, 盜汗도 나타난다. 이 외에 津液不足으로 대변이 말라 딱딱해지고, 口渴, 乾咳, 眩暈, 耳鳴, 手足心熱, 舌質·淡紅, 少苔

乾燥하게 된다.

이것에는 炙甘草湯으로, 心의 氣血을 滋하고 脈을 정상으로 되돌린다. 따라서 본방을 復脈湯이라고도 한다. 溫病條辨에 있는 加減復脈湯은 본방의 加減方으로, 發汗過多에 의해 傷陰하고 쇠약한 병증에 이용한다. 본방은 이와 같은 경우에도 사용 할수 있다.

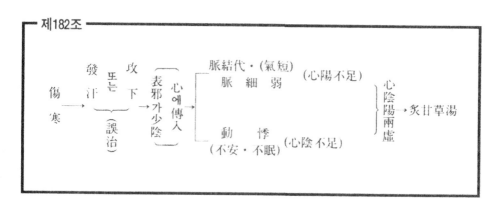

제182조

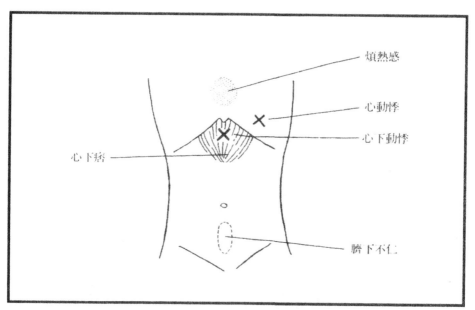

그림7·9 炙甘草湯 腹證圖

-327-

◎炙甘草湯方

		現代換算	現代中國	
炙甘草	四兩	62.5g	9g	補中益心氣
人 蔘	二兩	31.3g	3g	氣血雙補
大 棗	三十枚	105.0g	15g	
生地黃	一斤	250.0g	15g	滋陰養血
阿 膠	二兩	31.3g	6g	
麥門冬	半斤	125.0g	9g	
麻子仁	半斤	125.0g	9g	
桂 枝	三兩	47.0g	6g	心溫通陽
生 薑	三兩	47.0g	6g	

이것에 청주와 물을 더하여 달인다.

이상으로 益氣通心陽, 滋陰養血한다.

氣血充血, 陰陽調和하여 脈을 정상으로 되돌리고, 動悸를 진정시킨다.

◎炙甘草湯의 適應症

임상에서는 脈·虛數, 舌質·嫩紅·不鮮, 舌苔·光·少津으로, 동계, 숨참, 不整
脈, 구갈, 수족번열, 빈혈, 皮膚乾燥가 나타나는 冠狀動脈硬化症과 瓣膜症의 심부전,
발작성 頻脈症, 고혈압증, 여자의 바세도우씨병, 각종 빈혈, 각종 질환말기로 心衰弱
하고, 頻脈·부정맥이 있는 것, 녹내장·산욕열로 쇠약한 것, 鼻臭가 있는 위축성 비
염, 만성 기관지염의 空咳, 만성 폐질환의 동계·숨참, 血痰과 심장신경증, 자율신경
실조증, 咽頭 異感症 등등에 이용한다.

§4 陰虛證 (芍藥甘草湯·芍藥甘草附子湯)

제29조

傷寒, 脈浮, 自汗出, 小便數, 心煩, 微惡寒, 脚攣急, 反與桂枝欲攻其表, 此誤也. 得
之便厥, 咽中乾, 煩躁吐逆者, 作甘草乾薑湯與之, 以復其陽, 若厥愈足溫者, 更作芍藥
甘草湯與之, 其脚卽伸, 若胃氣不和, 讝語者, 少與調胃承氣湯, 若重發汗, 復加燒針
者, 四逆湯主之.

〔상한으로 脈이 浮하고 自汗出하며 小便數하고 心煩하며 微惡寒하고 다리가 攣急하는데, 도리어 계지탕을 주어 그 表를 攻下하고자 하는 것은 잘못된 것이다. 그렇게 되면 곧 厥하고 목구멍이 마르며 煩躁하여 吐逆하게 되는 者는 감초건강탕을 만들어 부여하고, 그 陽을 회복시킨다. 만약 厥이 낫고 발이 따뜻해지는 者는 다시 芍藥甘草湯을 만들어 부여하면 다리가 즉시 펴진다. 만약 胃氣不和하여 헛소리를 하는 자는 조위승기탕을 조금 부여한다. 만약 거듭 發汗하고 또 燒針을 加하는 자는 四逆湯으로 主治한다.〕

본 條文의 前 2/3는 궐음병의 裏寒外熱證의 項에서 기술했다. 이것은 증상이 복잡한 陰陽兩虛證이다. 陰虛보다도 陽虛 쪽이 重하므로 먼저 ①甘草乾薑湯으로 陽虛를 치료한다. 陽虛가 회복되면, 手足厥逆이 사라져 발이 따뜻하게 된다.

그리고 나서 남아 있는 陰虛에 대하여 ②芍藥甘草湯을 사용하면, 이번에는 陰虛가 회복되어 陰液이 돌아와 筋脈이 윤택하게 되어 脚攣急(장딴지에 나는 쥐 등의 경련)이 느슨해지고, 다리를 펼 수 있게 된다.

四逆湯에서 부자를 없앤 甘草乾薑湯을 사용하지 않고, ③四逆湯을 사용하면 溫藥인 부자가 너무 강해 陽氣가 많이 돌아오고, 상대적으로 陰液不足이 심해지고 위가 건조하게 되어 胃熱證이 되어버린다. 이렇게 되면 양명병으로, 胃의 燥熱 때문에 譫語 증상이 나타나므로, 이때는 ④調胃承氣湯을 사용하지만, 여기에서는 아직 虛實挾雜하므로 소량만 사용한다.

만약 처음의 陰陽兩虛에 대해 잘못하여 ⑤강하게 發汗시키거나 또 燒針으로 억지로 發汗을 행하면 腎陽까지도 허쇠하게 되어 厥逆, 嘔吐, 설사 등을 일으키는데, 甘草乾薑湯으로는 치유할 수 없게 되므로, ⑥四逆湯으로 급히 回陽해야 한다.

◎芍藥甘草湯方

		現代換算	現代中國	
芍藥	四兩	62.5g	30g	酸苦味로 養血斂陰 · 柔肝止痛
炙甘草	四兩	62.5g	9g	甘味로 和中緩急止痛

이상으로 酸甘化陰, 緩急解痙止痛한다.

芍藥甘草湯은 백작, 자감초의 두 가지가 함께 陰液을 회복시켜 筋脈을 다스려 근육경련을 치료한다.

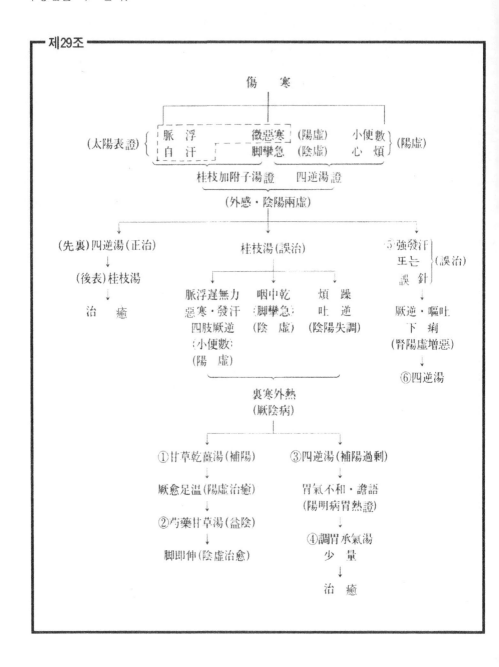

제29조

傷　寒

(太陽表證) {脈　浮 / 自　汗}　{微惡寒 (陽虛) / 脚攣急 (陰虛)}　{小便數 / 心　煩} (陽虛)

桂枝加附子湯證　四逆湯證

(外感・陰陽兩虛)

(先裏) 四逆湯(正治)　　　桂枝湯(誤治)　　　⑤強發汗
↓　　　　　　　　　　　　　　　　　　　　　　또는　(誤治)
(後表) 桂枝湯　　　　　　　　　　　　　　　　　誤　針

治　癒　　脈浮遲無力　咽中乾　煩　躁
　　　　　惡寒・發汗　脚攣急　吐　逆
　　　　　四肢厥逆　(陰　虛) (陰陽失調)　厥逆・嘔吐
　　　　　小便數　　　　　　　　　　　下　痢
　　　　　(陽　虛)　　　　　　　　　　(腎陽虛增惡)
　　　　　　　　　　　　　　　　　　　　↓
　　　　　　　　　　　　　　　　　　⑥四逆湯

裏寒外熱
(厥陰病)

①甘草乾薑湯(補陽)　　③四逆湯(補陽過剩)
↓　　　　　　　　　　↓
厥愈足溫(陽虛治癒)　胃氣不和・譫語
↓　　　　　　　　　(陽明病胃熱證)
②芍藥甘草湯(益陰)　　↓
↓　　　　　　　　　④調胃承氣湯
脚卽伸(陰虛治愈)　　　少　量
　　　　　　　　　　　↓
　　　　　　　　　　治　癒

◎芍藥甘草湯의 適應症

本方은 舌質·紅, 少苔 또는 無苔로, 脈·沈遲의 陰虛證을 나타내는 다음의 모든
병에 사용한다. 위경련, 담석증, 담낭염, 췌장염, 급성위장염의 복통·설사, 장폐색,
헤르니아, 요로결석, 배뇨통, 痔痛, 삼차신경통, 늑간신경통, 오십견, 요통, 좌골신경
통, 아이의 夜啼, 기관지천식, 부인과 염증성 복통, 생리통, 근육통, 장딴지에 나는
쥐, 잠을 못 자서 목이나 어깨가 결리는 것 등등의 급성동통에 頓服으로서 사용한다.

제68조

發汗, 病不解, 反惡寒者, 虛故也. 芍藥甘草附子湯主之.

〔發汗해도 병이 풀리지 않고 도리어 惡寒하는 자는 虛한 까닭이다. 芍藥甘草附子
湯으로 主治한다.〕

태양병을 發汗시키면 병은 낫고 惡寒도 사라진다. 그러나 지금 發汗 후에도 惡寒
이 오히려 심해지는 것은 發汗에 의해 陰液과 함께 陽氣마저도 소모되어버려 체표를
따뜻하게 할 수 없게 되어 惡寒이 심하게 된 것으로, 병은 표증이 아니고 陰陽兩虛가
되어 前條의 陰虛에 의한 脚攣急 외에 심한 陽虛에 의한 四肢厥冷, 脈·微細로 되어
버린다.

本條는 감초건강탕증보다도 陽虛가 진행되었지만 四逆湯을 사용할 정도로 陽虛
가 심하지 않고, 兩者의 중간 病狀이므로 芍藥甘草附子湯을 사용한다.

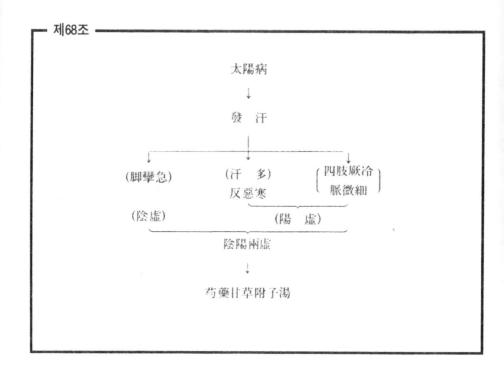

제68조

太陽病
↓
發 汗
↓

(脚攣急)　　　(汗 多)　　　[四肢厥冷]
　　　　　　　 反惡寒　　　[脈微細]

(陰虛)　　　　　　(陽 虛)

陰陽兩虛
↓
芍藥甘草附子湯

炙甘草湯證 · 芍藥甘草湯證의 정리와 비교

	炙甘草湯	芍藥甘草湯	芍藥甘草附子湯	甘草乾薑湯
病 因	心陰不足 心陽不振 (陰陽兩虛)	陰血不足 (陰虛) 失濡潤	表裏陰陽俱虛 (陰陽兩虛)	陽氣虛損 (陽虛) 胃氣不和
症 狀	心動悸	脚攣急 咽中乾	惡寒 · 汗出 脚攣急	手足厥逆 嘔逆
舌 · 脈象	脈 虛數結代 舌質 嫩紅 舌質 少津	脈 沈遲 舌質 紅 舌苔 無	脈 微細 舌質 淡 舌苔 少	脈 沈微 舌質 淡 舌苔 白滑
治 則	滋陰養血 通陽復脈	酸甘化陰 緩急止痛	扶陽養陰 陰陽兩調	溫中復陽
成 分	炙甘草 · 人蔘 · 大棗 기타	芍藥 · 炙甘草	芍藥 · 炙甘草 · 附子	炙甘草 · 乾薑

◎芍藥甘草附子湯方

현대換算　現代中國

芍 藥　　三兩　　47g　　10g ⎫
炙甘草　　三兩　　47g　　10g ⎬ (芍藥甘草湯)
附 子　　一枚　　25g　　 6g　　散寒扶陽

이상으로 扶陽養陰, 陰陽雙補兩調한다.

◎芍藥甘草附子湯의 適應症

芍藥甘草附子湯은 芍藥甘草湯의 適應症으로, 脈·微細, 四肢冷, 한기가 드는 경우 외에, 만성신경통, 관절염, 류머티즘, 어깨결림 등에 사용한다.

표7·17 亡陽의 비교

	病因病理	症 狀	治 則	方 劑
亡衛陽	發汗表虛	汗多惡寒	扶陽解表	桂枝加附子湯
	陰陽俱虛	發汗惡寒	扶陽益陰	芍藥甘草附子湯
亡心陽	過汗心陽浮越	驚狂臥起不安	溫心陽鎭驚安心	桂枝救逆湯
	亡陽陰液涸竭	四肢拘急 脈 微欲節	益陰回陽救逆	通脈四逆加猪膽湯
亡腎陽	發汗動腎氣	筋惕肉瞤	溫陽散寒	眞武湯
	吐利陽衰陰盛	厥逆下痢 脈 沈微細	回陽救逆	四逆湯

§5 痞證 (2)

(1) 熱痞證

(가) 大黃黃連瀉心湯

제169조

傷寒大下後, 復發汗, 心下痞, 惡寒者, 表未解也. 不可攻痞, 當先解表, 表解乃可攻痞, 解表宜桂枝湯, 攻痞 宜大黃黃連瀉心湯.

〔傷寒에 크게 瀉下시킨 후에 오히려 發汗시켜 心下痞가 생기고 惡寒이 있는 者는, 표증이 아직 풀리지 않은 것이다. 痞를 공격하지 않고, 마땅히 먼저 表를 푸는 것이 옳으며, 表가 풀리고 이어 痞를 공격하는 것이 옳은데, 表를 解하기 위해서는 계지탕이 적합하고, 痞를 공격하는 데는 大黃黃連瀉心湯이 적합하다.〕

傷寒表證에 먼저 攻下法을 행한 후, 發汗시키는 二重의 잘못을 행했기 때문에, 脾胃의 氣를 상하게 하여 邪熱이 內陷하고, 열이 강하면 中焦에 울체하여 心下熱痞證이 되어버린다.

이때 惡寒 · 發熱 · 頭痛 등이 있는 것은 表證이 아직 남아 있는 것이므로, 痞證兼表證인 表裏同病이다. 이 경우의 치료는 先表後裏가 원칙이다.

만약 잘못하여 攻下를 먼저 하면, 남아있는 外邪마저도 虛를 틈타 內陷하게 된다. 그러나 먼저 發汗을 행하고 아직 表證이 있는 경우이므로, 다시 강한 發汗藥은 사용할 수 없다. 따라서 여기에서는 계지탕을 사용한다(제45조와 동일). 그리고 그 후에 心下熱痞證에 대하여 大黃黃連瀉心湯을 사용한다.

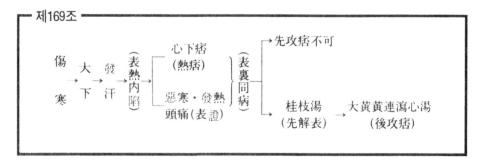

제159조

心下痞, 按之濡, 其脈關上浮者, 大黃黃連瀉心湯主之.

〔心下痞가 있어, 이것을 눌러보면 윤택하고, 그 脈의 關上이 浮하는 者는 大黃黃連瀉心湯으로 主治한다.〕

이 心下痞는 半夏瀉心湯證의 心下痞와 동일하며, 만져봐도 不硬不痛이다. 다음으로 脈에 대해 설명하겠다. 關脈은 脾胃를 가리킨다. 浮脈은 陽脈으로 熱證을 가리킨다. 그러나 有形의 邪는 없으므로 결흉과 같이 心下石硬痛, 壓痛 등은 없다.

本證은 熱痞證으로, 心下가 번조하고(心煩), 심해지면 吐血, 衄血, 小便黃赤이 나타나고, 대변 배출이 나빠지며, 舌質·紅, 舌苔·黃, 脈·數이다. 大黃黃連瀉心湯 으로 淸熱消痞 한다 (표7·19).

◎大黃黃連瀉心湯方

		現代換算	現代中國	
大 黃	二兩	31.3g	6g	瀉熱和胃
黃 連	一兩	15.6g	3g	淸心胃火

이상으로 泄熱消痞 한다.

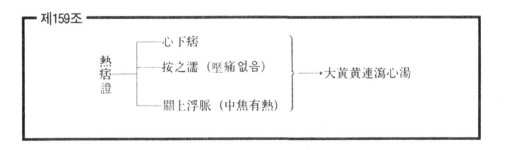

제159조

熱痞證 ┬─ 心下痞
       ├─ 按之濡 (壓痛없음) } ─→ 大黃黃連瀉心湯
       └─ 關上浮脈 (中焦有熱)

大黃黃連瀉心湯은 대황으로 瀉熱和胃하고, 황련으로 淸心胃火하고, 합해서 心下의 邪熱을 제거하고 痞를 없앤다. 달이면 下劑로서의 작용이 강해져 버리므로, 인스턴 트 홍차처럼 봉지에 넣어서 熱湯에 담그고 흔들어 그 성분이 우러나게 해서 마신다.

宋의 林億은 본래 本方은 다음에 나오는 附子瀉心湯처럼, 淸熱消痞를 강하게 하 는 황금이 들어가 있는 것이라고 했다. 그렇게 하면 엑기스제인 三黃瀉心湯과 동일 해진다.

◎大黃黃連瀉心湯의 適應症

熱證이 있는 고혈압, 동맥경화, 뇌일혈, 불안신경증, 鼻出血, 吐血, 喀血, 痔出血, 下血, 안저출혈, 결막염, 구내염, 구내궤양, 급성 인두염, 급성 위염, 담낭염 등, 소양 감·발적이 강한 피부병, 변비, 외상·열상 후의 發熱, 숙취에 사용한다. 陽明胃經

영역의 편두통, 삼차신경통, 어깨 결림, 불면, 현기증, 更年期 障碍, 생리불순 등에 사용한다.

(나) 附子瀉心湯

제160조

心下痞, 而復惡寒汗出者, 附子瀉心湯主之.

〔心下痞가 있으면서 도리어 惡寒이 있고 땀이 나는 사람은 附子瀉心湯으로 主治한다.〕

本條는 湯液으로부터 證을 추측해 보면, 心下熱痞 證과 陽虛證(衛氣不足)에 의한 體表의 腠理不固 때문에 惡寒·汗出이 있다. 만약 痞證에 瀉法만을 행하면, 陽虛

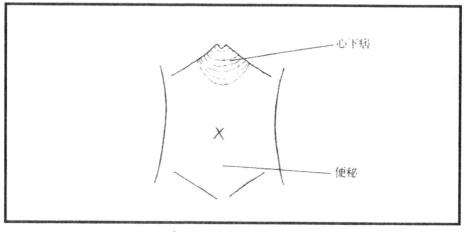

그림7·10 大黃黃連瀉心湯 腹證圖

가 심해져 버린다. 또 扶養만이라면, 痞 證 쪽이 심해져 버린다. 이것은 附子瀉心湯으로 寒熱補瀉併治하고, 邪正兼治한다.

熱痞 證이면서 惡寒이 있는 점은 이전의 條文과 같지만, 제169조는 表證의 惡寒이고, 發熱, 發汗, 頭痛, 脈浮 등이 있어, 先表後裏로 치료했다. 本條의 惡寒, 汗出은 표증이 아니라 桂枝加附子湯證에서 볼 수 있는 陽虛로 인한 것이다.

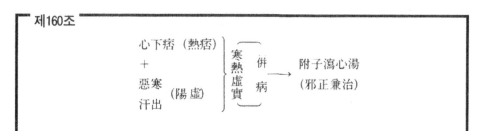

心下痞（熱痞）
＋
惡寒 （陽虛）
汗出

寒熱虛實 併病 → 附子瀉心湯 （邪正兼治）

◎附子瀉心湯方

		現代換算	現代中國	
大黃	二兩	31.3g	6g	瀉熱和胃
黃連	一兩		3g	淸心胃火
黃芩	一兩	各 15.6g	3g	淸肺熱
附子	一兩		3g	溫經扶陽

이상으로 泄熱淸痞 하고, 扶陽固表한다.

附子瀉心湯은 대황으로 瀉熱和胃하고, 황련으로 心熱과 胃熱을 없애고, 황금으로 肺熱을 없애고, 이상의 3味로 상부의 邪熱을 淸泄하여 消痞 하는 작용을 한다. 그 위에 부자로 溫經扶陽하는 寒溫併用, 攻補兼施하는 방제이다. 엑기스제로는 三黃瀉心湯에 加工附子末을 첨가하여 사용한다.

본증은 身熱, 顔面紅色, 口渴, 心下痞滿, 心煩不安, 尿短赤, 便秘 등의 熱症과, 발이 차가워지고, 땀을 흘리고, 추위를 타면서 뜨거운 것을 마시기를 좋아하고, 옷을 벗고 싶어 하지 않고, 복통, 설사의 陽虛·虛寒證이 混在한, 上熱下寒의 病症이다.

◎附子瀉心湯의 適應症

附子瀉心湯은 舌質·紅, 舌苔·白 혹은 淡黃, 脈·沈細의 만성화된 완고한 구내염과, 본래 陽虛한 허약자의 위질환, 위출혈, 虛實寒熱挾雜한 만성설사 등에 사용할 수 있다.

三黃瀉心湯證의 정리와 비교		
	大黃黃連瀉心湯 (三黃瀉心湯)	附子瀉心湯
病 因	邪熱壅滯心下	邪熱壅滯心下 兼陽虛虛寒證 (上熱下寒)
症 狀	心下痞 · 按之濡	
	口渴 · 喜冷飮 小便不利 · 大便秘結 舌質紅 · 舌苔黃 · 脈數	口渴 · 喜熱飮 · 惡寒 汗出 · 面紅 · 足冷 便秘 혹은 下痢 舌質紅 · 舌苔白 혹은 淡黃 脈沈細
治 則	清熱消痞	清熱消痞 兼扶陽
成 分	大黃 · 黃連 · (黃芩)	大黃 · 黃連 · 黃芩 · 附子

(2) 水痞證

(가) 五苓散

제161조

本以下之, 故心下痞, 與瀉心湯, 痞不解, 其人渴而口燥煩, 小便不利者, 五苓散主之.

[본래 이것을 瀉下시켜 心下痞 가 생겼는데, 사심탕을 주어도 痞 가 풀리지 않고, 그 환자가 갈증이 나면서 입이 마르고 煩하며, 소변이 不利한 者는 五苓散으로 主治한다.]

心下痞證은 誤下에 의해 생긴 것으로 사심탕으로 치료한다. 만약 사심탕으로도 痞 가 치유되지 않으면, 그것은 熱痞도 아니며, 또한 寒熱錯雜한 痞證도 아니다.

心下痞 외에 口渴, 口燥煩이 있으면서 小便不利 등의 膀胱 氣化작용 障害의 증상이 있으면 下焦蓄水證으로, 水氣가 中焦로 올라가 心下痞를 만든 것으로 「水痞」라고도 한다. 이에 대하여 반하사심탕의 痞는 「氣痞」이다.

本證은 五苓散으로 下焦의 蓄水證을 치료하면 心下痞도 없어진다 (표7 · 19).

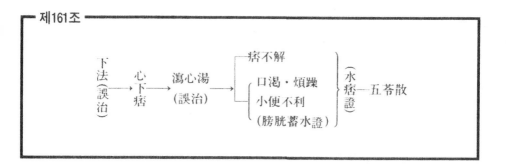

제161조

下法(誤治) → 心下痞 → 瀉心湯(誤治) → 痞不解 / 口渴·煩躁 小便不利 (膀胱蓄水證) } (水痞證) — 五苓散

(나) 眞武湯

제165조

傷寒吐下法, 發汗, 虛煩, 脈甚微, 八九日心下痞鞕, 脇下痛, 氣上衝咽喉 眩冒, 頸脈動惕 者, 久而成痿.

〔상한에 吐下를 한 후, 發汗하고, 虛煩하고, 脈이 몹시 微하며, 8~9일에 心下痞
鞕하고, 脇下가 아프며 氣가 咽喉로 상충하고, 眩冒하고, 經脈動惕 하는 者는 오래
되면 痿가 된다.〕

傷寒太陽表證에 吐下의 誤治를 행해버렸기 때문에, 正氣를 상하게 하여 發汗(惡
風), 煩躁하고, 脈微弱하게 된 것은 제38조에서 기술했듯이, 소음병으로 眞武湯의
適應이다.

8~9일이나 지나 陽氣가 더욱 虛해져 腎의 氣化作用 障害를 가져와, 水를 조절할
수 없어지고, 水氣가 체내에 범람하여 위로 올라가 心下로 逆上하여 心下痞鞕, 脇下
에 머물러 脇下痛을 생기게 한다.

水飮이 인후로 상충하여 嘔吐가 생긴다. 水氣가 머리로 올라가면 眩暈目眩을 일
으킨다.

經脈의 氣血의 흐름이 나빠져 근육에 영양이 공급되지 않게 되면, 근육이 실룩실
룩 경련을 일으키게 된다. 오래 되면 근육은 위축되어 버린다.

이들 증상은 모두 腎陽虛의 眞武湯證에서 볼 수 있는 것으로, 陽虛水泛證이며, 이
러한 心下痞鞕도 「水痞」이다.

이것을 중의학 서적에서는 苓桂朮甘湯(加附子)의 適應이라고 쓰여 있지만, 苓桂朮甘草湯證은 脈沈緊(제67조)이므로, 腎陽虛로 脈沈弱微한 眞武湯을 사용하는 것이 가능하다.

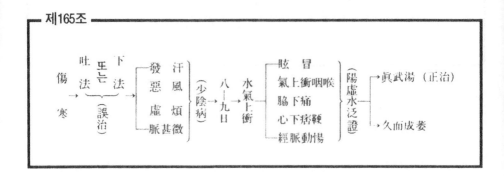

(3) 痰痞證 (旋覆代赭湯)

제166조

傷寒發汗, 若吐若下, 解後, 心下痞鞕, 噫氣不除者, 旋覆代赭湯主之.

[상한병에 發汗하고 혹은 吐하고, 혹은 下하고, 풀린 후에 心下痞鞕하고, 噫氣가 제거되지 않은 者는 旋覆代赭湯으로 主治한다.]

傷寒表證에 적절하지 않은 發汗法과 吐法, 下法 등의 誤治를 행하면, 표증이 없어져도 脾胃의 氣를 상하게(胃氣虛弱) 하므로, 脾의 運化 障碍 때문에 痰飮이 中焦의 心下部에 생겨, 氣의 흐름을 막아버리고(痰濁中阻), 心下部가 단단해지고 더부룩해져, 막혀 있는 느낌(心下痞鞕)이 들게 된다. 이 때문에 胃氣의 흐름이 방해를 받아, 胃氣上逆하여 트림(噫氣)과 딸꾹질(呃逆)을 되풀이하고 멎지 않는다. 이 외에 惡心, 구토, 가슴앓이, 현기증, 喘咳도 볼 수 있다 (표7 · 18, 7 · 19).

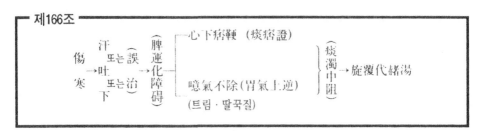

旋覆代赭湯證의 정리

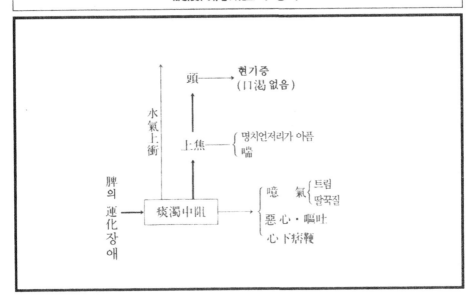

◎旋覆代赭湯方

		現代換算	現代中國	
旋覆花	三兩	47g	9g	軟堅散結 消痰理氣
代赭石	一兩	15.6g	24g	重鎭平肝 降逆止嘔
人 蔘	二兩	31.3g	2g	
炙甘草	三兩	47g	2g	和脾養胃 安定中焦
大 棗	十二枚	42g	8g	
生 薑	五兩	78g	3g	
半 夏	半升	125g	9g	和胃降痰化飮

이상으로 和胃降逆化痰한다.

선복대자탕은 선복화로 軟堅(硬結을 부드럽게 함) 散結(응어리를 없앰), 消痰理氣 (氣의 흐름을 개선함)하고, 嘔氣, 딸꾹질, 소화불량이 있는 위장신경증에 사용한다.

代赭石(赤鐵鑛)으로 重鎭(鑛石은 무거워서 鎭靜作用이 있는 것이 많음) 平肝(肝 氣의 亢進을 막음) 降逆(上逆한 胃氣를 내림)하고, 嘔氣, 딸꾹질, 트림, 상복부 팽만 감 등의 胃氣虛弱에 의한 胃痰飮證을 치료하는 妙藥이다. 眩氣症, 耳鳴·頭重 등의

肝陽上亢의 高血壓症과 임신 초기의 惡阻, 심장성 천식이 일어날 것 같은 胸苦에도 사용한다.

반하, 생강으로 和胃降逆化痰(담음을 제거함)한다. 인삼, 감초, 대조로 胃氣를 보충하여 和胃養胃하고, 中焦를 安定시키고, 旋覆代赭湯 전체로는 和胃化痰, 重鎭降逆 작용이 있다.

◎旋覆代赭湯의 適應症

本方은 舌質 · 淡紅, 舌苔 · 白薄 혹은 滑膩, 脈 · 濡 혹은 弦滑의 난치성 딸꾹질, 현기증, 구토, 心窩部 膨滿感, 트림, 가슴앓이, 唾液이 많으면서 식욕부진이 있는 것, 변비 경향의 급성 · 만성 위염, 위하수, 위산과다, 유문 협착, 위십이지장 궤양, 위암, 위장신경증, 만성 장염, 만성 간염, 횡격막 경련, 담도 감염증, 임신 오조, 메니에르병, 고혈압, 고혈압성 腦症, 뇌막염 후유증의 현기증, 구토 등에 사용한다. 더욱이 기관지염, 기관지천식, 기관지 확장증 등에도 사용할 수 있다.

표7 · 18 生薑瀉心湯과 旋覆代赭湯의 비교

	生薑瀉心湯	旋覆代赭湯
病 因	發汗後 胃虛 飮食停滯	發汗吐下後 胃虛痰阻 胃氣上逆 (晝中有實 · 上熱下寒)
症 狀	心下痞硬	
	乾噫 · 食臭 腸鳴 · 下痢 舌質 紅 · 舌苔 黃 脈 滑	噫氣反覆 食臭 없음 · 下痢 없음 舌質 淡紅 · 苔 白薄 · 滑膩 脈 濡 혹은 弦滑
治 則	和胃消痞 宣散水飮	降逆消飮 和胃補中
成 分	黃連 · 黃芩 · 半夏 · 乾薑 人蔘 · 生薑 · 大棗 · 甘草	旋覆花 · 代赭石 · 半夏 人蔘 · 生薑 · 大棗 · 甘草

【痞證의 정리】

여기에서 心下痞에 대하여 비교해 보자.

①半夏瀉心湯證의 心下痞는 寒熱錯雜하여 心下部에 停滯한 心下痞로, 滿하여 不痛·不硬이다. 壓痛도 없다(氣痞).

②大黃黃連瀉心湯證과 附子瀉心湯證은 중초에 熱이 정체한 心下痞로, 前者와 같이 단단하지도 않고 통증도 없다. (熱痞)

③生薑瀉心湯, 甘草瀉心湯證은 心下痞 硬, 寒熱의 停滯와 胃에 음식물의 정체가 더해지므로, 心下部는 滿하지 않고 단단해진다. (氣痞)

표7·19 痞證의 감별

		氣 痞	熱 痞	水 痞	痰 痞	大 結 胸
病 因		邪熱內陷 脾胃損傷 寒熱錯雜	無形의 邪熱 中焦에 內陷	膀胱氣化障害 水飮이 中焦에 痞塞	脾胃虛· 痰阻胃氣上逆	邪熱內陷 有形의 痰水와 胸隔에 互結
症 狀	主 症		心下痞 滿 無痛·按之濡		心下痞 硬 無痛	心下石硬滿 壓痛·拒按
	副 症	嘔逆 腸鳴 下痢	關上脈浮 吐血·衄血 心煩·口渴 小便不利 大便秘結	口渴 口煩燥 小便不利	딸꾹질·트림·명 치가쓰리고아픔· 구토 食不振·心下脹滿 頭重·耳鳴	頭汗·口渴 煩躁短氣 潮熱 心中懊憹 不大便
	舌 脈	舌質 紅 苔白薄膩·微黃 脈 滑·濡·弦	舌質 紅 舌苔 黃 脈 數	舌苔 白 脈 浮·浮數	舌質 紅 舌苔 白薄·滑膩 脈 濡·弦滑	舌 紅燥 舌苔 黃厚 脈 沈緊·沈遲有力
治 則		降逆和胃 消痞	淸熱消痞	化氣利水	和胃降逆 化痰消痞	瀉熱逐水 破結
代表方劑		半夏瀉心湯	大黃黃連瀉心湯	五苓散	旋覆代赭湯	大陷胸湯
成 分		黃連·黃芩· 半夏·人蔘·乾薑 大棗·甘草	大黃·黃連 (黃芩)	茯苓·猪苓 澤瀉·白朮 桂枝	旋覆花·代赭石 半夏·人蔘·生薑 大棗·甘草	甘遂·大黃 芒硝

④태음병의 理中丸證은 胸下結硬으로, 寒濕이 心下에 정체하여, 만지면 탄력성이 있는 저항이 있지만, 압통은 없다.

⑤旋覆代赭湯證의 心下痞鞭은 痰濕의 停滯(痰痞)로 心下部가 단단해지지만, 역시 自發痛, 壓痛은 없다.

§6 太陽病腑證 (2)

太陽蓄血證 (血瘀證)
(가) 桃核承氣湯
제109조

太陽病不解, 熱結膀胱, 其人如狂, 血自下, 下者癒. 其外不解者, 尚未可攻, 當先解其外. 外解已, 但小腹急結者, 乃可攻之, 宜桃核承氣湯.

[태양병이 풀리지 않고, 熱이 방광에 結하여 있고, 그 환자가 狂과 유사한 증상을 보이며, 血이 스스로 나오는데, 나오게 되는 者는 낫는다. 그 外證이 풀리지 않는 者는 역시 아직 攻下해서는 안 되며, 마땅히 먼저 外證을 푸는 것이 옳다. 外證이 다 풀리고 나서, 다만 少腹急結이 있는 者는 그때는 이것을 攻下하는 것이 가능하므로 桃核承氣湯이 적합하다.]

태양병이 낫지 않고 계속되어 發熱, 惡寒, 頭痛이 있으며, 더욱이 여기에서는 表邪가 化熱內陷하여,

胸隔에 들어간 虛煩證, 結胸證
心下部에 들어간 痞證
胃腸에 들어간 陽明證

과는 달리, 太陽의 腑인 膀胱이 있는 下焦에까지 太陽經을 통해(太陽隨經) 들어온 것이다. 그리고 下焦에 쌓이기 쉬운 어혈과 결합하여 血熱互結한 太陽(膀胱)蓄血證이다.

表邪가 태양경을 경유하여, 太陽의 腑인 방광에 들어와 水와 결합한 것이 太陽(膀

胱)蓄水證이다.

本證은 少腹(下腹部)이 急結(腹壁緊張 · 硬結, 疼痛)하고, 또 血熱이 상승하여 心神(精神)을 어지럽혀 狂(精神異常)과 같은 상태가 되어 버린다.

本證은 桃核承氣湯으로 攻逐瘀血(攻下시켜 瘀血을 邪熱과 함께 대변으로 배출)하여 치료한다(攻下라는 것은 排便시키는 것임).

만약 表證이 아직 있을 때에, 이것을 먼저 치료하지 않고 攻下시켜 버리면, 남아 있는 外邪가 다시 內陷하여, 증상이 악화되어 버리므로, 먼저 表證을 치료하여(先表), 表證이 없어지고 나서 桃核承氣湯을 사용한다(後裏).

病邪가 가벼워 正氣가 邪를 이기면, 약을 쓰지 않아도 瘀血은 자연히 대변으로 배출되어 병이 낫게 된다.

표7 · 20   太陽蓄血證과 太陽蓄水證의 비교

	太陽蓄血證	太陽蓄水證
病 因	表邪化熱 下焦內陷 瘀血+熱 → 互結	表邪 (風寒) 膀胱內陷 風寒+水 → 互結
病 位	下焦血分	膀胱氣分
症 狀	兼表症 혹은 無表症 發狂 혹은 如狂 消穀善飢 小便自利 少腹急結 혹은 硬便	發熱惡寒 때때로 發汗 煩渴 혹은 渴欲飲水 水入卽吐 小便不利 心下痞 少腹滿
舌脈象	舌質 紫 脈 沈澀	舌苔 白滑 脈 浮數
治 則	活血化瘀 破血逐瘀	利水滲濕 溫陽化氣
方 劑	桃核承氣湯 抵 當 湯 抵 當 丸	五苓散

◎桃核承氣湯方

		現代換算	現代中國		
桃 仁	50個	15.2g	9g	活血化瘀	⎫ 活血化瘀增强
桂 枝	三兩	47g	3g	通經活血	⎭
大 黃	四兩	62.5g	3g	⎧ 行瘀通經 ⎨ ⎩ 淸熱瀉下	⎫ 謂胃承氣湯
芒 硝	二兩	31.3g	3g	瀉熱軟堅	⎬
甘 草	二兩	31.3g	3g	緩急和中	⎭

이상으로 活血化瘀, 通下瘀熱한다.

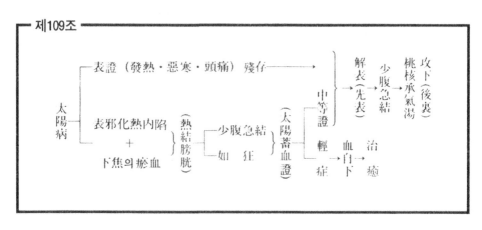

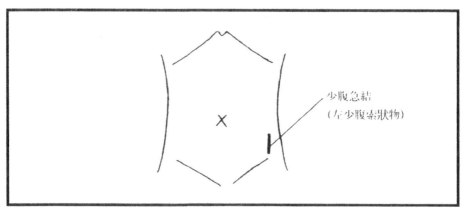

그림7 · 11 桃核承氣湯 腹證圖

桃核承氣湯은 조위승기탕(大黃·芒硝·甘草)에 계지, 도인을 합하여, 瀉下하여 어혈을 下行(大便으로 排出)시킨다. 어혈은 化熱하기 쉬워 瘀熱이 된다. 本方은 熱이 瘀보다도 重한 蓄血證이지만, 그 중에서도 비교적 輕症에 적용된다.

◎桃核承氣湯의 適應症

임상에서는 舌質·紫 혹은 紅으로 紫斑, 脈·沈澁인 고혈압, 안면홍조·안구충혈이 있는 두통, 현기증, 어깨결림, 鼻出血, 안저출혈, 피하출혈, 타박, 齒痛, 인후종창, 단독, 종창이 심한 痔核, 항문주위염, 변비, 腸痙攣, 回盲部 慢性炎症, 만성 골반염, 방광염, 월경통, 월경불순, 대하, 대상성 월경, 정신이상에 의한 흥분, 躁病, 유산 후의 태반잔류, 胎死殘留, 정신불안, 갱년기장애, 신경증, 동맥경화증, 요통, 좌골신경통, 습진, 여드름, 기미 등에 사용하는데, 降衝逆, 平血壓, 通經 작용이 특히 뚜렷하게 나타난다.

⑷ 抵當湯

제128조

太陽病六七日, 表證仍在, 脈微而沈, 反不結胸, 其人發狂者, 以熱在下焦, 少腹當鞕滿, 小便自利者, 下血乃愈. 所以然者, 以太陽隨經, 瘀熱在裏故也, 抵當湯主之.

〔태양병이 6~7일 되었는데, 表證이 여전히 존재하고, 脈이 微하면서 沈한데, 도리어 結胸이 없고, 그 환자가 狂을 發하는 경우는, 熱이 下焦에 있는 것으로서, 少腹이 마땅히 鞕滿할 수 있다. 小便自利일 때는 血이 나오면 곧 낫는다. 이렇게 되는 까닭은, 太陽隨經의 瘀熱이 裏에 있기 때문이다. 抵當湯으로 主治한다.〕

태양병이 6~7일 되었는데도 아직 表證이 계속되고 있다면, 脈은 당연히 浮하다. 그것이 沈으로 되어 있는 것은 表邪가 깊이 內陷하였기 때문이다. 그러나 化熱하여 胸膈의 痰水와 결합한 結胸證은 아니므로, 沈하여도 緊하지는 않고, 여기에서는 微하고 澁할 것이다.

熱在下焦는 前條의 熱結膀胱과 마찬가지로, 下焦에서 熱과 血이 결합하여, 쌓여 있는 상태로, 太陽膀胱蓄血證이다. 前條와 마찬가지로, 精神異常과 下腹部의 硬滿이 보이지만, 蓄水證이 아니므로, 방광의 氣化작용으로 영향은 없고 小便自利이다 (표 7 · 20).

本證은 瘀血이 裏에 정체해서 氣血의 흐름이 나빠져 있으므로, 脈이 微하고 沈澁하다. 瘀熱(瘀血과 熱이 결합한 것) 在裏의 前條보다도 重症이므로, 표증이 있어도 (表證仍在), 먼저 급히 裏證을 치료하기 위해, 抵當湯으로 어혈을 내보내서 치료한다 (破血逐瘀).

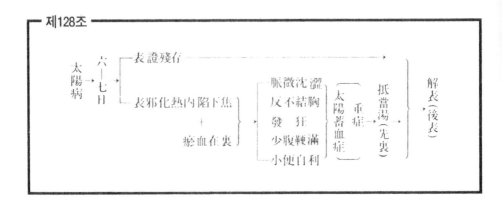

제239조

陽明證, 其人喜忘者, 必有蓄血. 所以然者, 本有久瘀血, 故令喜忘, 屎雖鞕, 大便反易, 其色必黑者, 宜抵當湯下之.

[양명증에 그 환자가 喜忘하는 경우에는 반드시 蓄血이 있다. 이렇게 되는 까닭은 이전에 오랫동안 어혈이 있어, 그 때문에 喜忘을 일으키고, 대변이 딱딱하더라도 대변을 보기는 오히려 쉬우며, 대변의 색이 반드시 검은 者는 모름지기 抵當湯으로 이것을 下시켜야 한다.]

本條는 陽明蓄血證이다 (표7 · 21). 양명의 邪熱과 본래 있던 오래된 瘀血이 결합하여 발생하며, 그 主症은 健忘(喜忘)이다. 또한 동시에 대변이 검고 단단하지만, 대굴대굴 구르므로 排便은 容易하다. 瘀熱은 역시 상승하여 心神(精神)에 영향을 주므로 健忘을 일으키는 것이다.

이것도 瘀熱在裏의 重症으로, 抵當湯을 사용한다.

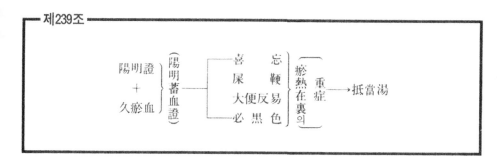

표7·21 太陽蓄血證과 陽明蓄血證의 비교

	太陽蓄血證	陽明蓄血證
病因	外邪化熱이 下焦에까지 깊이 들어와 血과 결합	陽明의 熱邪가 血과 결합
病位	下焦	胃腸
症狀	少腹急結 또는 硬滿 小便自利·身黃 如狂 또는 發狂	대변이 단단하지만 쉽게 나옴 黑色硬 健忘
方劑	桃核承氣湯 抵當湯	抵當湯

제259조

病人無表裏證, 發熱七八日, 雖脈浮數者, 可下之. 假令已下, 脈數不解, 合熱則消穀善飢. 至六七日不大便者, 有瘀血, 宜抵當湯. 若脈數不解, 而下不止, 必協熱便膿血也.

〔환자에게 表裏證이 없이 發熱하는 것이 7~8일 경과되면, 脈이 浮數하더라도 이것을 下시켜야 한다. 만약 이미 下시켜서 脈數이 풀리지 않고, 열이 합쳐지면 곧 消穀善饑하고, 6~7일이 되도록 대변이 나오지 않는 者는 어혈이 있고 抵當湯이 적합하다. 만약 脈數이 풀리지 않으면서 설사가 멎지 않으면 반드시 協熱하여 膿血便이 된다.〕

發熱·脈浮數의 數脈은 제22조, 제34조의 促脈과 같으며, 이것은 化熱內陷하기 시작한 邪에 正氣가 맹렬하게 저항하여 正邪가 격심하게 싸우고 있는, 表證이라고도

裏證이라고도 결정하기 어려운 상태이다. 이것이 7~8일이나 되면, 陽明腑實證으로 기울어지게 되므로 腹痛·不大便이 당연히 있을 것이다. 따라서 「下시켜야 한다」는 것이다.

下法을 쓴 후, 浮脈이 사라지고 數脈만이 남아있는 것은, 熱이 있는 상태로서, 消穀善饑(음식을 먹어도 곧 空腹이 됨)도 있는 것은 陽明胃熱證으로, 더욱이 변비가 계속되는 것은 어혈이 있기 때문이다. 陽明蓄血證으로 抵當湯을 사용한다.

또 만약 下劑를 부여한 후에, 이번에는 설사가 멎지 않게 되고 數脈이 계속되는 것은, 열이 胃에서 腸으로 하강하여 깊이 들어와 버렸기 때문에, 陰經을 灼하고 혈맥을 犯하여, 血熱이 함께 腐敗하여, 膿血便이 되어 버린다. 이것은 血과 熱의 協熱下利로, 백두옹탕을 사용한다.

제259조

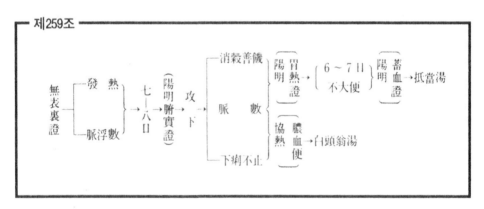

◎抵當湯方

	現代換算	現代中國	
水蛭(거머리)	各三十個	78.0g	各5個	破血逐瘀
虻虫 (등에)		3.7g		
桃仁	二十個	6g	10g	活血清熱
大黃	三兩	47g	10g	

이상으로 蕩內熱하고, 破血逐瘀한다.

抵當湯은 破血하는 힘이 강한 動物 生藥인 水蛭, 虻虫에, 대황, 도인으로 活血清熱하는 힘을 증강시킨다.

◎抵當湯의 適應症

임상에서는, 舌質·紫, 脈·沈結 혹은 沈澁인 瘀血 증상이 심한, 肝臟病, 門脈高血

壓症, 만성충수염, 치출혈, 기능성 자궁출혈, 무월경, 자궁근종, 重症神經症, 히스테리, 전간, 外傷性 皮下血腫 등에 사용한다.

(다) 抵當丸
제130조

傷寒有熱, 少腹滿, 應小便不利, 今反利者, 爲有血也, 當下之, 不可餘藥, 宜抵當丸.

〔傷寒에 熱이 있고 少腹滿하면, 바로 小便이 不利하게 된다. 지금 오히려 利하는 자는 血이 있는 것이므로, 마땅히 이것을 下시켜야 하는데, 다른 약을 사용해서는 안 되고, 抵當丸이 적합하다.〕

桃核承氣湯證의 정리와 太陽膀胱蓄血證의 감별			
	桃核承氣湯	抵當湯	抵當丸
病因	瘀血이 생긴 지 얼마 되지 않아 얕고 輕症임 熱>瘀	瘀血이 오래되어 깊고 重症임 瘀>熱	瘀血이 오래되어 깊지만 완만함
症狀	少腹急結 如 狂 小便自利	少腹硬滿 發狂·身黃 黑色硬便 健忘·消穀善饑	少腹滿 病勢較緩 發 狂 前二者의 中間症
舌脈象	舌質 紫 또는 　　　紅紫斑 脈 沈澀	舌質 紫 脈 沈結(제129조) 혹은 沈澀微	
治法	先表後裏	先裏後表	
治則	淸熱活血化瘀	蕩內熱·破瘀血	緩　攻 破　瘀
方劑 成分	桃仁·大黃 芒硝·桂枝·甘草	桃仁·大黃 水蛭·虻蟲	

太陽病表證으로 發熱이 있고, 동시에 少腹滿, 小便不利가 있으면 太陽蓄水證으로, 五苓散의 適應이지만, 지금은 반대로 小便利이므로 太陽蓄血證이다 (표7·21).

本條는 「少腹滿」이고, 抵當湯證인 제128조의 「小腹鞕滿」에 비해 증상이 온건하므로, 抵當湯과 桃核承氣湯의 中間證으로 抵當丸을 사용한다.

　抵當丸은 抵當湯에 비해 藥量이 적으므로, 작용이 약하고, 환약이므로 작용이 온건
하기 때문에 本證에는 抵當丸 이외의 약은 적절하지 않다(不可餘藥).

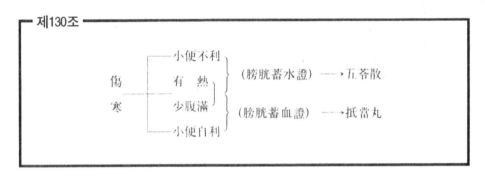

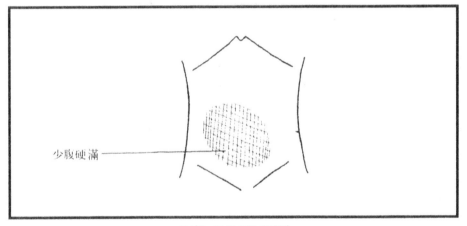

그림7·12 抵當湯 腹證圖

◎抵當丸方

		現代換算	現代中國
水 蛭	二十個	52g	9g
虻 虫	二十個	3.7g	9g
桃 仁	二十五個	7.6g	9g
大 黃	三兩	47g	10g

이상의 분말을 蜂蜜로 丸을 만들어 緩攻破血逐瘀한다.

　抵當丸은 抵當湯에 비해 수질, 맹충이 2/3로, 대황은 同量이지만 도인을 1/4증가
시킨다.

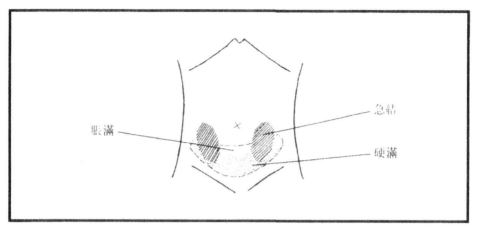

그림7·13 抵當丸 腹證圖

第8篇 黃疸

§序

여기에 상한론에 나와 있는 黃疸의 條文을 정리하여 비교 검토해 놓았다. 상한론에 기재어 있는 黃疸에는,

① 濕熱發黃
② 火毒發黃
③ 寒濕發黃
④ 瘀血發黃의 4종류가 있다.

§1 濕熱發黃(陽黃)

(1) 茵蔯蒿湯

제238조

陽明病, 發熱汗出者, 此爲熱越, 不能發黃也. 但頭汗出, 身無汗, 齊頸而還, 小便不利, 渴引水漿者, 此爲瘀熱在裏, 身必發黃, 茵蔯蒿湯主之.

〔양명병으로 發熱이 있고 땀이 나는 자는, 이것은 熱越이 되는데, 發黃할 수 없다. 단지 머리에 땀이 나고 몸에는 땀이 없으며 목에 도달해서 돌아오는데, 소변은 잘 나오지 않고 갈증이 나서 물을 당기는 者는 瘀熱이 裏에 있는 것이다. 몸에는 반드시 黃疸을 發하는데 茵蔯蒿湯으로 主治한다.〕

양명병은 發熱 發汗한다. 이것은 熱邪가 땀과 같이 배설되기 때문으로, 이 경우에는 黃疸이 되지 않지만, 만약 전신에 땀이 나오지 않고 熱邪가 발산되지 않고, 濕熱이 울체되어 위로 올라가면 頭頸部에 국한하여 發汗한다. 이것에 小便不利가 더해진

다면 濕邪가 아래에서 나오지 않으므로 裏에 울체된 內熱(여기의 瘀熱은 熱邪이다)에 의해 口渴이 생겨 물을 마시고 싶어 한다. 또 체내에 濕熱이 증가하면 차례로 肝膽의 疏泄장애를 일으켜 담즙이 흘러넘쳐 黃疸이 된다. 이것은 습열에 의한 양명병의 黃疸(濕熱發黃)이다. 선명한 황색이므로 陽黃이라고도 하며, 茵蔯蒿湯의 적응이다.

양명병이므로 口渴, 腹滿, 便秘도 있고, 舌質·紅, 舌苔·黃膩, 脈·滑數이다.

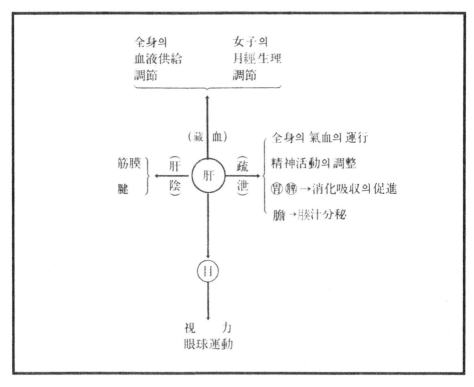

肝의 生理(『實踐中醫學入門』P.44 綠書房에서)

제238조

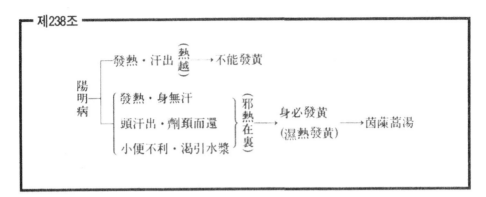

제261조

傷寒七八日, 身黃如橘子色, 小便不利, 腹微滿者, 茵蔯蒿湯主之.

〔상한 7~8일에 몸에 黃疸이 나타나는 것이 귤색과 같고 소변이 잘 나오지 않으며
배가 약간 그득한 자는 茵蔯蒿湯으로 主治한다.〕

제204조

陽明病, 無汗, 小便不利, 心中懊憹者, 身必發黃.

〔양명병으로 땀이 없고 소변이 잘 나오지 않으며, 心中懊憹하는 자는, 몸에 반드
시 黃疸을 發한다.〕

제261조 · 제204조

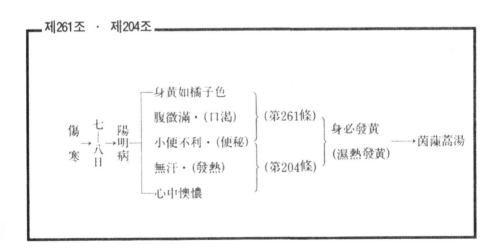

상한7~8일에 이미 양명병이 되어 濕熱發黃하고, 그 색은 선명한 황색으로 陽黃
이다. 이 證은 無汗, 小便不利로서 濕이 배설되지 않기 때문에, 濕과 熱이 같이 裏에
鬱積하여 腹滿이 되고, 腹滿이 심해지면 心中懊憹한다. 陽明病이므로 發熱·口渴·
便秘도 있고, 茵蔯蒿湯을 사용한다.

제234조

陽明中風, 脈弦浮大而短氣, 腹都滿, 脇下及心痛, 久按之氣不通, 鼻乾不得汗, 嗜
臥, 一身及目悉黃, 小便難, 有潮熱, 時時噦, 耳前後腫, 刺之小差, 外不解, 病過十日,
脈續浮者, 與小柴胡湯.

〔陽明中風으로 脈弦浮大하여 短氣하고, 배 전체가 그득하여 脇下 및 心部位에 통
증이 있고, 오래 누르면 氣가 통하지 않으며, 鼻乾이 있고 땀이 나지 않고, 嗜臥가 있
고 온몸과 눈에 모두 황색을 띠고, 소변을 보기 어렵고, 潮熱이 있으며 때때로 딸꾹
질을 하고, 귀의 前後가 부어서, 자침을 하면 조금 차도가 있으나 밖은 풀리지 않고,
병이 10일을 경과하여 脈이 계속 浮한 자는 小柴胡湯을 부여한다.〕

脈弦은 少陽, 浮는 太陽, 大는 陽明으로, 이것은 三陽合病이다. 短氣는 제213조의
양명증과 같이 內熱에 의한 숨참(息切)으로, 腹滿, 온몸과 눈에 發黃, 小便難, 潮熱이
이미 나타나고 있는 양명증이고, 鼻乾, 嗜臥, 時時噦(乾嘔)도 양명내열에 의한 증상
이다. 脇下와 心部位에 통증이 있고, 오래 누르면 氣가 통하지 않는 것은 少陽의 氣
가 熱邪 때문에 막혀 통하지 않는 상태이고, 耳前後部는 소양경으로 熱邪로 인해 經
脈이 통하지 않아서 腫脹이 있다. 不得汗은 태양증이다.

이 黃疸은 濕熱發黃이다. 病이 중하고 복잡한 상태로서 發表도 攻裏도 간단하게
할 수 없으므로 瀉法鍼刺하여 熱邪를 배출시켜 陽氣를 통하게 하면 경쾌해진다. 裏
證이 없어지고, 外證이 남아 있은 지 10일이 지나, 그래도 아직 脈이 계속 浮(醫宗金
鑑에서는 弦浮라고 함)하다면 소양증으로 치우쳐 있는 것이므로 소시호탕을 사용한
다. 濕熱發黃은 이 외에 大結胸證의 제138조에도 있다.

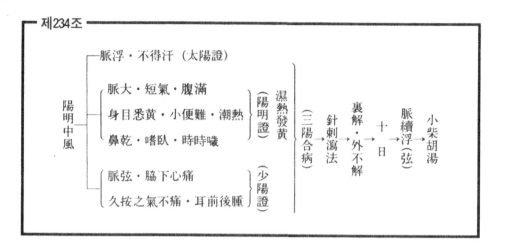

┌ 제234조 ───

```
                ┌─ 脈浮・不得汗 (太陽證)
                │
                │ ┌ 脈大・短氣・腹滿
  陽          │ │                                    濕
  明          │ │ 身目悉黃・小便難・潮熱   (陽明證)   熱     (三陽合病)  針刺瀉法   裏解・外不解   ─→ 十日   脈續浮(弦)   小柴胡湯
  中        ─┤ │                                    發
  風          │ └ 鼻乾・嗜臥・時時噦              黃
                │
                │ ┌ 脈弦・脇下心痛           (少陽證)
                └ │
                  └ 久按之氣不痛・耳前後腫
```

◎茵蔯蒿湯方

		現代換算	現代中國	
茵 蔯	六兩	94g	18~30g	淸熱利濕除黃
梔 子	十四枚	14.6g	9g	除煩熱淸泄三焦
大 黃	二兩	31.3g	6g	導熱下行泄瘀熱

이상으로 淸熱利濕한다.

◎茵蔯蒿湯의 適應症

茵蔯蒿湯은 급성간염의 嘔氣, 口渴, 便秘, 尿量減少 등이 있고, 또 心窩部에서 胸에 걸쳐 펼쳐져 고통스러운 증상이라면 黃疸이 있거나 없거나 사용한다. 특히 급성간염의 초기에 유효하다. 담낭염, 만성간염, 간경변의 경우에도 같은 증상이라면 四逆散, 大柴胡湯, 小柴胡湯 등과 합방하여 이용한다. 또 담마진, 피부소양증에도 口渴, 便秘, 상복부의 팽만감과 불쾌감이 있는 것에 사용한다. 같은 증상이 있는 급성신염, 네프로제, 구내염에도 유효하다.

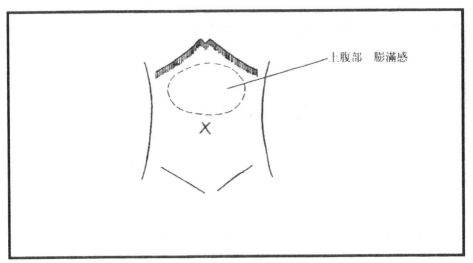

그림8·1 茵蔯蒿湯 腹證圖

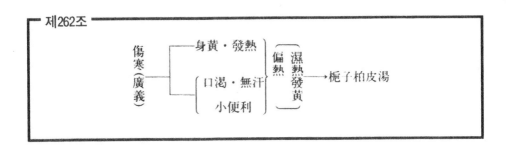

(2) 梔子柏皮湯

제262조

傷寒身黃發熱, 梔子柏皮湯主之.

〔상한으로 몸에 黃疸을 發하면서 發熱하는 자는 梔子柏皮湯으로 主治한다.〕

여기의 傷寒은 廣義의 상한병으로서, 이 黃疸은 역시 無汗으로, 熱이 濕보다도 重하고, 濕 쪽은 가볍기 때문에 裏에 鬱積하지 않으므로 腹滿이 없고 小便利인 경우가 많지만, 發熱 때문에 조금 胸苦하고 가벼운 口渴 등이 있다. 이때는 梔子柏皮湯으로 淸熱泄濕한다.

◎梔子柏皮湯方

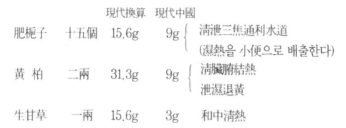

		現代換算	現代中國	
肥梔子	十五個	15.6g	9g	清泄三焦通利水道 (濕熱을 小便으로 배출한다)
黃 柏	二兩	31.3g	9g	清臟腑結熱 泄濕退黃
生甘草	一兩	15.6g	3g	和中清熱

이상으로 清熱兼泄濕한다.

梔子柏皮湯은 黃疸의 輕症으로 惡心, 嘔吐, 腹滿, 便秘 등이 없고, 舌質·紅, 舌苔·黃, 脈·數인 것에 사용한다.

⑶ 麻黃連軺赤小豆湯

제263조

傷寒瘀熱在裏, 身必黃, 麻黃連軺赤小豆湯主之.

〔傷寒으로 瘀熱이 裏에 있으면 몸에 반드시 黃疸을 발한다. 麻黃連軺赤小豆湯으로 主治한다.〕

狹義의 傷寒의 表證이 있고, 그 위에 濕熱이 裏에 鬱積하여 發熱(邪熱在裏)하고 發黃하는데, 이 黃疸은 陽黃兼表證이다. 麻黃連軺赤小豆湯으로 表裏雙解한다 (표 8·16).

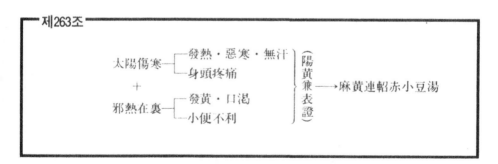

제263조

太陽傷寒 — 發熱·惡寒·無汗 / 身頭疼痛
+
邪熱在裏 — 發黃·口渴 / 小便不利 ⟶ (陽黃兼表證) ⟶ 麻黃連軺赤小豆湯

-361-

◎麻黃連軺赤小豆湯方

		現代換算	現代中國	
麻 黃	二兩	31.3g	6g	⎫ 辛散表邪
杏 仁	四十個	14g	6g	⎬ 宣發鬱熱
生 薑	二兩	31.3g	6g	⎭
連軺(連翹根)	二兩	31.3g	6g	⎫
赤小豆	一升	75g	10g	⎬ 淸泄濕熱
梓白皮	一升	不明	10g	⎭
大 棗	十二枚	42g	5g	⎫ 調和脾胃
炙甘草	二兩	31.3g	6g	⎭

이상으로 解表淸熱, 利濕消黃한다.

◎麻黃連軺赤小豆湯의 適應症

本方은 發熱·惡寒·無汗의 表證이 있고, 尿量은 적고 浮腫·腹水·黃疸이 있는 肝臟病. 피부소양이 있는 皮膚病에 合倂한 腎炎 등에 사용된다.

§2 火毒發黃(陽黃)

제205조

陽明病, 被火, 額上微汗出, 而小便不利者, 必發黃.

〔양명병인데 火氣를 받아 이마 위에 약간 땀이 나고 소변이 잘 나오지 않는 자는 반드시 黃疸을 發한다.〕

熱證의 양명병을 잘못하여 火攻(燒針과 灸 등)을 하면, 진액을 傷耗하여 濕熱이 안에 틀어박혀 無汗이 되고, 濕邪가 熱邪와 함께 상승하여 머리에만 發汗하며, 게다가 濕邪 때문에 방광의 氣化障害를 일으켜 小便不利가 더해지므로 濕熱의 鬱積이 심하게 되어 黃疸이 되어버린다. 이것을 火毒發黃이라 한다. 이 경우에는 茵蔯蒿湯과

梔子柏皮湯을 함께 사용한다. 火毒發黃도 陽黃이다.

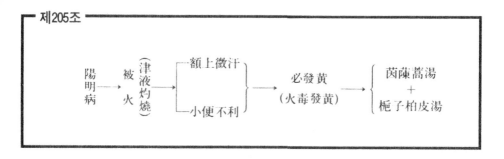

제205조

제114조

太陽病中風, 以火劫發汗, 邪風被火熱, 氣血流溢, 失其常度. 兩陽相燻灼, 其身發
黃. 陽盛則欲衄, 陰虛小便難. 陰陽俱虛竭, 身體則枯燥, 但頭汗出, 齊頸而還, 腹滿微
喘, 口乾咽爛, 或不大便, 久則讝語, 甚者至噦, 手足躁擾, 捻衣摸床, 小便利者, 其人
可治.

〔太陽病中風인데 火氣로써 劫하여 發汗시키고 邪風火熱을 얻어 氣血流溢하여 常
度를 잃었다. 兩陽이 서로 燻灼하면 몸은 반드시 黃疸을 發한다. 陽이 盛하면 코피가
나려 하고, 陰虛하면 小便難이 된다. 음양이 모두 虛竭하면 신체는 즉시 枯燥하고,
단지 머리에만 땀이 나며, 목까지 도달하면 땀이 나지 않는다. 腹滿微喘하고 口乾이
있으며, 咽爛하고 혹은 대변을 볼 수 없으며, 오래되면 헛소리를 하고, 심한 자는 딸
꾹질을 하는 지경에 이르며, 手足은 躁擾하고 옷을 잡고 침상을 더듬으나, 소변이 잘
나오는 자는 나을 것이다.〕

태양중풍증에 잘못하여 火劫(燒針 등)으로 강력하게 發汗시키면, 風邪가 火熱로
부채질당하여 심한 熱毒이 되어 버리므로, 氣血의 흐름이 가속화되고 불규칙하게 움
직여 몸 밖으로 나오게 된다. 熱毒은 風邪와 합하여 臟腑를 상하게 하고 肝膽의 소설
과다가 되어 담즙이 넘쳐나와 黃疸이 된다.

邪熱이 심해지면, 上攻하여 血絡을 상하게 하여 鼻出血이 있고, 下劫하여 陰液을
소모시켜 尿가 나오지 않게 된다. 氣血陰陽 모두 虛竭하여 肌膚筋脈다 윤택하지 않
게 되므로 피부는 수분을 상실하여 건조하게 되어 땀이 나지 않는다. 겨우 남은 진

액이 熱氣와 같이 상승하므로 머리에만 땀이 난다.

熱이 胃腸에 모이면 腹滿하고, 肺氣를 상하게 하여 하강하지 않으므로 微喘하고, 양명증이 심하게 되어 不大便하고, 헛소리를 하며, 결국에는 胃氣敗絶하여 噦(乾嘔)하고, 의식이 혼탁하고 手足을 허둥대며, 전전반측하여 침구를 물리친다. 이것은 출혈경향이 현저하고 高熱, 無尿로 肝性昏睡에 빠진 劇症肝炎이다.

예후는 소변이 나오는 여부로서 결정된다. 尿가 나오면 방광의 氣化作用이 남아 있어서 조금의 진액이 있고 장부의 작용이 殘存하고 있으므로 '可治'이다. 本證은 <u>溫病의 血分證</u>에 해당하고, 현대중의학에서는 犀角散과 犀角地黃湯을 기본으로 한 가감법을 이용한다.

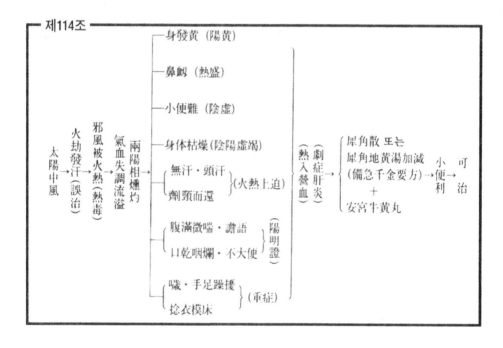

제114조

제6조

太陽病, 發熱而渴, 不惡寒者, 爲溫病. 若發汗己, 身灼熱者, 名曰風溫. 風溫爲病, 脈陰陽俱浮, 自汗出, 身重, 多眠睡, 鼻息必鼾, 語言難出. 若被下者, 小便不利, 直視失溲. 若被火者, 微發黃色, 激則如驚癎 時瘈瘲. 若火熏之, 一逆尚引日, 再逆促命期.

茵陳蒿湯證의 정리와 濕熱發黃의 3가지 방제의 감별

	茵陳蒿湯	梔子柏皮湯	麻黃連軺赤小豆湯
病 理	濕熱併重 或 偏濕 裏熱實證	濕熱偏熱 裏熱實證의 輕症	濕熱兼表證
症 狀	發熱 · 黃疸 口渴 惡心 · 嘔吐 小便不利 腹滿 · 便秘 身無汗 · 頭汗出 心中懊憹	發熱 · 黃疸 口渴不多飲 (—) 小便不利 (—) 無汗 胸中煩悶	發熱 · 黃疸 (—) (—) 小便不利 腹水 · 浮腫 無汗 惡寒 · 身痒
舌脈象	舌質 紅 舌苔 黃膩 脈 滑數	舌質 紅 舌苔 黃膩 脈 數	舌質 紅 舌苔 白或薄黃 脈 浮弦
治 則	淸利濕熱	淸熱泄濕	解表淸熱(表裏兼治) 利濕消黃
成 分	茵蔯 · 梔子 大黃	梔子 · 黃柏 生甘草	麻黃 · 連翹 · 杏仁 赤小豆 · 生梓白皮 大棗 · 炙甘草

〔태양병으로 發汗하면서 갈증이 있고, 惡寒하지 않는 자는 온병이다. 만약 發汗이 끝났는데도 몸이 작열하는 자는 이름하여 風溫이라고 한다. 風溫의 병이 되는 것은, 脈은 음양 모두 浮하고, 自汗出로서 몸은 무겁고, 잠을 많이 자고, 코로 숨 쉴 때 반드시 코고는 소리가 나며, 말을 잘 하지 못한다. 만약 瀉下를 시키면 소변이 잘 나오지 않고, 直視하며, 大小便失禁이 된다. 만약 火法을 행하면 미미하게는 황색을 발하고 극렬하게는 경간과 같이 때로 瘈瘲 한다. 만약 火로써 燻法을 행하면 한 번 逆할 때는 더욱 시일이 연장되고, 다시 逆할 때는 수명을 재촉한다.〕

太陽病表證의 中風 · 傷寒은 風寒外邪에 의한 것으로서, 發熱(그다지 심하지 않다) · 惡風寒 · 口不渴이다. 溫病은 風熱外邪에 의한 것이다. 風熱은 陽邪이므로 惡寒이 보이지 않고, 發熱이 심하며 또 진액도 傷耗하기 쉬우므로 동시에 口渴도 나타난다. 이것은 溫病初期의 衛分證이다.

이것을 發汗하여 誤治해 버리면, 진액을 소모시키고 열이 더욱 성하게 되어 손을 대면 탈 정도의 全身高熱이 된다. 이것이 風溫이다. 풍온은 冬春의 계절에 풍열의 外邪를 받아 발생하는 열성질환이다.

熱이 체표에 넘쳐 氣血을 같이 떠오르게 하므로 脈은 寸關尺 三部 全部가 浮로서 有力(洪大脈)하게 된다. 열이 진액도 正氣도 상하게 하므로 몸이 무겁고, 열이 心神(精神)을 어지럽히므로 嗜眠狀態가 되어 수면이 깊지 않고 코를 곤다. 心은 言을 주관하고 舌은 心의 苗라고 말하는데, 心神이 어지러우므로 말이 잘 나오지 않게 된다. 이 상태는 훨씬 진행된 溫病의 氣分證이다.

이 病에는 淸熱養陰(白虎湯)의 치료가 필요한데, 이것을 瀉下시켜버리면 음액을 더욱 빼앗아버려 소변이 나오지 않게 된다. 陰液이 눈을 보양 할 수 없게 되어 안구는 한 점을 보면서 움직이지 못하고, 또 대소변을 失禁하게 된다. 이것은 의식이 혼탁한 溫病의 營分證이다.

만약 燒針 등을 사용하면 가벼운 경우에도 火熱의 邪로 인해 肝膽이 灼傷하여 疏泄機能이 방해를 받아 담즙이 흘러넘쳐 黃疸이 되고, 重하게 되면 高熱 때문에 內風이 생겨 의식이 장해를 일으켜 큰소리로 떠들며 전신경련을 일으킨다. 溫病의 血分證으로 심각한 상태이다.

한 번 잘못하여 燒針을 행하여도 아직 나을 가능성은 있지만, 誤治를 거듭하여 燒針을 두 번까지 시행하면 病人의 생명은 朝夕의 위급함에 빠지게 된다.

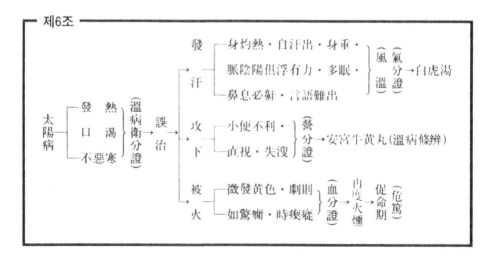

제6조

※ 附

溫病은 열성질환의 경우로서 중의학에서는 대개 4단계로 구별하고 있다.

衛分證 온병의 邪가 침입한 外感風熱表實證이다.

氣分證 온병의 邪가 裏에 들어온 상한론의 陽明病에 대체로 해당된다.

營分證 온열의 邪가 체내에 깊이 들어와 營血을 방해한 초기 단계로, 高熱 · 헛소리 · 發疹 등이 나타난다.

血分證 가장 重한 단계로, 高熱 · 出血 · 痙攣 · 意識混濁-消失하는 심각한 상태이다.

표8 · 1 太陽病과 溫病의 감별표

症狀\病名	頭項强痛	惡寒	發熱	口渴	發汗	기타	脈	舌
中風	+	微(惡風)	+	−	+	鼻鳴乾嘔	浮緩	舌質無變舌苔薄白
傷寒	+	+	+	−	−	喘嘔逆	浮緊	舌質無變舌苔薄白
溫病	頭痛	−또는±	+	+	+	意識障碍	浮數浮滑	舌質 紅舌苔 黃

§3 寒濕發黃(陰黃)

제200조

陽明病, 脈遲, 食難用飽, 飽則微煩頭眩, 必小便難, 此欲作穀疸, 雖下之腹滿如故, 所以然者, 脈遲故也.

[양명병으로 脈이 遲한 것은 음식을 먹어도 배부르기 어렵고, 배가 부르면 약간 煩躁하며 頭眩이 있고, 반드시 小便이 難하게 된다. 이것은 穀疸이 되려고 하는 것으로서, 비록 瀉下를 시켜도 腹滿한 것이 예전과 같은데, 그런 까닭은 脈이 遲하기 때문이다.]

양명병의 脈은 洪大하고 沈實이지만, 寒邪가 침입하면 脾의 運化장애로 濕도 생겨서 寒濕이 안에 울체되므로 脈이 遲하게 된다 (양명병이 脾陽虛의 太陰病에 치우친 상태이다). 당연히 식욕은 없어지고 무리하게 먹으면 胃가 그득하게 되어 腹滿,

微煩하고 脾의 淸陽이 머리에 올라가지 않기 때문에 頭眩하며, 濕이 울체되어 小便이 難하고, 寒濕이 오래 울체되면 脾土가 肝木을 업신여겨 肝膽에 영향을 미쳐 發黃하는데, 설사를 시키면 寒濕이 더욱 심하게 되어 腹滿이 악화된다.

음식의 濕邪가 원인이 된 黃疸을 穀疸이라 한다. 穀疸은 濕熱에 의한 것과 寒濕에 의한 것이 있는데, 여기에서는 寒濕에 의한 穀疸로 太陰病이다. 寒濕黃疸은 또 濕熱黃疸에 속하는 陽黃에 비해 黃疸의 색이 어두우므로 陰黃이라고도 한다 (표8 · 2)

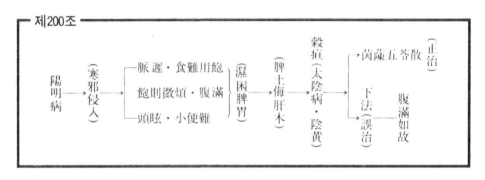

또한, 金匱要略에서는 黃疸, 穀疸, 酒疸, 女勞疸, 黑疸 등으로 나누고 있다.

제100조

得病六七日 脈遲浮弱 惡風寒 手足溫 醫二三下之 不能食而 脇下滿痛 面目及身黃 頸項强 小便難者 與柴胡湯 後必下重 本渴 飮水而嘔者 柴胡湯 不中與也 食穀自噦

〔병을 얻은 지 6~7일이 지나 脈은 遲浮弱하고 惡風寒이 있으며 手足은 따뜻한데, 의사가 두세 차례 下法을 행하여 음식을 먹을 수 없으면서 脇下滿痛이 있고, 얼굴과 눈 그리고 몸에 黃疸을 나타내고, 頸項이 强直하며 소변이 잘 나오기 어려운 자는 시호탕을 주면 뒤에 반드시 下重하게 된다. 원래 갈증이 나서 물을 마시면 구토하는 자는 시호탕을 주는 것이 맞지 않다. 穀을 먹으면 토하게 된다.〕

脈遲弱은 태음증이고 浮는 표증이므로, 전체적으로 보면 태양보다 태음에 치우쳐 있는 脈狀이고, 惡風寒은 태양표증이고, 手足溫도 태양보다 태음에 치우쳐 있는 증상 (제192조 · 제287조)이기 때문에 發熱은 없다. 따라서 溫裏와 함께 解表하는 것이 마땅한데도(桂枝人蔘湯), 手足溫을 陽明病으로 잘못 알고, 두 번, 세 번 下劑를 사용하면 脾胃를 상하게 하여

① 완전한 태음증이 되어 먹을 수 없게 되어 버린다.

② 脾陽虛 때문에 寒濕이 발생하고, 이것이 脾土가 肝木을 업신여겨 간에 영향을 주어 脇下滿痛한다.

③ 肝膽疏泄 障害에 의해 담즙이 넘쳐서 결국에는 黃疸이 된다.

④ 寒濕痺 때문에 頸項强도 있다.

⑤ 이때, 脾의 運化障害 때문에 水濕內停하고, 방광의 氣化障害를 일으켜, 소변이 나오는 것이 적으면 濕이 모이고 黃疸이 점점 심해진다 (태음병의 寒濕黃疸).

⑥ 脾陽虛에 의한 運化장애로 中焦에 濕이 모이고, 진액이 위로 올라가지 못하면 口渴이 있고, 濕邪犯胃 때문에 胃氣上逆하여 물을 먹어도 토해 버린다. 溫中散寒 除濕하는 것이 마땅한데도, 脇下滿痛과 嘔吐를 소양증으로 誤診하여 소시호탕을 사용하면, 苦寒淸熱의 황금이 들어 있으므로 脾를 더욱 상하게 하여,

⑦ 脾陽虛에 의한 虛寒이 더욱 심하게 되어, 重한 설사를 일으킨다.

⑧ 또 무리하게 먹으면 토할 것 같은 상태가 되어 버린다.

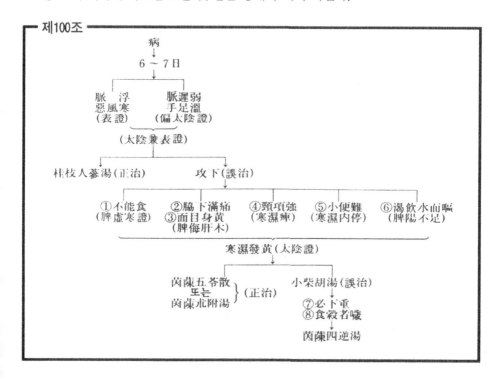

제260조

傷寒發汗已, 身目爲黃, 所以然者, 以寒濕在裏不解故也. 以爲不可下也, 於寒濕中求之.

〔傷寒에 發汗이 끝났는데, 몸과 눈에 黃疸이 있는 것은, 寒濕이 裏에 있어서 풀리지 않기 때문이다. 瀉下시키는 것은 옳지 않고, 寒濕 중에서 그것을 구해야 한다.〕

상한증도 發汗過多하게 되면 脾陽을 손상하여 태음병이 되고, 脾陽虛, 脾虛寒證, 寒濕困脾로 진행되어, 脾가 肝木을 업신여겨 간담의 疏泄장애를 일으키고, 담즙이 순환하지 못하고 흘러넘쳐 黃疸이 된다. 이것은 寒濕發黃으로서 下法을 사용하면 안 된다.

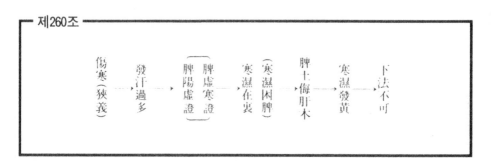

제260조

傷寒(狹義) → 發汗過多 → 脾陽虛證／脾虛寒證 → (寒濕在裏／寒濕困脾) → 脾土侮肝木 → 寒濕發黃 → 下法不可

제192조

傷寒脈浮而緩, 手足自溫者, 是爲繫在太陰. 太陰者身當發黃, 若小便自利者, 不能發黃. 至七八日 大便鞕者, 爲陽明病也.

〔상한으로 脈이 浮하면서 緩하고 手足이 저절로 따뜻해지는 자는 태음에 연계된 것이다. 태음은 몸에 마땅히 黃疸을 發하는데, 만약 小便自利하는 자는 黃疸을 발할 수 없다. 7~8일에 이르러 대변이 단단해지는 자는 양명병이 된다.〕

제278조

傷寒脈浮而緩, 手足自溫者, 繫在太陰. 太陰當發身黃, 若小便自利者, 不能發黃, 至七八日, 雖暴煩下利日十餘行, 必自止., 以脾家實, 腐穢當去故也.

〔상한으로 脈은 浮하면서 緩하고, 수족이 저절로 따뜻해지는 자는 태음에 연계된

것이다. 태음은 당연히 身黃을 發하는 것인데, 만약 小便自利하는 자는 黃疸을 發할
수 없다. 7~8일에 이르러 갑자기 煩躁하면서 下利를 하루에 10여 회 하는 자는 반드
시 저절로 그치는데, (이것은) 脾家實이 되어 腐穢(썩은 찌꺼기)가 마땅히 제거된 것
이기 때문이다.]

표8·2 黃疸의 감별표(1)

		濕熱發黃	寒濕發黃
病 因		濕 熱	寒 濕
病 理		陽明實熱證	太陰虛寒證
發 病		비교적 急	비교적 緩
罹病期間		비교적 短	비교적 長
症 狀	黃疸色	黃色鮮明 (陽黃)	黃色晦暗 (陰黃)
	體 溫	身 熱	不發熱·畏寒
	發 汗	身無汗·頭汗出	無 汗
	口 渴	煩渴·多飮	不渴·喜熱飮
	食 餌	惡心嘔吐	不能食
	胸 部	心中懊憹	胸 悶
	腹 部	腹 滿	腹 脹
	小 便	不 利	不 利
	大 便	便 秘	便 泄
舌 · 脈 象	舌苔	乾 黃 膩	光滑白膩
	脈	滑數有力~弦滑	沈細遲無力
治 則		淸熱利濕	溫陽化濕
方 劑		茵蔯蒿湯類	茵蔯尤附湯類

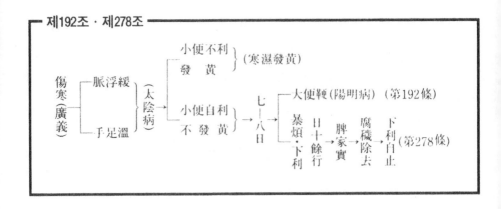

제192조 · 제278조

傷寒
(廣義)
—脈浮緩
—手足溫
(太陰病)
—小便不利
發 黃 }(寒濕發黃)
—小便自利
不 發 黃 } 七
｜
八
日
—大便鞭(陽明病) (第192條)
暴
煩
下
利
日
十
餘
行
脾
家
實
腐
穢
除
去
下
利
自
止 (第278條)

寒濕黃疸의 정리

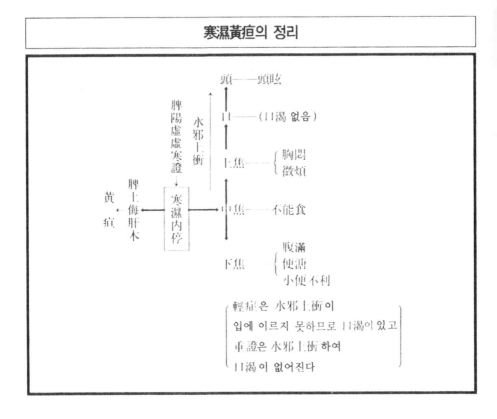

頭——頭眩

脾
陽
虛
虛
寒
證

水
邪
上
衝

口——(口渴 없음)

上焦— { 胸悶
微煩

黃
疸

脾
土
侮
肝
木

寒
濕
內
停

中焦— 不能食

下焦 { 腹滿
便溏
小便不利

[輕症은 水邪上衝이
입에 이르지 못하므로 口渴이 있고
重證은 水邪上衝하여
口渴이 없어진다]

傷寒 脈浮緩은 중풍증이지만, 手足自溫은 태음증이 되어 있는 者이므로, 脈浮는 무력에 가깝고, 緩은 遲에 가까운 脈이다. 따라서 文頭의 傷寒은 광의의 의미로, 증상은 태음병이다. 태음의 發黃은 寒濕發黃으로 당연히 小便不利이다. 小便自利라면

濕邪가 배출되므로 發黃하지 않는다. 또한 濕邪가 장기간 울체되면 化熱化燥하여 양명병으로 변화하므로 대변이 딱딱해 진다.

제278조의 전반은 제192조와 같지만, 후반은 제192조에서는 태음병이 진행하여 양명병으로 변화해버린 것에 비해, 제278조에서는 태음병이 진행되어 안절부절못할 정도로 심하고 하루에 10회 이상 설사를 하는데도 脾陽이 회복되어 운화작용이 왕성하게 되면(脾家實), 설사로 인해 濕邪와 腐穢物(숙변)이 배출되고 설사는 자연히 그치게 된다.

§4 瘀血發黃 (抵當湯)

제129조

太陽病, 身黃, 脈沈結, 少腹鞕, 小便不利者, 爲無血也. 小便自利, 其人如狂者, 血證諦也, 抵當湯主之.

〔태양병으로 몸에 黃疸을 發하고 脈은 沈結하며 少腹이 단단하고 小便이 不利한 자는 血證이 없는 것이다. 小便自利하고 그 사람이 미친 것과 같은 자는 혈증이 명확하다. 抵當湯으로 主治한다.〕

太陽蓄血證의 重症의 脈은 제128조와 같이 沈微이지만, 本條에서는 沈結도 된다고 한다. 沈은 裏證으로 結은 氣血이 凝結하여 거의 흐르지 않게 된 상태로서 結代하는 遲脈이다.

축혈증의 중증에서는 下腹部鞕(滿) 외에 黃疸이 보이는 경우도 있다. 下焦의 瘀熱이 상승하여 肝膽에 영향을 주고, 肝膽의 疏泄(氣의 흐름)을 방해하여 일어난 瘀血(蓄血)發黃으로, 小便自利하고 濕의 貯溜는 없다.

小便不利로 黃疸을 일으키는 경우에는 濕邪가 尿로 나가지 않고 쌓이고, 肝膽의 疏泄을 방해한 것으로, 瘀血은 없다. 이것에는 濕熱發黃과 寒濕發黃이 있다. 瘀血發黃은 溶血性黃疸에 해당하고, 黃疸의 색은 暗黃色, 尿의 색은 변화하지 않는다.

여기에서는 瘀血이 주로 肝膽 쪽에 영향을 주어 心神을 어지럽히는 일은 적으므로 정신이상이 가볍게 끝난다. 따라서 제128조의 '發狂者'에 대하여 本條는 '如狂者'가 된다.

廣義의 血證에는 血虛證, 血瘀證, 出血證, 血熱證, 血寒證 등이 있지만, 여기에서는 血瘀證이다 (협의의 血證은 출혈성 질환이다).

瘀血發黃도 抵當湯을 사용한다.

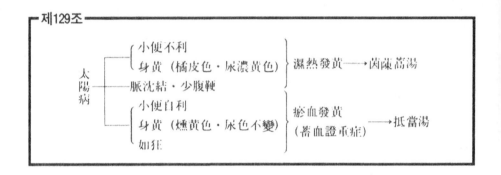

표8·3 黃疸의 감별표(2)

	瘀血 (蓄血) 發黃	濕 熱 發 黃
病 因	瘀 血	濕 熱
辨 證	太陽蓄血證	陽明實熱證
症 狀	小便自利 (尿色不變) 少腹硬滿 如狂 혹은 發狂 脈沈結 微燻黃色黃疸	小便不利 (濁黃色) 腹 滿 心中懊憹 脈滑數 혹은 弦滑 鮮明한 橘黃色 黃疸
方 劑	抵 當 湯	茵蔯蒿湯類

瘀血이 있는 만성간염, 간경변으로 黃疸이 있는 것에는 抵當湯에 茵蔯五苓散, 茵蔯理中湯 등을 합방하고, 간경변으로 복수, 부종이 있을 때는 眞武湯, 苓桂朮甘湯 등을 합방한다.

【黃疸의 정리】

이상 상한론 중 黃疸의 치료법은 다음과 같이 분류된다.

濕熱黃疸의 茵蔯蒿湯은 瀉下退黃法

麻黃連軺赤小豆湯은 解表退黃法

梔子柏皮湯은 淸化退黃法

寒濕黃疸의 茵蔯四逆湯 등은 溫化退黃法

瘀血黃疸의 抵當湯은 逐瘀退黃法

第9篇 痰飮證

§序

⑷ 胸部痰熱證

熱實結胸

⑸ 기타

1 桂枝附子湯

2 甘草附子湯

3 桂枝去桂加茯苓白朮湯

4 文蛤散

5 牡蠣澤瀉湯

이중에서 腹部飮證에서 거론되고 있는 方劑에 대해서는 證을 입체적으로 정리한 그림을 각각의 項에 기재했다. 다음으로 아직 설명하지 않은 湯證에 대해서 기술하겠다.

§1 懸飮證 (十棗湯)

제157조

太陽中風, 下利嘔逆, 表解者, 乃可攻之. 其人漐漐汗出, 發作有時, 頭痛, 心下痞鞕滿, 引脇下痛, 乾嘔短氣, 汗出不惡寒者, 此表解裏未和也, 十棗湯主之.

〔태양 중풍에 下利와 嘔逆이 있고, 표증이 풀린 者는 곧 이것을 攻下해야 한다. 그 환자가 찔끔찔끔 땀이 나는데, 發作이 가끔 있으며, 두통이 있고, 心下가 痞하고 鞕滿하며, 脇下가 땅기면서 아프고, 乾嘔하고 短氣하며, 땀을 흘리나 惡寒하지 않는 者는 이것은 表는 풀리고 裏는 아직 和하지 않은 것으로, 十棗湯으로 主治한다.〕

太陽中風證으로 發熱, 惡寒, 汗出, 두통, 脈浮 등의 증상이 있고, 동시에 水飮이 體內(裏)에 있기 때문에, 이것이 腸을 적셔 설사가 있고, 胃로 上逆하여 嘔吐가 있다. 이것은 表裏同病이므로, 先表後裏의 법칙을 따라 먼저 표증을 치료하고 나서, 飮邪

-378-

를 驅逐하기 위하여 진무탕이나 인삼탕을 사용하는 것이 당연한데도, 잘못하여 攻下法을 행하여 버렸다.

後半은 조문을 뒤에서부터 거꾸로 살펴본다. 여기에서는 표증을 치료하여, 표증이 없어져도 誤下 때문에 實邪인 有形의 水飮이 胸脇에 상충하여 정체해버린 상태로, 이것이 '懸飮證'이다. 늑막염에 해당한다.

이 경우, 結胸과 유사하지만 熱邪도 寒邪도 없다. 水飮의 邪뿐이므로 結胸은 아니다. 心下痞鞕滿 하지만 石硬은 아니고 拒按도 없다.

水飮 때문에 氣의 흐름이 방해를 받아 脇下가 땅기는 통증이 있고, 水飮이 胃氣의 하강을 방해하여, 胃氣가 上逆하여 乾嘔(장애가 가벼우므로 구토까지는 일어나지 않음)가 있다.

상충한 水飮에 의한 肺氣의 흐름 장해로 숨이 차게(短氣) 되고, 폐와 관계가 깊은 皮毛(폐는 皮毛를 주도한다)의 腠理가 열려 버리므로, 水邪가 체표로 나와 촉촉하게 漐漐 땀이 난다.

그러나 寒邪는 아니므로, 衛氣와 싸워도 惡寒은 없지만, 正氣와 水邪의 싸움이 되풀이되므로 發汗이 발작처럼 되풀이된다. 飮邪는 이동하기 쉬우므로 水飮이 머리로 올라가면 두통을 일으킨다.

이상과 같이, 本條는 胸脇의 水飮이 上下內外로 넘쳐흐르는 裏實證으로, 頭痛, 發汗, 乾嘔 등이 있어도 처음에 合倂한 太陽中風證은 아니다. 太陽表證과는 관계가 없으며, 본래 있던 裏證이므로 太陽病類似證으로서 분류된다.

惡寒이 없는 것이 중요한 감별점이 된다. 이때는 十棗湯을 사용한다.

제157조

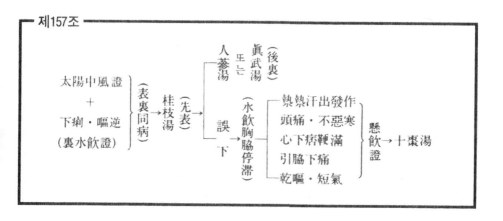

-379-

◎十棗湯方

甘 遂 ⎫
大 戟 ⎬ 逐水飮 消腫滿
莞 花 ⎭

以上의 동등한 분량의 散을

現代換算

大 棗　10個　　　35g　諸藥의 毒性緩和

의 煎湯에 첨가하여 복용한다.

이상으로 攻逐水飮한다.

十棗湯의 감수, 대극, 완화는 어느 짓이라도 瀉下, 利尿의 작용이 강하고, 더욱이 감수, 대극은 消炎, 鎭咳하고, 완화는 祛痰, 鎭咳, 平喘의 작용이 있다.

작용이 强烈하므로, 독성을 완화시키기 위해 扶正補脾하는 대조를 먼저 달이고 나서, 以上 3劑의 等量을 분말로 하여, 少量씩 첨가하여 복용한다.

◎十棗湯의 適應症

本方은 脈·沈弦有力 혹은 弦滑, 弦數, 舌苔·白滑인 삼출성 늑막염, 咳痰이 많은 만성 기관지염, 급성 황달성 간염과 간경변의 복수, 만성 신염의 胸水·腹水·전신 부종 등에 사용한다. 虛證이라면 芩桂朮甘湯을 사용한다.

十棗湯의 정리

水邪上衝

頭 ——— { 頭痛
　　　　(口渴없음)

上焦 ——— { 短氣
　　　　(喘咳)

熱熱汗出 ← 體表 ← 胸脇水飮 → 引脇下痛

中焦 ——— { 心下痞硬滿
　　　　乾 嘔

---

§2 胸膈寒痰證 (瓜蔕散)

제171조

病如桂枝證, 頭不痛, 項不强, 寸脈微浮, 胸中痞鞕, 氣上衝咽喉, 不得息者, 此爲
胸有寒也, 當吐之, 宜瓜蔕散.

〔병이 계지증과 같은데, 머리가 아프지 않고, 목덜미가 뻣뻣하지도 않으며, 寸脈
이 微浮하고, 胸中이 痞鞕하며, 氣가 인후로 上衝하고, 숨을 쉬지 못하는 者는, 이
것은 흉부에 寒이 있는 것이므로, 마땅히 이것을 吐하게 해야 하므로 瓜蔕散이 적합
하다.〕

本條도 發熱, 惡寒, 發汗이 있어 태양중풍, 계지탕증과 유사하지만, 頭項强痛이
없다. 또 寸脈이 微浮하지만, 이것은 중풍증이 아니라, 胸中의 痰飮 때문에 氣의 흐
름이 막힌 상태이다.

이 원인이 되어 있는 것이 胸中의 寒의 존재로, 이 때문에 담음이 증가하여 陽氣
(衛氣)가 담음 때문에 막혀서 胸中痞 硬하고, 衛氣가 전신으로 發散할 수 없게 되므
로, 體表를 防衛, 溫養할 수 없어 惡寒, 微發熱, 發汗하며, 계지탕증과 유사해진다.

또 담음이 인후로 상충하여 肺氣를 막아 不得息(呼吸困難)도 일어난다. 氣上衝하
는 氣는 여기에서도 痰飮이다. 寸脈은 上焦의 병변을 가리키는데, 담음이 흉중을 막
아, 衛氣의 抗邪 작용이 억제되어, 가까스로 체표로 나오려 하기 때문에 寸脈이 微浮
하게 된다.

本證은 胸膈에 痰飮이 막힌 實證으로, 瓜蔕散으로 催吐시켜 邪를 吐出하여 치료
한다.

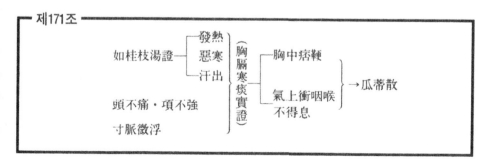

제354조

病人手足厥冷, 脈乍緊者, 邪結在胸中, 心下滿而煩, 饑不能食者, 病在胸中, 當須吐之, 宜瓜蒂散.

〔환자가 手足厥冷한데 脈에 갑자기 緊象이 나타나는 것은 담음이 胸中에 있기 때문이다. 따라서 心下가 脹滿하고 煩하며, 비록 배고픔을 느끼나 음식을 먹을 수 없는데, 이것은 병의 증상과 結滯 부위가 胸中에 있는 것이므로 마땅히 催吐시켜 病邪를 제거해야 하므로 瓜蒂散이 적합하다.)

胸中에 實邪(痰涎·痰飮)가 阻滯해 있기 때문에, 前條에서는 胸中痞鞕이었지만, 本條에서는 心下滿하면서 煩(안절부절못함)하고, 實邪가 壅塞해 있으므로, 空腹이 되어도 식욕이 나지 않는다. 前條에서는 不得息이었다.

脈은 前條에서는 寸脈微浮이지만, 本條에서는 緊으로 邪의 阻滯를 나타낸다. 陽氣가 四肢에 골고루 미치지 않기 때문에 手足厥冷이다. 前條에서는 惡寒, 發熱, 發汗이었다. 胸中의 實邪를 吐出시키기 위해서, 瓜蒂散을 사용해서 吐하게 하여 치료한다.

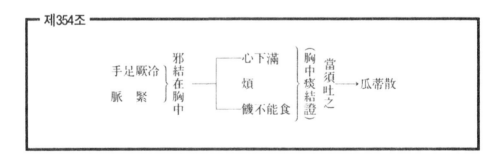

◎瓜蒂散方

		現代換算	
瓜蒂	一分	4g	極苦催吐
赤小豆	一分	4g	利水消腫
香豉	一合	11.7g	宣透除煩

이상으로 涌吐痰實한다.

瓜蒂散은, 과체(참외꼭지), 적소두, 향시(발효시킨 黑大豆)의 3劑로 되어 있고, 어느 것이든 강한 催吐作用이 있으며, 더욱이 적소두에는 利水消腫, 향시에는 宣透除煩 작용이 있다.

◎瓜蒂散의 適應症

本方은 舌苔厚膩, 脈緊으로, 과식에 의한 급성 위염, 嘔氣가 있는 급성 간염, 毒物의 誤飲, 전간과 뇌졸중으로 의식이 없어져 날뛰고 있는 상태와, 痰이 많은 급성 기관지염에 사용한다. 현재는 거의 사용되지 않는다.

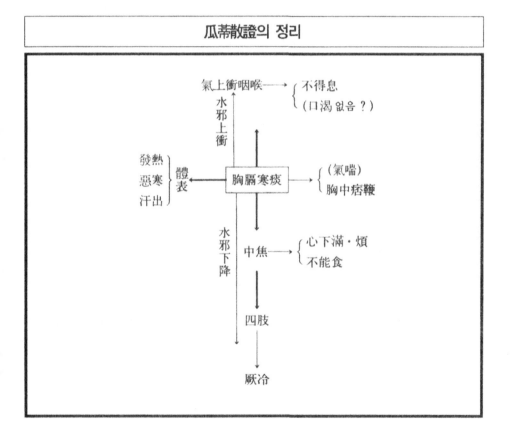

瓜蒂散證의 정리

氣上衝咽喉 ──→ { 不得息 / (口渴 없음 ?) }

水邪上衝

發熱 惡寒 汗出 } 體表 ←── 胸膈寒痰 ──→ { (氣喘) / 胸中痞鞕 }

水邪下降

中焦 ──→ { 心下滿·煩 / 不能食 }

四肢

厥冷

이상이 흉중의 담음에 의한 病證이다. 胸部의 寒飲證은 이 외에 寒實結胸證이 있다.

§3 腰以下濕熱證 (牡蠣澤瀉散)

제394조

大病差後, 從腰以下有水氣者, 牡蠣澤瀉散主之.

〔大病이 나은 후 허리에서부터 아래로 水氣가 있는 者는 牡蠣澤瀉散으로 主治한
다.〕

大病後에는 대부분의 경우 正氣가 虛하다. 脾氣가 虛하면 運化 障害로 胸腹脹滿,
食不振, 軟便이 나타난다. 水濕이 증가하여 안면부종이 생긴다. 이것은 虛證이다.

本條에서는 이것과는 다르게, 大病이 나았는데도 餘熱이 아직 없어지지 않고, 방
광의 氣化 障害도 있어서, 濕熱이 壅滯하여 下焦에 蓄水하여, 下半身浮腫과 小便不
利가 되고, 脈·沈實有力인 實證이다. 이때는 牡蠣澤瀉散으로 逐水淸熱한다.

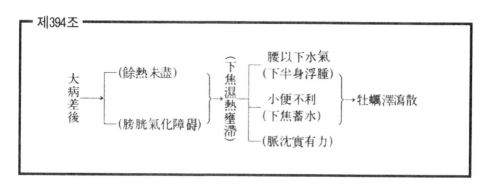

大病後에는 병이 가벼워져도, 正虛邪實·虛實挾雜하는 수가 많으므로, 正氣를
補하는 치료도 동시에 고려하는 注意가 필요하다.

◎牡蠣澤瀉散方

澤瀉　　清熱利水
牡蠣　{ 祛水化痰　} 軟堅行水
　　　{ 軟堅散結　} 軟堅逐飮
瓜蔞根　逐飮散結
　（瓜蔞皮를 사용하는 것이 좋다）
蜀漆　　祛痰逐水
葶藶子　宣肺泄水
商陸根　行水消腫
海藻　　潤下消痰

以上의 분말을 等分으로 하여 逐水淸熱한다.

　牡蠣澤瀉散의 牡蠣는 生牡蠣에 安神·平肝, 煅牡蠣에 收澁(斂)·軟堅·制酸 작용이 있다고 알려져 있다. 여기에서는 軟堅散結하지만, 현대 중의학에서는 반대로 滋陰潛陽의 작용이 있다고 記載되어 있다. 이때는 陰液을 늘리기 때문에 本方의 목적과는 반대의 작용이 된다. 따라서 여기에서의 牡蠣는 軟堅散結化痰하여 水氣를 치료하는 약으로서 사용되고 있다.

　택사는 膀胱의 水와 腎의 水를 瀉한다(淸熱利水). 촉칠은 祛痰逐水의 要藥이다. 정력자는 宣肺(肺氣의 흐름을 賦活)하여 폐의 水氣를 瀉한다. 商陸根에는 이뇨작용이 있으며, 해조는 痰結을 없앤다. 과루피는 淸肺化痰하고(과루근보다도 과루피 쪽이 좋음), 전체적으로 濕熱痰飮을 제거한다.

◎牡蠣澤瀉散의 適應症

　本方은 舌質·紅, 舌苔·厚黃膩, 脈·沈數有力으로, 胸腹脹滿, 口不渴, 小便不利, 便秘가 심한 간경변의 복수, 腎炎의 하반신 부종과 심장성 부종을 치료한다.

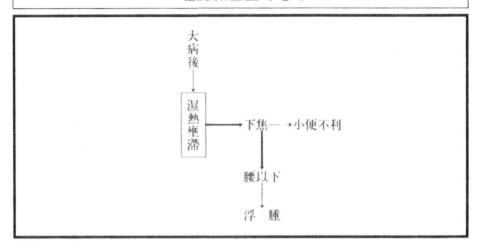

§4 寒濕鬱膚證 (文蛤散)

제145조

病在陽, 應以汗解之, 反以冷水潠之, 若灌之, 其熱被劫不得去, 彌更益煩, 肉上粟起, 意欲飲水, 反不渴者, 服文蛤散. 若不差者, 與五苓散.

[병이 陽에 있으면 바로 땀을 내어 이것을 풀어야 하는데, 도리어 찬물을 뿜거나, 혹은 물을 부어 씻으면, 그 熱이 겁을 먹어 떠나지 못하고, 결국은 다시 더욱더 煩하게 되어, 肉 위에 좁쌀처럼 일어나, 물을 마시고 싶은 마음이 있으나, 반대로 갈증이 나지 않는 者는 文蛤散을 복용한다. 만약 낫지 않는 경우는 오령산을 쓴다.]

「病在陽」은 太陽病으로, 發汗을 시켜야 하는 것을 잘못하여 찬물을 내뿜거나, 씻거나 하게 되면, 表邪가 鬱하여 체표로 發散하지 못하고 「소름」(肉上粟起)이 돋으며, 表邪內陷하여 心煩을 일으키며 심해지고, 아직 口渴은 없지만 물을 마시고 싶어한다.

이것은 寒濕이 체표에 鬱滯하여 表邪가 체표에서 발산하지 못하고, 內陷하여도 아직 化熱하지 않은 상태로, 文蛤散을 사용하여 軟堅化痰한다.

이것으로 낫지 않으면, 냉기가 심해서 邪가 깊이 下焦까지 進入하여, 膀胱의 氣化 障害를 일으켜 口渴, 小便不利가 되어 버리므로, 五苓散이 필요하게 된다. 더욱 심 해지면 寒實結胸證이 되어버린다.

표9·2　胸膈痰飮證 기타 비교

	大結胸證 (大陷胸湯證)	懸飮證 (十棗湯證)	胸膈寒痰證 (瓜蒂散證)	腰以下濕熱證 (牡蠣澤瀉散證)
病因·病理	胸膈水飮內停 水熱互結 胃腸積熱 陽熱實證	胸膈水飮停結 腸無積熱 水飮實證	胸膈痰飮阻結 寒痰實證	下焦濕熱壅滿 濕熱實證
症狀　主症	心下石硬滿 自發痛·壓痛	心下痞 硬滿 引脇下痛	胸中痞 硬滿 心下滿煩·無痛	胸腹脹滿 無痛
症狀　副症	頭汗·口渴 潮熱·不能食 不大便 短氣·煩躁	汗出·不渴 不惡寒 頭痛·乾嘔 短氣·喘咳	汗出·不渴·惡寒 頭痛·項强 없음 饑不能食 不得息·氣喘	汗出·口渴 大小便不利 少氣
症狀　舌·脈	紅燥·苔黃厚 沈緊·沈遲有力	苔 白滑 沈弦有力·弦滑·弦數	苔 白厚膩 寸脈微浮·緊滑	紅, 苔厚黃膩 沈數有力
疾患	늑막염·간경변· 腎炎의 胸水·腹水 미만성 복막염	늑막염·간경변 腎炎의 胸水·腹水 전신부종 만성기관지염	만성기관지염 급성위염·급성간염 毒物誤飮	腎水·간경변의 腹水·하반신 부종 심장성 부종
治則	瀉熱逐水破結	攻逐水飮	涌吐痰實	軟堅逐飮
成分	甘遂·大黃·芒硝	甘遂·大戟·芫花	瓜蒂 ·赤小豆·香豉	牡蠣·澤瀉·蜀漆 葶藶子·海藻 商陸根·瓜蔞根

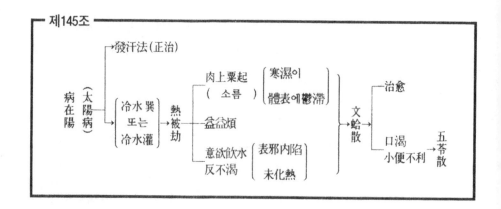

제145조

病在陽 (太陽病) → 發汗法(正治)

冷水巽 또는 冷水灌 → 熱被劫

肉上粟起 (소름) 〔寒濕이 體表에鬱滯〕

益益煩

意欲飲水 反不渴 〔表邪內陷 未化熱〕

→ 文蛤散 → 治愈

口渴 小便不利 → 五苓散

◎ 文蛤散方

現代換算

文蛤　五兩　　78g　　軟堅化痰

이것을 沸湯으로 복용한다.

文蛤散은 紋理가 있는 대합의 분말로, 味는 苦鹹하고 性은 平하여 복용하면 化痰 軟堅 작용이 있다.

◎ 文蛤散의 適應症

임상에서는 汗疱疹, 濕疹 등의 피부병에도 外用한다.

文蛤散證의 정리

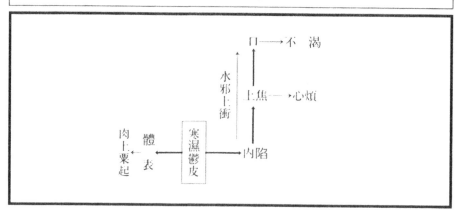

표9·1 文蛤散과 五苓散의 비교

	文 蛤 散	五 苓 散
病 理	寒濕鬱膚	膀胱蓄水
症 狀	發汗·惡感·無汗 肉上粟起 心 煩 不渴 (意欲飮水) 小便自利	微熱·惡感·發汗 心 下 痞 煩 躁 口渴 { 渴欲飮水 / 水入則吐 } 小便不利
治 則	軟堅化痰	溫陽化氣

第10篇 其他 (燒褌散)

제391조

傷寒陰陽易之爲病, 其人身體重, 少氣, 少腹裏急, 或引陰中拘攣, 熱上衝胸, 頭重不
欲擧, 眼中生花, 膝脛拘急者, 燒褌散主之.

〔傷寒金陽易의 病으로, 그 환자의 몸이 무겁고, 少氣하고, 少腹裏急하고, 혹은 陰
中으로 땅기면서 拘攣하고, 熱이 胸으로 上衝하고, 머리가 무거워 들려고 하지 않고,
眼中에 花가 생기고, 膝脛이 拘急하는 者는 燒褌散으로 主治한다.〕

大病이 낫고서도 아직 正氣가 虛하여 氣血이 충분하지 않고, 邪가 완전히 모두 없
어지지 않았으므로, 餘病을 조심하여 신중하지 않으면 안 되는데도, 房事를 하여 병
에 걸려 버렸다. 이때 남자의 병을 陽易이라고 하고, 여자의 경우를 陰易이라고 한
다.

이 병은 精氣不足 때문에 몸이 노곤해지고, 호흡이 얕아지는 氣虛 증상을 나타내
며, 筋脈을 다스리는 陰液도 부족하여(氣陰兩虛), 下腹部, 陰部의 경련을 느끼게 된
다.

또 下焦의 虛熱이 상충하여 動悸가 생기고, 머리가 무거워서 일어나려 하지 않는
다. 무리하게 일어나려고 하면 현기증이 일어나고, 다리에 힘이 들어가지 않으므로
덜덜 떨려서 서 있을 수 없다. 이때는 燒褌散을 사용한다.

燒褌散은 異性의 속옷에서 陰部가 닿아 더러워진 부위를 잘라 내어, 태워서 가루
로 만든 것이다. 本方은 道敎의 책에 적혀 있으므로 道敎에서 전해진 것으로 생각할
수 있으며, 주술적인 요소가 강하다고 생각한다. 오래된 문헌에는 有效例가 기재되
어 있지만, 그 후의 追試가 없어 효과는 의문시된다.

병이 나은 지 얼마 되지 않은 상태이므로 眞武湯과 四逆湯, 醫宗金鑑에 있는 남자는 六味地黃丸, 여자는 四物湯과 같은 치료법을 따르는 쪽이 근거가 있다고 생각한다.

以上으로 傷寒論에 적혀 있는 모든 湯液과 관계있는 條文에 대하여 기술해 보았다.

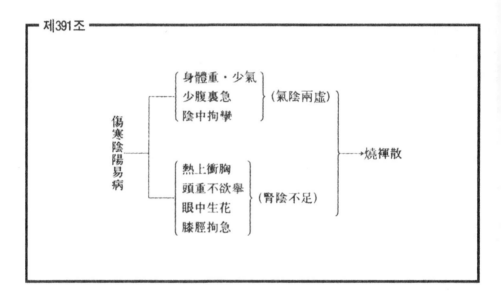

参考文献

1. 中国の最近の傷寒論解説書 (発刊年次順)

傷寒論訳釈　上下　南京中医学院傷寒教研組編著　1959. 4　上海科学
　技術出版社

傷寒名案選新注　熊寥笙著　1961. 8　四川人民出版社

傷寒論釈義　成都中医学院主編　1964. 2　上海科学技術出版社

新編傷寒論　河北中医学院編　1976. 4　商務印書館

傷寒解惑論　李克昭編著　1978. 10　山東科学技術出版社

傷寒論 (全国西医学習中医普及教材)　湖北中医学院主編　1978. 11
　人民衛生出版社

傷寒論研究　劉彭章　1979. 3　商務印書館

経方実験録　曹穎甫著　1979. 3　上海科学技術出版社

傷寒論通俗講話　劉渡舟編著　1980. 8　上海科学技術出版社

傷寒論方医案選編　高徳著　1981. 4　湖南科学技術出版社

傷寒論選読 (全国高等医薬院校試用教材) 湖北中医学院主編　1981.
　7　上海科学技術出版社

冉注傷寒論　冉雪峰著　1982. 1　科学技術文献出版社

傷寒論語釈　李克紹主編　1982. 4　山東科学技術出版社

宋本傷寒論校注　朱佑武校注　1982. 4　湖南科学技術出版社

経方発揮　趙明鋭著　1982. 9　山西人民出版社

傷寒知要　万友生著　1982. 9　江西人民出版社

傷寒論十四講　劉渡舟編著　1982. 10　天津科学技術出版社

傷寒論詮解　劉渡舟他主編　1983. 1　天津科学技術出版社

傷寒論 (趙開美校刻) 上海中医学院傷寒温病学教研組校注　1983. 4
　上海科学技術出版社

傷寒論臨床研究　王占璽主編　1983. 6　科学技術文献出版社

傷寒論闡釈　成友仁編著　1983. 6　陝西科学技術出版社

傷寒論湯証新編　郭子光他編著　1983. 6　上海科学技術出版社

傷寒挈要　劉渡舟他編著　1983. 8　人民衛生出版社

経方臨証集要　張有俊編著　1983. 11　河北人民出版社

傷寒論方運用法　張志民編著　1984. 2　浙江科学技術出版社

傷寒論手冊　張啓基他合編　1984. 4　科学技術文献出版社

傷寒論方証研究　遼寧省中医研究院編　1984. 4　遼寧科学技術出版社

傷寒論折要　闞洪臣主編　1984. 6　吉林人民出版社

傷寒論辨証表解　杜雨茂編著　1984. 7　陝西科学技術出版社

新編傷寒論類方　劉渡舟編著　1984. 8　山西人民出版社

傷寒論針灸配穴選注　単玉堂著　1984. 8　人民衛生出版社

傷寒論選釈和解答　何志雄編著　1984. 9　広東科技出版社

張仲景薬法研究　王占璽主編　1984. 11　科学技術文献出版社

注解傷寒論（宋　成無己）　1984. 12　人民衛生出版社

傷寒論科学化研究　戴楚雄編著　民国73. 1　文史哲出版社

傷寒論滙要分析　俞長榮編著　1985. 1　福建科学技術出版社

傷寒論百題解　周石卿他著　1985. 7　福建科学技術出版社

傷寒論六経病証治撮要　張世瀋他編著　1985. 8　陝西科学技術出版社

小柴胡湯的臨証応用　葉錦文著　1985. 10　陝西科学技術出版社

傷寒論識義　姜春華著　1985. 10　上海科学技術出版社

傷寒百問　李克紹他編　1985. 11　山東科学技術出版社

傷寒論類要注疏　徐大桂著　1985. 11　安徽科学技術出版社

傷寒論自学輔導　史実文他編著　1985. 12　中国古籍出版社

傷寒論集要　鄧鉄涛他主編　1985. 12　広東科技出版社

傷寒論百題解答　陸巨卿著　1986. 1　雲南科学技術出版社

中医学解難　傷寒論分冊　天津中医学院編　1986. 2　天津科学技術

出版社

中医学多選題題庫 傷寒論分冊 1986. 4 山西科学教育出版社

経方要義 石国璧他編著 1986. 6 甘粛人民出版社

傷寒論医案集 孫溥泉編著 1986. 10 陝西科学技術出版社

傷寒賦 邵維翰著 1986. 11 陝西科学技術出版社

傷寒論縦横 賀有琰編著 1986. 11 湖北科学技術出版社

傷寒論講解 光明中医函援大学主編 1987. 3 光明日報出版社

傷寒論串解 時振声編著 1987. 3 中医古籍出版社

傷寒論求是 陳亦人編著 1987. 3 人民衛生出版社

経方験 劉景祺編著 1987. 3 内蒙古人民出版社

傷寒論（高等中医院教学参考叢書）李培生主編 1987. 5 人民衛生
　出版社

傷寒論指帰 王継中編著 1987. 8 青海人民出版社

傷寒方証識 裴慎編著 1987. 8 甘粛科学技術出版社

傷寒論條文表解 李篠圃他編著 1987. 9 雲南科技出版社

傷寒論研究 趙恩倹編著 1987. 9 天津科学技術出版社

傷寒論辞典 劉渡舟主編 1988. 9 解放軍出版社

傷寒論多選題評述 梅国強主編 1988. 11 上海科学技術出版社

中医学問答題庫 傷寒論分冊 劉渡舟主編 1988. 11 中国古籍出版社

傷寒論講解 王琦主編 1988. 12 河南科学技術出版社

傷寒論研究 王琦主編 1988. 12 広東高等教育出版社

簡明傷寒論注解及臨床応用 趙凌雲編著 1988. 12 学術期刊出版社

桂枝湯類方証応用研究 江原遜他主編 1989. 4 四川科学技術出版社

傷寒論心悟 程昭寰主編 1989. 6 学苑出版社

傷寒論湯証論治 李文瑞編著 1989. 2 人民軍医出版社

仲景方在急難重病中的運用　上海市中医文献館編　1989. 10　上海中
医学院出版社

六経辨証　天津中医学院主編　1990. 3　天津科学技術出版社

傷寒論語釈　劉渡舟主編　1990. 4　人民衛生出版社

仲景内科学　張谷才編著　1990. 6　上海中医学院出版社

張仲景対薬的臨床応用　王玉芝他編著　1990. 7　北京科学技術出版社

傷寒六経病証治験選録　黄卿発編著　1990. 9　上海中医学院出版社

傷寒論臨床応用　王占璽主編　1990. 11　科学技術文献出版社

傷寒論析疑　沈済蒼編著　1990. 12　上海科学技術出版社

2．日本の傷寒論解説書

傷寒論評註　張　明澄著　1974　耀文社

傷寒論入門　森田幸門著　1976　森田漢法治療学研究所

傷寒論解説　大塚敬節著　1980　創元社

意釈傷寒論類編（内藤希哲）小曽戸丈夫　小曽戸　洋編著　1981　築
地書館

康治本傷寒論の研究　長沢元夫著　1982　健友館

日中傷寒論シンポジウム記念論集　1982　東洋学術出版社

中国傷寒論解説　劉渡舟著　勝田正泰他訳　1983　東洋学術出版社

傷寒論講義　奥田謙蔵著　1983　医道の日本社

傷寒論医学の継承と発展　1984　東洋学術出版社

3．中医学文献（中国）

中医大辞典　医史文献分冊　1981　人民衛生出版社

中医大辞典　基礎理論分冊　1982　人民衛生出版社

中医大辞典　中薬分冊　1982　人民衛生出版社

中医大辞典　方剤分冊　1983　人民衛生出版社

中医与漢方医腹診　劉文江他編著　1985　江西科学技術出版社

中薬大辞典　上・下　江蘇新医院編　1986　上海科学技術出版社

簡明方剤辞典　江克明他編著　1989　上海科学技術出版社

4．中医学文献（日本）

漢薬の臨床応用　中山医学院編　神戸中医学研究会訳編　1981　医歯
薬出版

中医処方解説　神戸中医学研究会編著　1982　医歯薬出版

実践中医学入門　宋正廉著　白石佳正他訳　1989　緑書房

5．東洋医学文献

腹証奇覧　全　稲葉克文礼他著　1981　医道の日本社

漢方腹診講座　藤平　健著　1991　緑書房

6．医学史文献（中医学）

中国漢方の歴史　張　明澄著　1974　久保書店

中国医学史講義　北京中医学院主編　夏　三郎訳　1974　燎原

中国医学史略　賈得道著　1979　山西人民出版社

中国医学の誕生　加納喜光著　1987　東京大学出版会

7　医学史文献（東洋医学）

日本医学史綱要　1・2　富士川游著，小川鼎三校注　1974　平凡社

日本の医療史　酒井シズ著　1982　東京書籍

방 제 색 인

조 문 색 인

312조	230	387조	200
313조	231	388조	198
314조	207	389조	213
315조	207.214	391조	391
316조	177	392조	289
317조	204	394조	384
318조	238	395조	130
319조	223	396조	292
320조	236		
321조	236		
322조	237		
323조	196		
324조	197		
326조	244		
337조	245		
338조	262		
350조	60		
351조	265		
352조	200		
353조	199		
354조	382		
355조	254		
356조	260		
358조	258		
369조	205		
370조	269		
371조	203		
372조	269		
373조	75		
374조	288		
376조	199		
377조	250		
378조	99		
384조	209		
385조	130		

圖說 傷寒論 (도설 상한론)

초판 2006년 02월 15일
증쇄 2017년 11월 20일

지은이 白石佳正(시라이시 요시마사)
옮긴이 변성희·김상찬
펴낸이 손영일
펴낸곳 전파과학사
주소 서울시 서대문구 증가로18, 204호
등록 1956. 7. 23. 등록 제10-89호
전화 (02)333-8877(8855)
FAX. (02)334-8092

홈페이지 www.s-wave.co.kr
E-mail chonpa2@hanmail.net
공식블로그 http://blog.naver.com/siencia

ISBN 978-89-7044-244-0 (93510)